西方现代临床按摩系列

Myofascial Massage

肌筋膜按摩疗法

编　著　〔美〕Marian Wolfe Dixon

主　译　李德淳　赵　晔　李　云

译　者（以姓氏笔画为序）

马伟科　王　斌　王　超　王庆龙

刘建卫　李　云　李　平　李　琤

李春深　李德淳　张贝妮　张华静

汪　涛　陈佳刚　周　涛　赵　晔

耿　甦　梁雪冰　潘建明

Lippincott Williams & Wilkins Inc. 授权

天津科技翻译出版公司出版

著作权合同登记号:图字:02-2006-100

图书在版编目(CIP)数据

肌筋膜按摩疗法/(美)狄克逊(Dixon, M.W.)编著;李德淳,赵晔,李云译. —天津:天津科技翻译出版公司,2008.1
书名原文:Myofascial Massage
ISBN 978-7-5433-2214-1

Ⅰ.肌… Ⅱ.①狄… ②李… ③赵… ④李… Ⅲ.①肌肉-按摩-疗法 ②筋膜-按摩-疗法 Ⅳ.R454.4

中国版本图书馆 CIP 数据核字(2007)第 162382 号

出　　版:天津科技翻译出版公司
出 版 人:蔡　颢
地　　址:天津市南开区白堤路 244 号
邮政编码:300192
电　　话:022-87894896
传　　真:022-87895650
网　　址:www. tsttpc. com
印　　刷:山东新华印刷厂临沂厂
发　　行:全国新华书店
版本记录:880×1230　1/16　13印张　140 千字　配图 105 幅
2008 年 2 月第 1 版　2008 年 2 月第 1 次印刷
定价:100.00 元

(如发现印装问题,可与出版社调换)

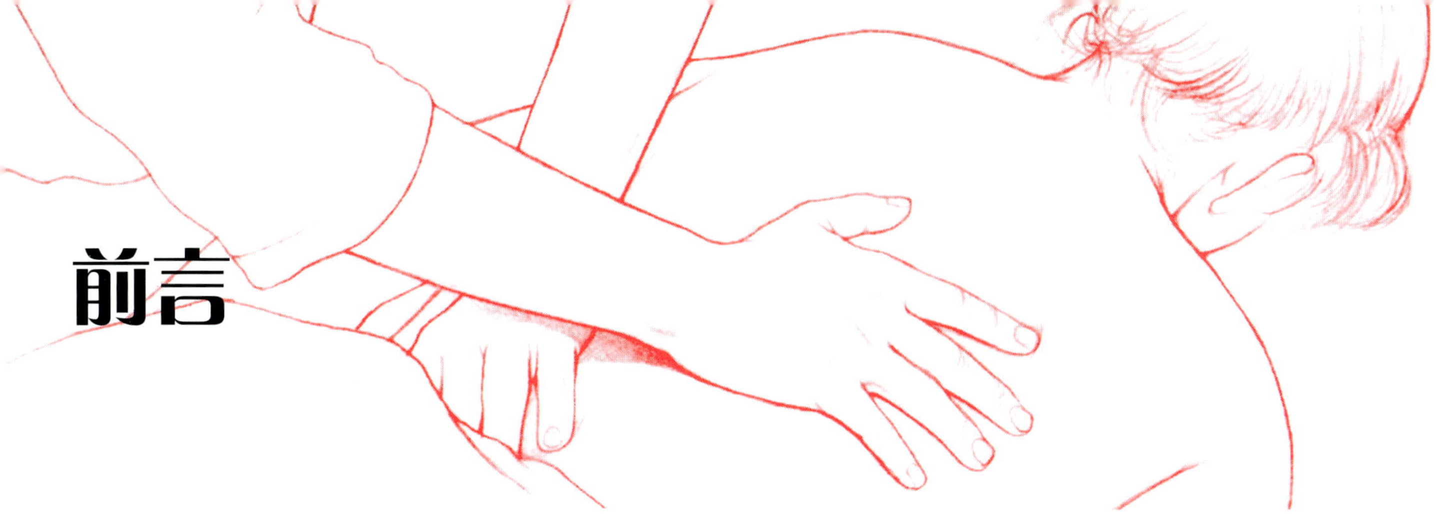

前言

《肌筋膜按摩疗法》这本书的主要读者对象是学习按摩疗法、物理疗法和护理专业的学生和从业者，以及有基础按摩知识并有兴趣在肌筋膜按摩方面进一步深造的其他健康护理人员。它可用于肌筋膜技术的取证前培训或继续教育课程，也可作为按摩技术学校的一门独立课程。当前，躯体疗法从业者所使用的肌筋膜技术和技巧存在很大程度上的差别。每个专科学校都将自己的肌筋膜技术作为标准去推广(并声称其为正宗)。本书内容丰富，结构清晰，介绍了当前躯体疗法中存在的各种风格的重要肌筋膜按摩技术。

《肌筋膜按摩疗法》将帮助取证的按摩师、理疗师、脊椎指压治疗师、整骨疗法治疗师和其他躯体疗法工作者了解不同手法的肌筋膜按摩的优缺点。肌筋膜按摩技术的选择是基于对软组织解剖学和生理学知识清楚的了解。结缔组织(CT)束，即筋膜，包绕并广泛地延伸至各个内脏以及肌肉、神经、脉管和骨组织中。肌肉、神经和 CT 生理学作用的解释有助于读者理解肌筋膜(软组织)如何作为一个功能单位而发挥作用，以及如何通过躯体疗法促进肌筋膜的功能。

本书的目的

《肌筋膜按摩疗法》有 5 个主要目的：

1. **阐述结缔组织解剖学和生理学与肌筋膜按摩实践的联系。**读者不仅能清楚地了解到肌筋膜如何发挥作用，而且能够对其功能作出正确的评价，从而改进技术手法的应用。

2. **阐述肌肉和神经组织的解剖学和生理学与结缔组织的联系。**使读者深入理解肌筋膜是作为由结缔组织包绕并受神经支配的肌肉的一部分而发挥作用的，从而使按摩师改进肌筋膜技术手法的应用。

3. **阐述各种肌筋膜按摩技术。**本书提供了多种肌筋膜按摩技术的详情，用简洁清晰的语言讲述正在对机体做什么(如纵向摩擦、牵张筋膜、滚动按摩等)。规范的术语适用于课堂教学。使用本书的学生和开业者应该熟知这些术语，如肌筋膜放松、激发点疗法、颅骶疗法等。

4. **有助于按摩开业者选择适合自己的高级肌筋膜按摩的技术领域。**本书提供了肌筋膜按摩技术详细的基本理论，并为读者指出专业化和进一步扩展业务的方向。其目的是帮助按摩师下决心接受继续教育，学习更高一级的课程。

5. **提高躯体疗法工作者的业务能力。**《肌筋膜按摩疗法》可帮助躯体疗法工作者在从事肌筋膜按摩时扩展他们的手法技巧。实际案例和业务指南、对技术的详尽描述和图表、插图说明以及讨论材料进一步提高了从业者发现和解决肌筋膜按摩中遇到的问题的能力。课堂教学提供了一个良好的监督管理氛围，学生可以实际练习《肌筋膜按摩疗法》中介绍的各种肌筋膜按摩方法和技术。结合课堂练习和讨论，本书提供肌筋膜按摩中神经肌肉法直接结缔组织法、间接结缔组织法、以及颅骶疗法的基本训练。

总之，《肌筋膜按摩疗法》将解剖学和生理学、按摩目的以及手法技巧形成一个整体，使按摩师更好地领会肌筋膜按摩领域以及在按摩总体实践中的意义。也可以说，本书在介绍瑞典按摩课程和大量各种不同机构提供的高级肌筋膜学习课程之间架起一道桥梁。本书各章内容的组织为学习基础解剖学、手法技巧和附加的肌筋膜按摩的操作练习提供了一个符合逻辑的方法。

本书的组织结构

全书的主要部分如下：

- 肌筋膜按摩简介(第 1 章)。
- 肌筋膜按摩的解剖学和生理学(第 2~4 章)。
- 用于肌筋膜按摩的直接方法(第 5~7 章)。
- 用于肌筋膜按摩的间接方法(第 8~10 章)。
- 将肌筋膜按摩整合到实际应用中(第 11 章)

第 1 章为肌筋膜按摩进行广义的定义，足够广泛地概括了当前实践中各种风格的肌筋膜躯体疗法。第 2~4 章讲述与肌筋膜按摩相关的解剖学和生理学,以及肌筋膜按摩对肌肉、结缔组织和神经系统的作用。

其后的各章重点介绍各种肌筋膜按摩方法。第 5 章讲述肌筋膜按摩的直接方法,如肌筋膜激发点按摩、神经肌肉疗法、肌肉能量技术等。第 6 章阐述罗尔夫按摩疗法和结构整合。间接方法包括 Hanna 身心教育、Trager 和 Barnes’ 肌筋膜放松在第 8 章讲。其他精细的疗法,如颅骶疗法在第 10 章中介绍。躯体疗法各章提供了样本案例,可用于讨论特殊方法。在某些情况下，间接方法类似于通常使用的瑞典按摩。

为了加速顾客的治疗进程，第 7 章和第 9 章提供了补充肌筋膜疗法的瑜伽气功和练习指南。

最后一章,即第 11 章“将所有各章整合起来”,鼓励读者将肌筋膜技术整合到日常按摩实际中去,并使用肌筋膜按摩技术去扩展他们按摩疗法的领域。每个章节顺序的逻辑性在第 1 章进行了详细的解释。

总之，本书各章节的组织结构为学生提供一个学习肌筋膜按摩各部分内容的符合逻辑学的方法。不但帮助学生学习到基本内容，还可帮助学生进一步选择适合他们自己的高级课程。

本书的特点

为了达到本书作为肌筋膜按摩基础教学的主要教材的目的，本书各章节都具有共同的教学法上的特征：

- 关键词,在每一章的开头都做了解释,并且汇集在书末的专业词汇表中。
- 与按摩的联系,包括在关于解剖学的每一章(第 2~4 章)中,将结构和功能的知识与如何理解解剖学和生理学对实际工作的影响联系起来。
- 样本案例,在每一种肌筋膜按摩手法中都提供了典型案例讨论或系列案例讨论（除外神经肌肉方法,因为本方法提供的样本案例是驾驶损伤,对此没有特殊的全身治疗)。
- 指导方针,对每一种肌筋膜按摩手法(神经肌肉法、直接结缔组织法、间接结缔组织法和颅骶法)的案例讨论期间有争议的策略、改善机体的机制和交流技巧都提供了指导方针并推荐了活动方法和瑜伽方法。
- 治疗经历版块,由初学者或学生出具的接受本章中介绍的肌筋膜按摩及推荐的活动方法和瑜伽的感觉如何的推荐书。
- 小结,在每章的最后,强调了该章中出现的主要概念。
- 复习题,作为学习指导,列在每章结束后。

插图和表格

为了说明本书的内容,选择了一些插图,目的是增强读者对所讲的解剖学或描述的技术和正确应用这些技术的力学原理的理解。插图中的箭头显示所使用各个力的方向、力的总方向和/或肌筋膜伸展的方向。

虽然总体上用插图来说明,《肌筋膜按摩疗法》一书并不是解剖学和生理学方面的初级读本。然而,作者认为阅读本书的学习按摩的学生应该具有解剖学和生理学方面的基本常识。如果读者发现有不清楚的地方,应该查看这方面的基础教材。

为了迅速地查找各项技术并有助于分类和巩固复习,全书使用了大量表格。表格也在学生首次学习或有经验的从业者复习巩固某一按摩技术时，提供了快速而简易的查找按摩技术信息的方法。设置表格只是为了复习或概念上的目的,而不是为了初学。有关技术的详细情况和图解在课文中描述。

讲习班

自 1996 年至 2004 年，我已经在各种各样的按摩、肌筋膜疗法和颅骶疗法等课程上讲述了《肌筋膜按摩疗法》这本书的大部分内容。在所有的讲习班上,无论是学习本专业的学生,还是有经验的按摩师和理疗师,对所讲的内容都有很高的评价。课程内容是丰富充实的。参加各种讲习班的学生学习了肌筋膜技术，但是对什么是肌筋膜技术并没有清楚的概念。已经接受过肌筋膜疗法的顾客对肌筋膜技术感兴趣并寻求肌筋膜治疗师。通常认为肌筋膜疗法是特别有效的,而且效果持续的时间长。治疗师也到处寻找肌筋膜技术学习班，因为他们知道顾客喜欢使他们感觉舒服并能尽快恢复功能的好的治疗师。

自 2003 年起,本书部分章节的内容已经用于教学,学生反馈的信息是精确而有益的,我们已将这些信息加到本书中。提供反馈信息的包括刚刚开始学习和正在学习中的学生以及经验丰富的专业人员(主要是按摩师,但也有护士、脊椎指压治疗师、理疗师、助理理疗师和牙医)。

职业术语和性别

本书中,术语“治疗师”和“从业者”是同义词,指从事躯体疗法的工作人员,有时也用“躯体疗法工作者”一词。接受肌筋膜按摩的人称为“顾客”,顾客一词没有性别的概念,可以用于男性或女性,使用起来很随意。

学生和讲师应注意的问题

《肌筋膜按摩疗法》这本书适用于在标准课程中包括肌筋膜按摩训练的学校，但不应因学习专业的肌筋膜按摩而排斥其他教学。按我的经验,学生希望广泛接受各种风格的按摩方法和技术。本书广泛地搜集了当代流行的各种肌筋膜按摩的理论和技术,从而可以使讲师用概括性的理论和对肌筋膜按摩实际操作的形象生动的描述补充或加强原有的教学内容。

虽然可以按自己的情况选择一些章节(如第 5、6、8 和 10 章)开始学习神经肌肉法、直接结缔组织法、间接结缔组织法和颅骶法,但我还是建议读者按全书目录的顺序进行学习。正像瑞典按摩的训练课程那样,从全身开始再集中于特殊部位,从浅部叩击至深部。肌筋膜按摩训练应遵照从整体至局部、从浅入深的顺序进行则更容易理解。按顺序的相继各章需要用更熟练、更精细的接触和越来越小的压力接近越来越深的组织结构。然而,在与肌筋膜按摩疗法类似的颅骶疗法中，学生接触到最深和最内部的结构——硬脑脊膜和脑脊液，脑脊液是在一个特殊的结缔组织囊中流动的液体。

我建议,治疗师在学习肌筋膜技术期间,不要将肌筋膜技术与瑞典(或其他)按摩技术联系在一起。如果治疗师不特别清楚打算接近什么结构以及试图采用什么样的操作手法，按摩的阶段性和步骤会变得不清楚,甚至混乱。当治疗师熟练掌握肌筋膜技术以后,在意图明确的情况下,可以将肌筋膜技术与瑞典按摩或其他类型的躯体疗法的手法结合起来。

肌筋膜技术操作的熟练程度需要投入时间去实践,去积累经验。随着不懈的努力实践,技术会逐渐精通。不管如何努力,提高手法技巧比读书学习更困难。手法需要通过实际练习,治疗师才能体会出当实施手法时发生了什么。但是,单纯重复原有的手法而没有时间去学习吸收新技术是不够的。还需要花时间去整合肌肉动力学的感觉。按摩师需要获得肌筋膜按摩的经验,这需要实践和时间。经验也意味着获得治疗师希望能实际应用的肌筋膜躯体疗法技术。

肌筋膜按摩经验的重要组成成分之一可以通过学习肌筋膜课程得到。训练的互动过程是极有价值的,在现场讲师讲解技巧,指导学生进行实际操作,并且当场解答第一手的提问。课堂内外所花费的实践时间是值得的，通过学生们彼此感受肌筋膜躯体疗法的效果可以加深他们对不同肌筋膜方法的体验和认识。

最后,读者应该认识到,《肌筋膜按摩疗法》从任何方面讲都不是很全面深入的，但是它提供的详细的概念和实际操作内容，对初学的读者学习基础知识，以及需要提高的有经验的读者选择深造的课程都是很有用的。

我预祝每位读者成功，并希望这部教材能在你们的书架上找到一个位置，并保持多年。我欢迎对《肌筋膜按摩疗法》一书提出建议、批评、更正和补充,请发送到以下邮箱 roysroom@bestweb.net

我谨将《肌筋膜按摩疗法》一书献给我的全家：

Art，我热情且多才多艺的丈夫；

Roy，我聪明并善解人意的儿子；

以及 Sophie，我们温馨家庭可爱的小狗。

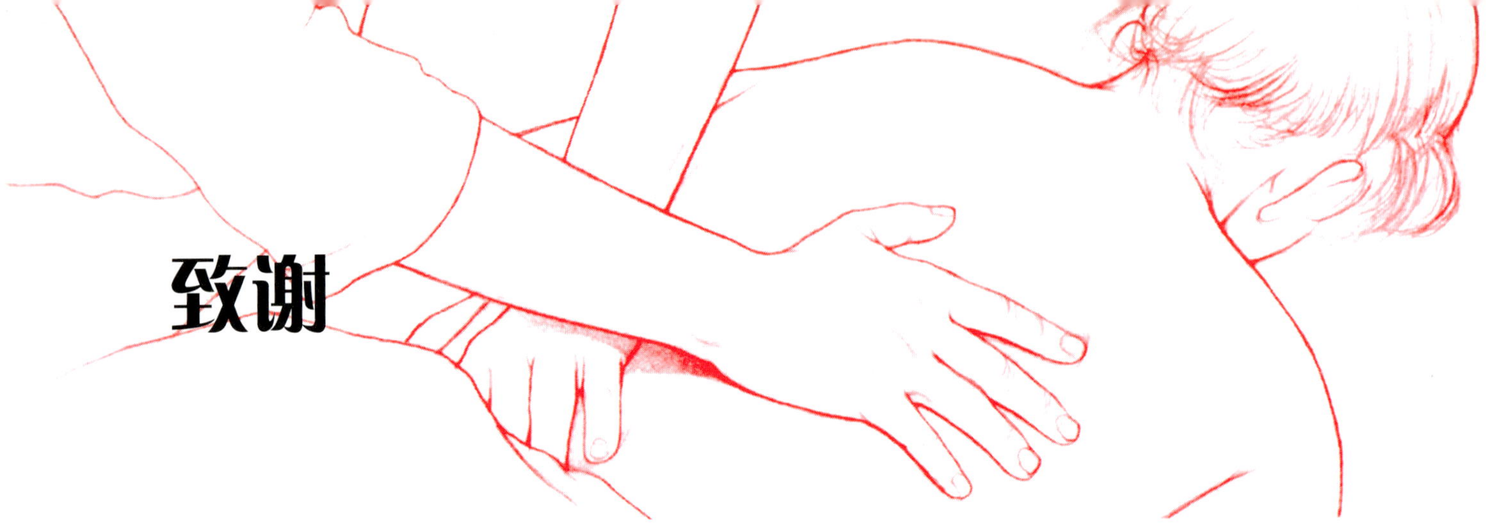

致谢

首先,我衷心感谢我的家庭,Art、Roy 和 Sophie,感谢他们为我付出的一切。

没有 kriya Yoga 的大力支持和朋友们每月的 Multnomah 聚会,这本书是不可能完成的。

在专业上,我要感谢 Lippincott Williams & Willkins 公司的工作人员,感谢 Pete Darcy 使我树立了出版《肌筋膜按摩疗法》一书的信心,我要感谢我的责任编辑 David Payne,感谢他在整个策划出版过程中的支持,特别是他花费了大量的时间整理照片并与我在艺术效果方面进行磋商。我更要感谢自由撰稿人 Laura Bonazzoli,感谢她在语言编辑方面的天赋,是她帮助我做出判断,使我更清楚地表达出我想要说什么。我也要感谢出版编辑 Eve alakoff-Klein,感谢她在本书整个出版过程中所做出的努力。

我特别感谢 Lippincott 公司拥有众多各具特色的女性按摩作家,特别是 Gayle MacDonald,她热心地将我介绍给 Lippincott 公司的 Pete Darcy 和 Findhorn 出版社的编辑 Thierry Bogliolo。我也应该感谢 Leslie Stager、Diana Thompson 和 Marybetts Sinclair,是他们开创了关于按摩的专业性的交流和关于按摩的写作。

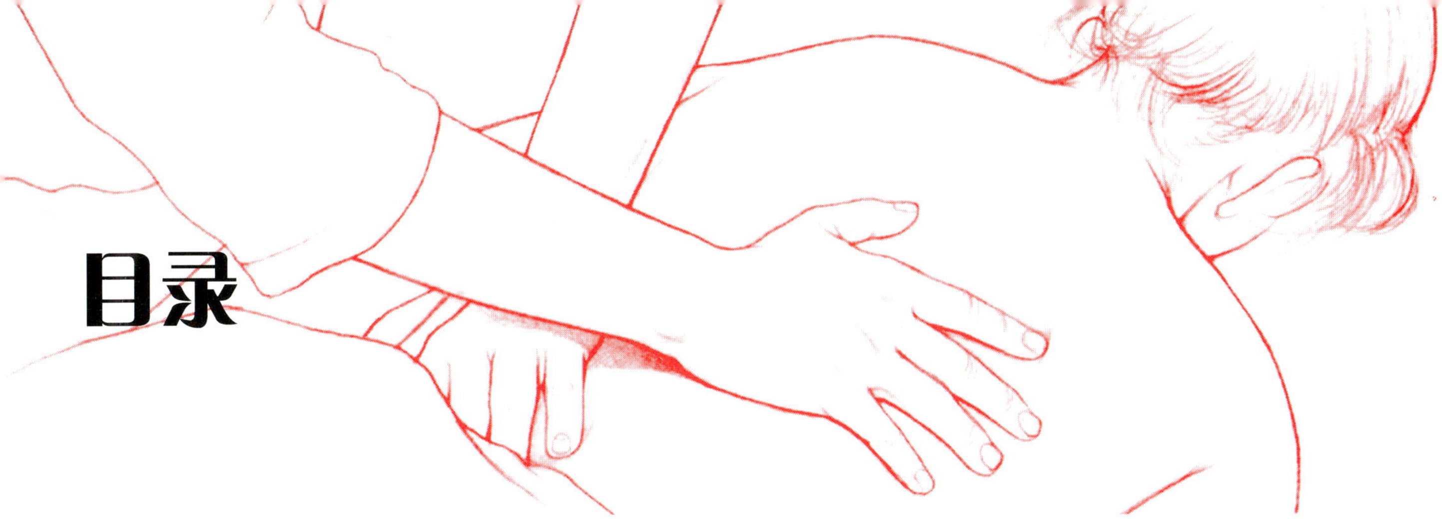

目录

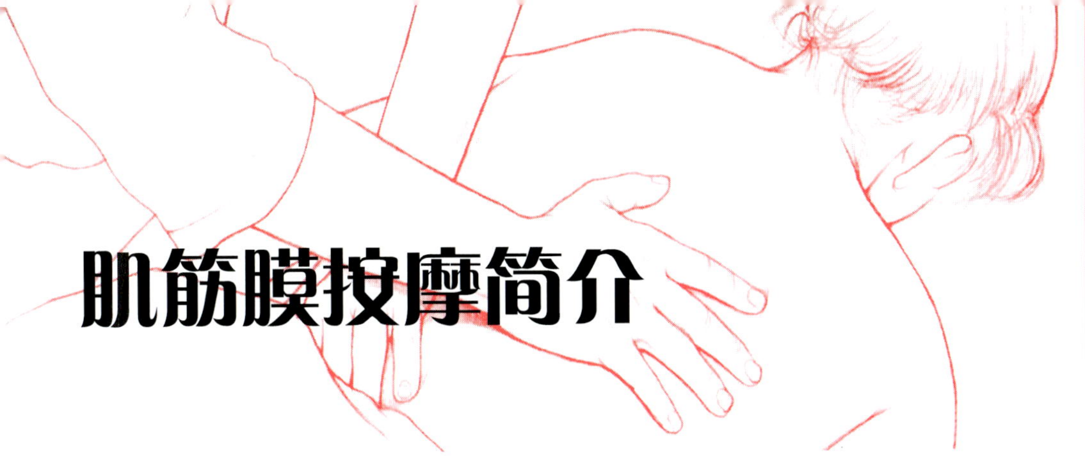

第1章 肌筋膜按摩简介

目 的

- 定义肌筋膜和肌筋膜按摩
- 描述肌筋膜的组成成分
- 讲解肌筋膜按摩的目的
- 列出本书的主要目的和以后各章的基本原理

本章大纲

肌筋膜按摩的定义
- 解释"肌肉"
- 解释"筋膜"

肌筋膜按摩的基本原理
- 历史渊源
- 指导整骨疗法的原则
- 研究
- 对治疗师的益处

本书的目的
- 简化并认识肌筋膜技术
- 重点是指导按摩技术应用的肌筋膜解剖学
- 扩充躯体疗法工作者的治疗手段
- 鼓励根据经验的选择

各章的顺序

小结

关键词(KEY TERMS)

- **肌筋膜按摩**:一种躯体疗法,其重点是包括肌肉、结缔组织、神经肌接头的肌筋膜单元。
- **结缔组织**:为机体提供结构并将机体构成一个整体的一类组织。是由少量的细胞分散在纤维、固体、半固体或液体基质中形成的,结缔组织分为5种类型,即疏松结缔组织、致密结缔组织、软骨、骨和血液。
- **筋膜**:是两种特殊类型的结缔组织,即疏松结缔组织(浅筋膜)和致密结缔组织(深筋膜)。
- **浅筋膜(疏松结缔组织)**:皮肤下面表层的筋膜。
- **深筋膜(致密结缔组织)**:包绕单个肌纤维、纤维束和整块肌肉的筋膜,以及将肌肉连接到骨的肌腱和将骨连接到一起的韧带。
- **肌筋膜**:一类包绕肌肉组织的深筋膜,这一术语有时专用于包绕肌肉的筋膜,有时用来指肌肉和筋膜整个单位。
- **硬脑(脊)膜**:包绕脑和脊髓三层结缔组织(脑膜)的最外层,有时指整个脑膜,也称为脑膜。
- **技术**:指按摩叩击或操作手法,对它的描述实际上是在顾客身体上进行的操作。
- **风格**:指躯体疗法的特征,是在按摩文化中流行的商标,是为独特的品牌设计的(如肌筋膜放松、激发点、瑞典按摩)。
- **直接方法**:肌筋膜按摩的一类手法或技术,其重点是用相等的反方向的力量对付组织的抵抗力。
- **间接方法**:肌筋膜按摩的一类手法或技术,其重点是通过软化达到轻松的感觉来对付抵抗。
- **神经肌肉手法**:肌筋膜按摩的一种手法,治疗师的重点是局部肌肉和神经功能障碍,包括激发点、缺血、炎症、张力亢进和神经受损。用拇指或手指滑行或拖拽探察紧张的韧带或肌肉的结节,并用缺血性按压去治疗激发点。也称为神经肌肉疗法(NMT)或神经肌肉技术。

- **直接结缔组织手法**:肌筋膜按摩的一种手法,治疗师通过在结缔组织(或筋膜)进行带指导性轻微运动的持续按压来放松肌肉组织。
- **间接结缔组织手法**:肌筋膜按摩的一种手法,治疗师通过对结缔组织(或筋膜)应用撞击式的运动、按压或牵引来放松肌肉组织。间接技术移动到受限制的点(但不超过),然后再从边缘移回。
- **颅骶手法**:肌筋膜按摩的一种手法,治疗师对颅骨、脊椎骨和骶骨施加非常轻的压力去释放脑脊膜内的压力并使脑脊液的流动平衡。可用于减轻头部、脊柱和骨盆部的疼痛和缓解全身的损伤。也称为颅骶技术、颅骶疗法、颅骶工作、CS 或 CST。
- **本体感觉**:有关肌肉、肌腱和韧带在空间位置的信息。由肌肉、关节和筋膜鞘的神经受体传递。

本章为希望开始学习肌筋膜按摩的学生和从业的躯体疗法工作者指出了明确的方向。本章从肌筋膜按摩的定义开始,描述了肌筋膜的组成成分。然后讲明使用肌筋膜按摩的基本原则,包括它的历史渊源、指导思想、相关的研究以及对治疗师的益处。最后,对本书的主要目的和以后各章的基本原理从实际中做了扩充。

肌筋膜按摩的定义

广义地讲,肌筋膜(MF)按摩是指所有类型的以肌筋膜为重点的,包括肌肉、结缔组织(CT)和神经肌接头的躯体疗法。此外,可能包括结缔组织的连接部位,在这些部位不再有肌肉,CT 纤维变成了腱,而结缔组织连接在骨和骨之间时则成为韧带。肌筋膜按摩也包括伸展之类的简单的自我护理、自身按摩、冷敷和热敷以及为了增加按摩效果的躯体放松。

■解释“MYO(肌肉)”

在英语中“MYO”是指肌,(原本是希腊语肌肉的字头)。学习按摩的学生应该知道肌肉的作用是使机体稳定并引起运动。人体所有功能,从心脏搏动到胸廓扩张引发呼吸都需要运动。在机体内,肌肉所消耗的能量最大。健康的肌肉对来自神经系统的信号进行回应,协调并产生复杂的运动。

■解释“FASCIA(筋膜)”

在英语中“FASCIA”通常是指两类特殊的结缔组织,疏松结缔组织(浅筋膜)和致密结缔组织(深筋膜)。

浅筋膜(疏松结缔组织)在皮肤的下面,毛细血管和淋巴管穿行于此,这层还有很多神经通过,皮下脂肪层与其相连。浅筋膜在储存多余的水分和代谢物方面有很大的潜力,此外还能储存体内激素、神经递质的分解产物和其他化学物质。

深筋膜(致密结缔组织)是更坚韧和致密的物质,大片的深筋膜将身体分成几大部分,如腹腔。深筋膜也将肌肉和器官界定。覆盖并包绕心脏的是心包,衬在胸腔内面的是胸膜,它们都是特殊的深筋膜。

肌筋膜是包绕肌肉组织的特殊类型的深筋膜。一般该词指的是包绕肌肉的特定的筋膜,有时也指整个肌肉和筋膜。健康的肌筋膜可以承受相当程度的压力和牵张力,也可以放松。

肌筋膜也可以是连接肌肉和骨骼的肌腱和韧带。在连接部位筋膜的细胞膜变得扭曲并相互盘绕,增加了连接表面的面积,从而将其粘接在一起,增加了预防撕裂的能力。

另一个属于深筋膜的结构是硬脑脊膜,它是包绕脑和脊髓三层结缔组织囊(脑膜)的最外层。有时,脑脊膜腔或脑脊膜管指容纳并保护颅骶系统的整个腔隙。

浆膜性筋膜是覆盖内部器官(脏器)的疏松组织,它是固定血管和淋巴管的网状组织。即使细胞由细胞支架连接到筋膜网上,它也赋予细胞形状并使细胞作为一个单元发挥功能。

肌筋膜按摩的基本原理

肌筋膜按摩使实施者和接受者双双受益。肌筋膜按摩从历史上讲源于整骨疗法。研究资料支持这一结论。

■历史渊源

许多肌筋膜技术源于美国境内的整骨疗法。具有整骨疗法渊源的肌筋膜技术的一些实例包括由Fred Mittchell,Sr.和Paul Kimberley首先发展并确定的肌肉能量技术；由A.T.Still 和Charles Neidner最初发展的肌筋膜放松技术；以及由William Sutherland,Hugh Milne和John Upledser提高的颅骶技术。

■指导整骨疗法的原则

因为当代肌筋膜按摩大部分是整骨疗法的发展扩充和精练提高，所以了解以下一些指导整骨疗法的原则是十分重要的。

结构和功能是相互依赖的

结构的变化影响功能。例如,如果因为肌肉收缩使椎骨偏离了中线,它们支撑身体的能力就会减弱。相反,如果背部收缩的肌肉充分地放松,使椎骨能够重新移回到队列中去,背部的运动将会变得更容易、更灵活、更持久。

机体有自愈能力

肌筋膜按摩师所做的工作更多的是“推动和促进”,而不是“修复和治疗”。这样讲并不说明肌筋膜躯体工作者不需要学习掌握精湛的技术手法，以及理解在何时、如何去应用这些技术。然而,肌筋膜按摩师也应该知道，他们的工作不是使任何顾客“变好”的唯一原因,但在顾客整个痊愈过程中,肌筋膜按摩师的工作起到了一定的辅助作用。

机体是一个整体

肌筋膜按摩师比任何手法治疗师更懂得并且更形象地接受机体是一个整体的原则，想像出身体中的肌筋膜是一个由筋膜(图1-1)联合起来的网络。全书将要不断地重申并强化这个观点。

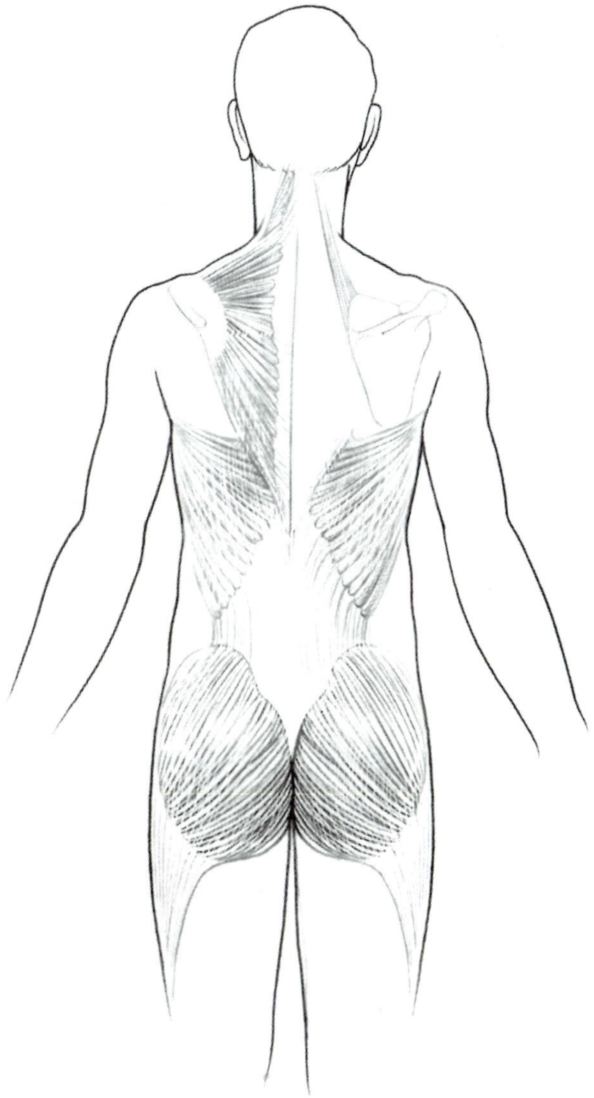

图1-1 筋膜网。本图提供了人体从功能上作为一个整体的视觉图像。当一部分运动或被动运动时,机体作为一个整体发生反应。

■有关肌筋膜的研究

在医学实践中，肌筋膜疼痛是肌肉骨骼疼痛的常见原因，也是医院门诊最常见的疑难问题之一(Auleciems,1955;Skootsky,Jaeger,and Oye,1989)。肌筋膜微小的变化都可能引起身体其他部位紧张(Myers,2001)。然而,顾客一致高度评价“肌筋膜按摩非常有效”是不奇怪的(The Mainstreaming of Alternative Medicine,2000)。此外,学生案例表明,肌筋膜按摩比其他类型的躯体疗法见效更快而且疗效持续的时间更长(Barnes,1997;Ezzo,1994;Upledger,1987;Upledger andVredevevoogd,1983)。

这些主观的报告确实在一定程度上支持肌筋膜按摩的有效性,然而这一领域仍然是全新的,涉及各个方面的更详细的研究还是不足的。总体上讲,一些按摩研究的发现支持按摩的有效性(Field,1998;Rich,2002)。但是,躯体疗法的实践不可能将其本身局限在用实验去科学地证实它"到底是什么"。因此,随机控制的实验的"金标准"在处理有些治疗性按摩的最基本的问题方面是不现实的。

建立科学精确性的第一步是将这个领域展现在众人面前。这也是本教材的目的。因为肌筋膜活动领域在名称、风格、系统、起源和信仰等许多方面存在混乱和模糊不清的地方,本书试图准确地归纳并组织这些意见,弄清混乱的地方。(在研究领域有一个流行的说法:一个新的观点出来以后首先被否定,然后被嘲笑,继而受到挑战,最后被疯狂地接受)。虽然研究本身可以产生更理智的认可,我的希望是表达我对肌筋膜按摩的热爱和追求,并通过第一手的经验逐渐给我的读者灌输对本书概念的兴趣。

■对治疗师的益处

肌筋膜按摩作为一项康复治疗的手段,除了有实际应用价值外,也能证明按摩从业者的优势。肌筋膜按摩师可能期待的好处包括:认识"整体"定位、增加躯体–精神意识、改进躯体力学、提高交流技巧、精确体会运动肌肉变化的感觉,而且对个人的自信和成长也是挑战。

对机体的"整体"治疗方式

肌筋膜按摩是整体–系统的治疗方式。虽然重点在肌筋膜,但按摩师需要将机体作为一个整体进行治疗。Myers(2001)和 Barnes(1997)二人都提出,身体中实际只有一块肌肉,它被包绕在600或更多的筋膜袋中。当肌筋膜按摩师形象地想像出宽阔的筋膜网时,他们就会发现将一位腰有问题的顾客只看成"腰部的问题"是不够的。肌筋膜按摩师要认识到,腰部肌肉的疼痛可能通过结缔组织传递,可能影响或者受到附近的和远处的肌肉、结缔组织、神经、血管和脏器的影响。

增加躯体–精神意识

肌筋膜按摩通过微妙的生理学作用和对精细感觉的注意力的结合影响一个人的躯体和精神。以这种方式,肌筋膜按摩帮助弥补在按摩治疗中,医学模式和基于能量系统的两种方法之间已经形成的裂痕。人不仅只有躯体,还有思想、情感、梦想,也有烦恼。

改进躯体力学

肌筋膜方法需要特别小心地注意躯体力学,即在治疗期间治疗师需要留心。在直接方法中,治疗师如果不注意保持自己的身体平衡不要摔倒引起损伤,是不可能同时实施压力和剪刀力的。在间接方法中,治疗师必须完全克服自己身体的紧张,去感受顾客身体中非常轻微的运动,这可能是组织放松的信号。

提高交流技巧

肌筋膜方法在实施过程中,需要聆听顾客语言的和非语言的暗示,并且要随时与顾客交流对所施用的技术的反应。在治疗师和顾客之间展开交流可以使顾客积极参与到他自己的治疗中去而不感觉疼痛。"治疗中如果病人感觉疼痛,你应该重新考虑应用的技术,特别是你重点治疗的肌肉"(Alexander 2003)。简单地教会顾客如何确定他们疼痛的等级(其中10级是极其难忍的疼痛,0级是没有疼痛,3或4级是轻微的刺痛),其本身可能是一个极好的交流手段。使用这一手段对激发点放松、剥法(本身就是一个夸张的名词)和滚动皮肤法的不太严重的疼痛有一定的效果。

启发肌筋膜按摩提高交流技巧灵感的另一个事例是在实施间接结缔组织方式中,治疗师学会将重点集中在轻松的范围内——感觉容易移动的,以及感觉舒适、顺利和可持续的范围。听取顾客对疼痛的耐受性也是对工作有用的工具。

精确体会运动肌肉变化的感觉

在学习本书的整个过程中,你会看到肌筋膜按摩疗法的重点是运动。在激发点按摩和神经肌肉方式中，推荐用牵张的基本战略按压激发点使其放松。在直接结缔组织方式中，训练细微运动是最重要的。间接结缔组织方式的中心是运动的轻松度。在颅骶方式中，感觉微弱精细的运动是重点。

对个人的成长

我自己肌筋膜按摩的经历使我发生了改革性的变化，同时也改变了我的顾客。结缔组织疗法可以揭示并治疗机体深部的损伤。肌筋膜按摩也可以将能量传递到体内。肌筋膜方法需要治疗师和顾客双方在生理学上发生内部变化的同时，伴随发生心理学的改变。这可能像是与良师益友、顾问、同事或同龄人一起谈论融合各种变化。

本书的目的

本书的目的是向读者展现各种各样的肌筋膜按摩方法，同时讲述它的分类系统，从而清楚地解释实际上正在对机体做什么。

■简化并认识肌筋膜技术

有一种概念上的混乱，似乎多种技术风格共享了"肌筋膜"这个术语。这对顾客寻找肌筋膜按摩治疗师可能存在问题。例如，一位顾客在过去用肌筋膜激发点疗法成功地治愈，他以后可能每一次都期待这种方式的肌筋膜按摩躯体疗法。如果他的新的治疗师的专长是肌筋膜放松，他可能很快就失望了。这不是因为无效，而是因为他们的风格不同。重要的是治疗师对不同的专业特长要有正确的评价，并向顾客说明他所能做的工作。

当进一步学习肌筋膜按摩的高级课程时，很难知道某一个训练班教授什么。按摩专业作为一个整体，肌筋膜按摩作为一个分支都缺乏清晰统一的词汇去描述它们的方法、方式、风格和技术。直到现在，这些词汇仍没有统一的定义，有时相互替代使用。

这种混乱部分是由于"商标名称"的特征（即风格），其使用独特但不规范统一的语言去描述那些常见的方式、风格或技术。有时不同名称的肌筋膜按摩风格可能基本是相同的（如罗尔夫按摩疗法和结构整合）。此外，包括在不同风格的肌筋膜按摩中的相同技术可能有不同的名称（如深部轻抚法、肌肉成型法、剥法和纵向摩擦法基本上是相同的；皮肤滚动法是揉捏法的一种）。

为了桥正以上混乱问题，本书提供了一些有效的可实施的定义。肌筋膜按摩"技术"是指按摩叩击或操作的手法。描述技术在语言是客观的，这种语言能清楚地陈述出正在对机体做什么（如纵向摩擦、筋膜牵张、叩击）。在肌筋膜按摩中使用的技术可以用多种不同的方法进行分类，但本书有意另辟蹊径以"风格"，即成组的技术进行分类，取代了按意图将技术区别成不同的"方式"的分类方法。

"风格"指一种特征，当前在按摩文化中非常流行，它通常有独特的"商标名称"（如肌筋膜放松、激发点或瑞典按摩）。在一种风格中，许多技术可能是组合在一起的，但可能并不需要将它们捆绑在一起（只是打算在肌筋膜上进行治疗）。

本书将这些技术编排成两类方法，每类方法又分为两种方式（方法的再分类）。每一种方法和方式都是独一无二的，可以通过与肌筋膜的关系加以鉴别。第一类是"直接方法"，包括的方式和技术需要用相等但相反的力量去对付组织的抵抗力；第二类是"间接方法"，包括的手法和技术需要使组织变软产生轻松的感觉来对付组织的抵抗力。

在直接方法中，又分为"神经肌肉手法"和"直接结缔组织手法"，前者的重点是肌肉以及如何促使肌肉收缩，后者的重点是筋膜。同样，间接方法又分为"间接结缔组织手法"和"颅骶手法"，前者的重点是筋膜网和分散在全身的体液，后者的重点是硬脑脊膜管的筋膜和其中的脑脊液（CSF）。直接方法和间接方法的区别见图1–2。

■为了指导按摩技术的应用，重点是肌筋膜的解剖学

在取证前的按摩训练中，传统上将重点放在肌肉（肌筋膜的一部分）和瑞典按摩（躯体疗法中的一大类）。学生学习肌肉在什么地方，包括起点、附着点和它们的活动，以及如何对肌肉进行按摩。然而，在机体内结缔组织更加普遍，它组成软组织的大部分，并且构成的质量和在体重中所占的比例比任何其他类型的组织都大，包括肌肉。整个筋膜网连接、限定、分布到机体的每一个角落，并具有传递运动和修复机体的功能。筋膜通过包绕在一起工作执行相同功能的细胞群而使它们形成器官并将它们限定在一定

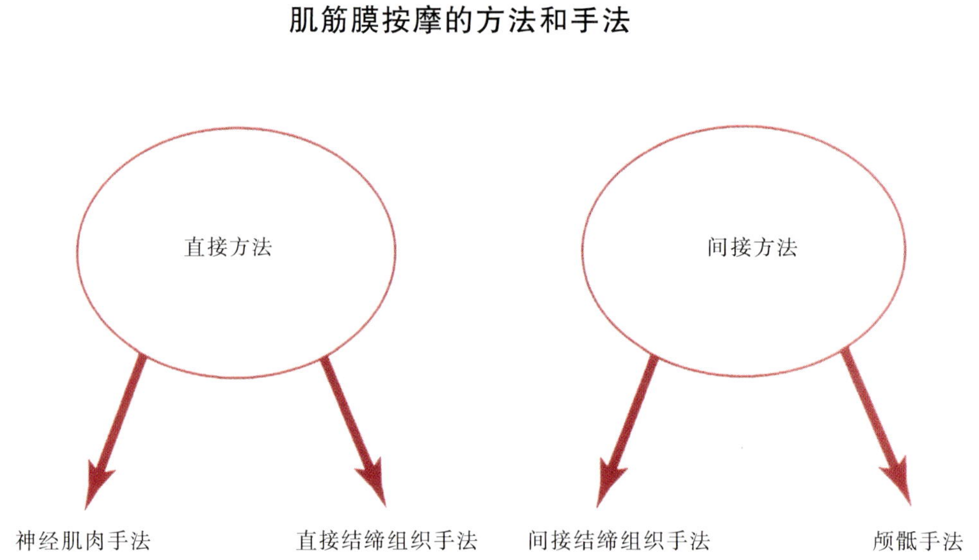

图1-2 直接和间接肌筋膜技术。直接方法和间接方法的肌筋膜技术在操作上的主要区别。

的位置。肌筋膜(肌肉/筋膜)在解剖学上是不可分开的,因为结缔组织包绕着每一根肌纤维、每一群肌纤维和整个肌肉。

在肌腱和肌肉的筋膜袋中存在神经支配，即具有本体感觉。本体感觉是指肌肉、肌腱和韧带在空间位置的信息。Earl (1965)和Wilson(1966)声称,除了肌肉和关节以外,筋膜鞘是本体感觉最丰富的部位。电子显微镜的研究似乎证明，筋膜含有很多有髓感觉神经结构，它们可以接受本体感觉和疼痛信号(Staubesand, 1996,in Chaitow & Delany,2002)。正如不能将肌肉和筋膜分开一样，也不能将神经细胞和神经结缔组织分开，结缔组织包绕着每一根神经纤维、每一群神经细胞以及整个神经系统。

躯体疗法将肌肉、筋膜和神经的解剖学和生理学结合在一起不仅有实用价值，而且是“智慧的发现”。机体作为一个单位、一个整体或一个活生生的实体发挥功能。当肌肉只被看成是软组织的重要组成成分时,就将肌肉骨骼的解剖学与它的功能分离,技术就变成呆板的手法。从肌筋膜本体感觉的角度去工作，就会建立将机体看成一个有生命的整体的有机的概念。

扩充躯体疗法工作者的治疗手段

躯体疗法工作者与其他靠手艺谋生的劳动者一样,使用他们的双手作为工具进行工作,去修复、保养和重建。当用正确的原则指导他们的思想时,其技巧就能得到提高（例如，去听CSF的课程并坚持到底)。因此,肌筋膜按摩强调两个方面的能力,其一是在顾客软组织上进行手法操作并施加压力的躯体力学能力,第二是巧妙地实施这些技巧的能力。

为了达到这个目的，本书有关各项技术和补充活动的每一章都提供样本案例(第5章没有一般的案例,为神经肌肉手法的特征,但提供了使用神经肌肉手法的指导方针)。其他各章提供并推荐了适于各种情况和主诉的基本方案。此外,治疗师进行肌筋膜按摩需要清楚地了解其手下的结构(解剖学)及其如何进行活动(生理学)方面的知识、自己打算做什么(目的意图),以及计划通过什么方法(技术)来进行治疗;这些内容都可以在本书内找到。涵盖以上三个方面的内容——解剖学或生理学，目的意图和技术——本书可以帮助你更好地理解如何应用肌筋膜按摩技术。

为了更好地运用肌筋膜按摩技术，治疗师应该扩宽自己的思路，以放松、宏观的方式去评价顾客的整体情况。这种开阔的思路可以防止将注意力只集中在“顾客感觉有什么不好”上。那样的结果可能是只使用某种按摩叩击去“对付”顾客抱怨的肌肉。这是局限的方法，会限制按摩技巧的应用，使按摩全程按顾客的意图进行。

鼓励根据经验的选择

本书提供了从理论和实践上认识肌筋膜按摩方法的总概念，也为读者提供了专业化和进一步学习的机会。更重要的是，教材通过对技术的详细描述、图解说明和样本案例可以使你练习和实践各种各样的肌筋膜按摩方法，并体会在实践中运用这些技术的感觉。与课堂练习和讨论相结合，本教材为肌筋膜按摩的神经肌肉手法、直接结缔组织手法、间接结缔组织手法和颅骶手法提供了基础的训练课程。

本书先后介绍了4种不同的听取和追踪顾客身体信号的方法。其中每一种方法都提供了不同的感觉信息和对这些信息反应的唯一方法。读者可以试着去发现哪一种方法是最适合自己的躯体疗法类型。

各章的顺序

在进行手法治疗时，需要了解治疗师手下的结构怎样才能更好地完成它的功能。为了更好地应用肌筋膜按摩方法，了解肌筋膜单元（结缔组织、肌肉和神经）的基础解剖学和生理学是很重要的。本书的第1部分是肌筋膜的解剖学和生理学；第2章集中讲肌肉，第3章讲结缔组织，第4章讲与肌筋膜相关的神经组织。

在第2部分操作手法中，教材的组织遵循从最直接和实际的肌筋膜方法（最容易应用正确的）到间接的、精细的、需要更高级的触诊和治疗技巧的逻辑，包括增加感觉力和专业的水平。表1–1显示了这个过程。

神经肌肉手法是第5章的论题，需要最切实或相对不太精细的触诊技巧，因为它的重点是相对容易触诊的肌肉，而且迎着组织产生的抵抗力推动，不需要精细的感受力和太高的专业能力。

在第6章讨论的直接结缔组织手法需要重新审视接触的感觉，以便使治疗师能够感受深浅筋膜的抵抗力并根据其大小随着结缔组织的运动握住它的边缘。这种接触比神经肌肉手法感觉更灵敏而且更专业，因为治疗师的工作只是按压而不是去戳或推顾客的身体。因此，直接结缔组织手法需要重新审视所使用的方法和本体感觉才能达到更高的水平。

虽然手法不同，神经肌肉手法和直接结缔组织手法都需要用反向的力量去对抗组织的抵抗力。判断所面临的软组织抵抗力的大小，不能太弱或太强是一种技巧。熟练地应用直接方法进行操作，顾客可以学会根据肌肉运动的感觉而放松而不是进一步绷紧肌肉。顾客的意识可能通过自我护理的方法（如运动、伸展、呼吸和视觉）而增强，这些方法增强了顾客意图和去试一试的信心。第7章介绍了练习瑜伽的方法，有助于学习肌肉运动的感觉。

在间接结缔组织手法（第8章的论题）中，为了感觉并越过运动的阻碍，治疗师的感觉能力和专业特长必须变得更加纯熟。他们通过洞察力和技巧，不用到达轻松点就可以发现舒适的活动范围的最完美的弧线。治疗师采用间接结缔组织手法帮助顾客消除运动困难、不均衡和疼痛反应，让顾客感觉轻松、顺

表1–2 从一般到精细的过程

手法	激发组织	触诊感觉的水平和技术的性
神经肌肉发和激发点按摩	肌肉、骨骼（作为标志）	最一般（抵抗的方向），重点是肌肉抵抗
直接 CT	肌肉、韧带和深浅筋膜	一般（抵抗的方向），重点是包绕肌肉的筋膜抵抗的方向
间接 CT	深浅筋膜、筋膜网内的运动方式、筋膜液的运动（血液）	比较精细（轻松的方向），重点是轻松运动的方向
颅骶	硬脑脊膜和脑脊液	最精细（轻松的方向）最专业，重点是脑脊液的运动

畅和无痛的运动。

需要特别注意，间接方法通过沿着轻松移动的方向前后摆动对组织的抵抗力产生反应。因为顾客的意识可以通过练习而增强，这些练习活动加强了试着去做、感觉体重和重力支撑以及探寻轻松方法的意识。有关补充间接方法的指导方针在第 9 章中介绍。

第 10 章讨论肌筋膜按摩的颅骶手法，操作人员使用精细水平的感觉、触诊和技术。颅骶手法需要对反映 CSF 流动的硬脑脊膜管极其微弱的运动产生反应。因此，在本书描述的所有方式中它需要最高级的感觉和专业技术能力。

小结

肌筋膜是包绕肌肉组织的特殊类型的深筋膜，肌筋膜按摩的重点是肌筋膜单位，包括肌肉、结缔组织和神经肌接头。肌筋膜按摩来源于整骨疗法，并且依赖于整骨疗法的至少三个原则。它们是：①机体的结构和功能是相互联系的；②机体具有自愈能力；③机体是由筋膜连接起来的整体。调查结果支持肌筋膜按摩的普及和流行，案例研究支持它的有效性。顾客反映肌筋膜按摩似乎见效更快而且持续时间更长。学习并应用肌筋膜按摩的神经肌肉手法、直接结缔组织手法、间接结缔组织手法和颅骶手法对学生和治疗师是有利的，治疗师为了减轻不舒服的感觉和改进机体轻松活动的感觉似乎愿意学习并实施肌筋膜按摩方法。运用肌筋膜技术可能改善治疗师的躯体力学和交流技巧，并提供一个将躯体、意识和精神结合起来的肌肉运动感觉。这也能促进个人的成长。

比较方法、手法、风格和技术这些术语可能阐明并简化肌筋膜按摩理论和技术的学习。“方法”专用于治疗师用相反的力量（直接法）对付机体组织的抵抗力或通过让路给轻松的感觉（间接法）去面对抵抗。直接法的两种手法的不同是看治疗师将他的力量集中在肌肉和神经（神经肌肉手法）还是肌筋膜的结缔组织（直接结缔组织手法）。区分间接法的两种手法是看治疗师将他的力量集中在肌筋膜作为一个整体的较大的运动（间接结缔组织手法）还是硬脑脊膜的细微运动（颅骶手法）。

“风格”是专门设计的流行的肌筋膜按摩的“商标品牌”，它可能是模糊不清的，也可能有重复或混乱，甚至造成误导。因此，这个术语在本教材中很少使用。“技术”是对身体组织的实际操作手法，技术的描述必须包括对顾客信号的感觉和认识，以及清楚地认识治疗师打算做什么。

各章顺序的安排会使读者成功地学会专业的目的、触诊方法、交流技巧和操作手法。

复习题

1. ＿＿＿＿＿的定义是通过 CT 放松肌肉。
   A.肌筋膜按摩
   B.肌筋膜放松
   C.肌筋膜激发点疗法
   D.结缔组织按摩
2. 肌筋膜按摩的＿＿＿＿＿方法是用相反的力量去对付机体组织的抵抗力。
   A.间接
   B.神经肌肉
   C.直接
   D.直接 CT
3. 肌筋膜按摩的＿＿＿＿＿方法是用轻松的感觉去对付机体组织的抵抗力。
   A.间接
   B.神经肌肉
   C.直接
   D.直接 CT
4. 判断正确与错误：肌筋膜按摩的直接 CT 手法在指导顾客做特殊的细微运动时，对顾客的 CT 应用持续的压力。
5. 肌筋膜按摩的＿＿＿＿＿手法将重点放在特殊类型的 CT，即硬脑脊膜及其内的 CSF。
6. 请说明学习肌筋膜按摩技术的 4 个理由。
7. 请说出指导肌筋膜按摩实践的 3 个整骨疗法的原则。

参考文献

Alexander D. Soft tissue resistance barriers. Massage Therapy Journal 2003;42(1):96–112.

Auleciems LM. Myofascial pain syndrome: a multidisciplinary approach. Nurse Pract 1995;20(4):18, 21–22, 24–28.

Barnes JF. The basic science of myofascial release. Journal of Bodywork and Movement Therapies 1997;1(4):231–238.

Chaitow L, DeLany JW. Clinical Application of Neuromuscular Techniques. Vol. 1: The Upper Body. Edinburgh, UK: Elsevier Science, 2002.

Earl E. The dual sensory role of the muscle spindles. Physical Therapy Journal 1965;45:4.

Ezzo J, ed. Neuromuscular Therapy Update, 1987–1994. Baltimore: 1994.

Field T. Massage therapy effects. American Psychologist 1998;53(12): 1270–1281.

Myers, TW. Anatomy Trains: Myofascial Meridians for Manual and Movement Therapists. London, England: Churchill Livingstone, 2001.

Rich GJ, ed. Massage Therapy: The Evidence for Practice. New York: Mosby, 2002.

Rubik B. Manual healing methods. In: Alternative Medicine: Expanding Medical Horizons. Washington, DC: U.S. Government Printing Office, 1992.

Skootsky SA, Jaeger B, Oye RK. Prevalence of myofascial pain in general internal medicine practice. West J Med 1989;151(2):157–160.

Staubesand J. Zum Feinbau der fascia cruris mit Berucksichtigung epi- und intraszialar Nerven. Manuella Medezin 1996;34:196–200.

The mainstreaming of alternative medicine. Consumer Reports 2000; May:17–25.

Travell JG, Simons DG. Myofascial Pain and Dysfunction: The Trigger Point Manual. Vol. 1: The Upper Extremities. Baltimore: Lippincott Williams & Wilkins, 1999.

Upledger JE. Craniosacral Therapy II: Beyond the Dura. Seattle, WA: Eastland Press, 1987.

Upledger JE, Vredevevoogd JD. Craniosacral Therapy. Seattle, WA: Eastland Press, 1983.

Wilson V. Inhibition in the CNS. Scientific American 1966;5:102–106.

I

第1部分

与肌筋膜按摩相关的解剖学和生理学

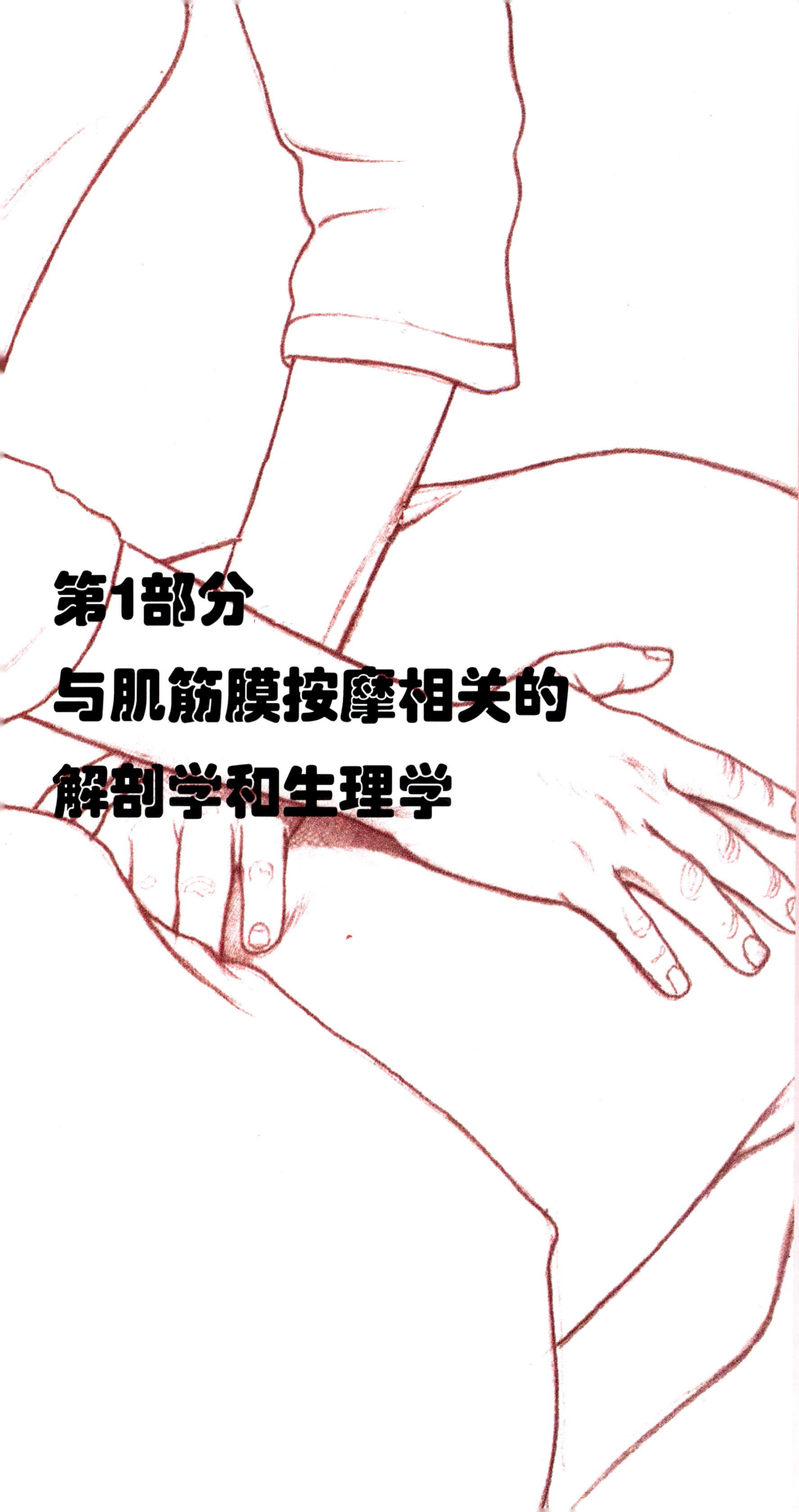

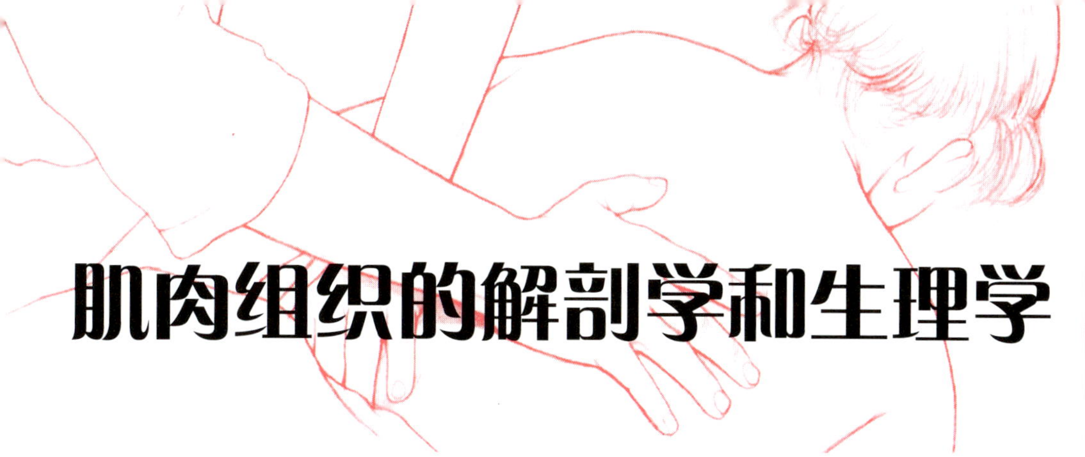

第2章 肌肉组织的解剖学和生理学

本章目的

- 解释骨骼肌与结缔组织和神经组织的关系
- 提出有关肌筋膜按摩影响肌肉系统的解剖学和生理学观点
- 描述对肌肉组织进行肌筋膜按摩的意义

本章大纲

肌肉组织的解剖学
- 肌肉组织与结缔组织的关系
- 肌肉组织的类型
- 肌肉组织的一般特性
- 骨骼肌组织的特性

肌肉组织的生理学
- 肌肉收缩的肌丝滑行理论
- 舒张
- 肌球-肌动蛋白结合的棘轮模型
- 用于肌肉收缩的能量
- 神经在肌肉收缩中的作用
- 肌紧张
- 高尔基腱器官

肌肉组织与肌筋膜按摩的关系
- 反射效应
- 机械效应

小结

关键词(KEY TERMS)

- 肌纤维:单个的肌细胞。
- 肌束:成束的肌纤维。
- 肌内膜:包绕每个肌纤维的结缔组织鞘。
- 肌周膜:包绕一群肌纤维(肌束)的结缔组织鞘。
- 肌外膜:包绕整块肌肉的结缔组织鞘。
- 腱膜:连接肌肉和扁骨的扁平状结缔组织鞘。
- 骨骼肌组织:通过结缔组织与骨骼相连的肌肉,能使骨骼运动并稳定身体。
- 兴奋:所有肌组织对电或者化学刺激产生反应的特性。
- 收缩:肌组织由于电刺激而缩短的反应。
- 延展性:肌肉受牵拉后超过正常的、静息长度的性质。
- 弹性:肌肉被牵拉之后可恢复到正常的静息长度的能力。
- 肌丝:组成肌纤维的肌原纤维在显微镜下成线状的结构,有两种类型,粗丝和细丝。
- 肌球蛋白:构成粗肌丝的主要蛋白。
- 肌动蛋白:构成细肌丝的主要蛋白。
- 肌丝滑行理论:描述由于一系列物理和化学反应而导致肌动蛋白和肌球蛋白相向滑行的骨骼肌收缩理论。
- 肌小节:肌纤维的功能(收缩)单位。

- **潜伏期**:从神经冲动出现到肌肉开始缩短之前的短暂时期。
- **收缩期**:粗肌丝(肌球蛋白)和细肌丝(肌动蛋白)相互滑行的时期。
- **舒张期**:肌丝恢复到分离状态的时期。
- **不应期**:新的神经冲动不能引起肌肉再次收缩的时期。
- **神经肌肉接头**:电脉冲传导至肌肉的部位。
- **棘轮模型**:肌球蛋白头像棘齿一样扭转,将肌小节牵拉到一起并引起肌肉收缩的模型。
- **躯体运动神经**: 传递神经冲动而使肌肉运动或腺体分泌的神经细胞。
- **运动终板**:躯体运动神经接近肌肉的肌纤维膜部位。
- **突触间隙(突触)**:两个神经元之间或神经元和其所影响的肌纤维或腺体之间的细胞外间隙。
- **运动单位**:躯体运动神经和与其相连的所有肌纤维。
- **肌梭**:骨骼肌内感受肌肉所受牵拉程度的梭形本体感受器。

肌肉是使人体运动和稳定的主要结构。事实上,肌肉活动如此特殊和多变,以至于只有运动学的教科书才能详尽地描述。即使是心脏的搏动和呼吸过程中肋骨的扩展这一类无意识的运动,都需要肌肉的活动。同时,肌肉活动需要能量。因此,机体骨骼肌系统是体内最大的能量消耗者就不奇怪了。

健康肌肉的活动是对来自神经系统的各种信号的反应。然而,创伤、疾病、过度使用、废用或不正确使用会影响这种信号的传递。发生这种情况时,即使是简单的运动都可能受限、困难、疼痛或不能进行。

对于肌筋膜治疗师而言, 考虑通过推拿尤其是通过肌筋膜按摩软组织对肌肉系统的影响是重要的。肌肉及其相连的筋膜是肌筋膜治疗师进行肌筋膜按摩时塑造和定形的介质。因此,本章焦点集中在骨骼肌组织与结缔组织的关系、骨骼肌的神经支配以及骨骼肌生理学。其中第一节回顾肌肉组织解剖学,重点是其结构和组成。第二节研究分析肌肉生理学,重点是骨骼肌的收缩机制。本章结尾讨论对肌肉组织实施肌筋膜按摩的意义。

本章在与结缔组织相关的范围内讨论肌细胞和肌组织,而不准备完整地讲述肌肉系统。本章的大部分内容以提纲的形式体现,但对于一些特殊主题(例如骨骼肌组织)将进行较详尽的讨论,这是由于它们在肌筋膜按摩中有重要意义。有关心肌和平滑肌、肌肉的分布以及其他重要主题相关的全部内容这里就略去了。若想了解人体肌肉系统的详细情况请参阅解剖学和生理学书籍。

肌肉组织的解剖学

肌肉组织的结构会影响肌肉的收缩和舒张。

肌肉组织与结缔组织的关系

活体的肌肉是不能与结缔组织分离的。**肌纤维**即单个的肌细胞由结缔组织固定, 结缔组织还包绕称为**肌束**的肌纤维,最终包绕整块肌肉(图 2-1)。包绕单个肌细胞的结缔组织称为**肌内膜**。**肌周膜**将神经纤维和毛细血管带到肌纤维, 并且将它们捆绑成肌束。整块肌肉是由叫做**肌外膜**的结缔组织鞘包绕起来的许多肌束。部分深筋膜(肌外膜)通过不同方式将单个的肌肉彼此分开或与周围的器官分开。肌外膜也可能延续为绳状的肌腱结缔组织或片状的腱膜结缔组织。

肌肉通过结缔组织作用于骨骼。肌腱将肌肉连接到长骨(例如肱骨或股骨)的骨外膜。**腱膜**(结缔组织扁平鞘)将肌肉与扁骨(例如颅骨)的骨外膜连接起来。这样,结缔组织将肌肉收缩产生的活动传给骨骼,所以我们才能活动。此外,结缔组织将肌肉与皮肤分开(浅筋膜),并且将作用相似的肌肉束缚在一起(深筋膜)(Premkumar,2004)。这些结缔组织使得肌肉作用于骨骼系统时受到其他结构的干扰较少,并且力量更大。

肌肉组织的类型

三种类型的肌肉组织完成机体的各种活动:骨

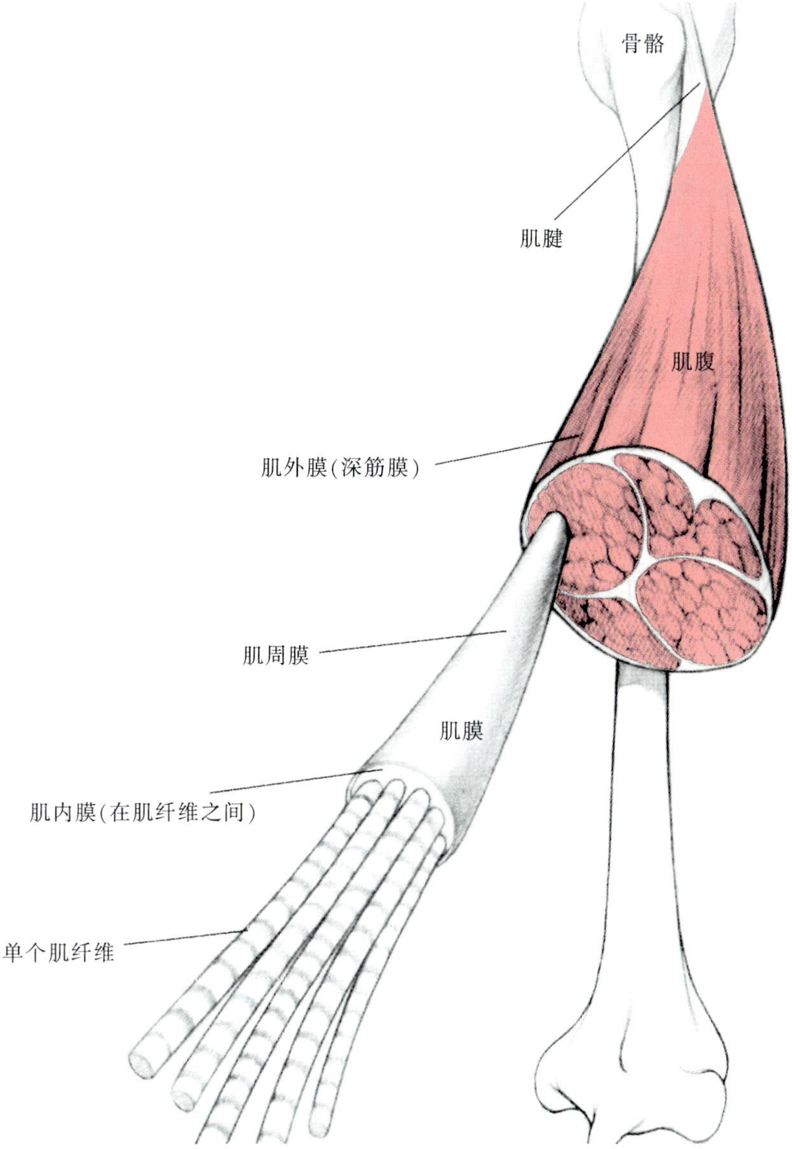

图2-1 **骨骼肌结构**。注意 CT 和肌组织的交织是复杂的。

骼肌、心肌和平滑肌(图 2-2)。每种类型的肌肉都有不同的结构和作用。各类肌肉在微观表象、力量和收缩持续时间以及受神经控制的方式都是不同的。

骨骼肌组织通过结缔组织依附于骨骼，其作用是移动骨骼和稳定躯体姿势。骨骼肌的运动是自发的(即受中枢神经系统(CNS)的控制)。在显微镜下，骨骼肌组织可见清晰的条纹(条纹含有明带和暗带)。

心肌形成心壁，其收缩和舒张不需要中枢神经的刺激。两次心脏收缩之间的舒张期较长(十分之几秒),从而运送机体的血液。心肌也有条纹。

平滑肌见于像血管和消化道这样的管壁内。正如其名称所显示的那样,平滑肌纤维没有条纹。它们是非自发的,受自主神经系统(ANS)的控制,并且受激素(内分泌腺产生并由血液运输的特殊化学物质)水平和其他化学物质如氢、氧和二氧化碳的影响。平滑肌也受温度变化和(诸如胃肠道内食物)牵拉的影响，这有助于液体和食物通过消化道并调节其他器官(如膀胱)排出的液体流量。

■肌肉组织的一般特性

以上 3 类肌肉组织都具有 4 种特性:兴奋性、收

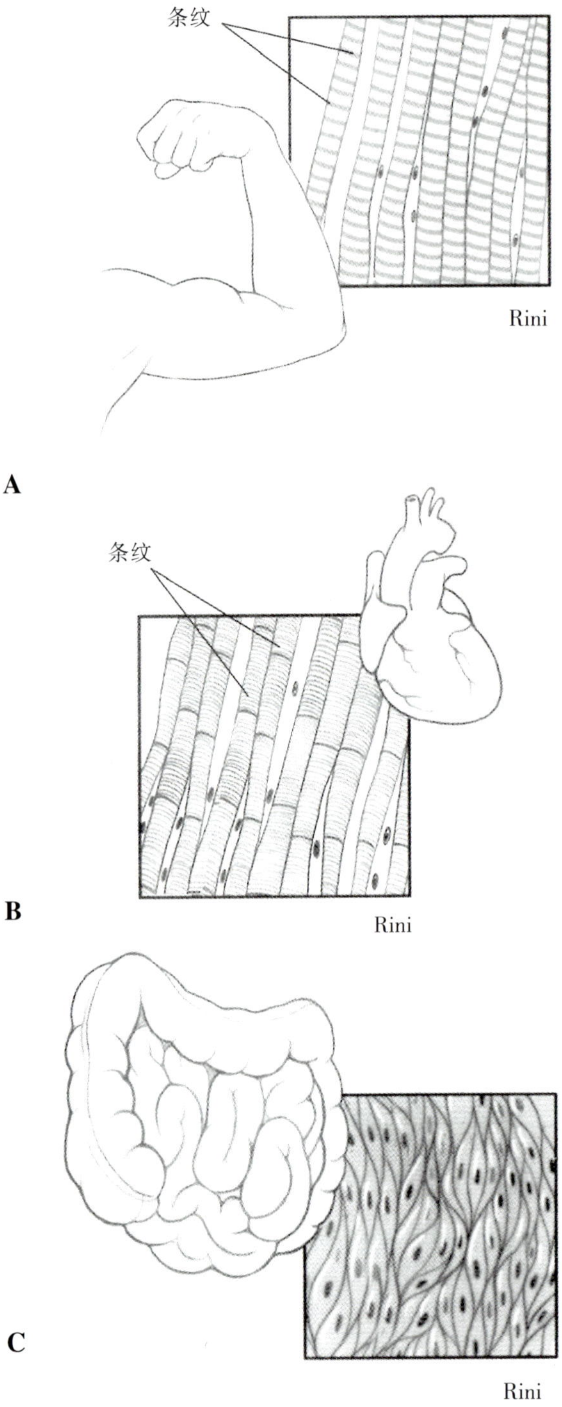

图2-2 **肌组织类型。**(A)骨骼肌、(B)心肌和(C)平滑肌的结构、功能和部位不同。

缩性、伸展性和弹性。

兴奋性是指肌肉组织对于刺激（例如体内外环境的改变）的反应。刺激可以是电的(例如来自神经冲动)或是化学的(例如自内分泌系统释放并且通过血液到达肌肉的激素)。相反,不论上皮组织还是结缔组织受到电或化学刺激时都没有反应。

收缩性是指肌肉组织受到电荷刺激时收缩或缩短。三类肌肉的收缩机制是相同的,我们将在本章的生理学部分叙述。

肌肉组织受牵拉可超出它的正常静息长度。这种特性被称为伸展性。

受到牵拉的肌肉解除牵拉后会恢复其初始长度,就如同一条弹性带子。这种特性称为弹性。

■骨骼肌组织的特性

骨骼肌能活动骨架的骨骼，使身体直立或对抗运动以及产生热量(例如通过战栗)。因为我们可以有意识地控制肌肉活动，所以骨骼肌运动被称为是自发的。正如前述,骨骼肌细胞在没有受到中枢神经系统的刺激时是不会收缩的。

在显微镜下观察，骨骼肌纤维具有明暗相间的条纹。肌纤维可以含有多个细胞核,在不同部位其长度差异可以很大,其变化范围可从极短至 30.5 厘米。

由于机体的力量产生于肌肉，所以肌肉要有能量来源。葡萄糖和脂肪在线粒体内发生代谢变化而产生能量,用以骨骼肌收缩、对抗运动和保持身体稳定。线粒体产生的一些能量以糖原的形式贮存为以后使用。

骨骼肌纤维在两次收缩的间期快速舒张。看似矛盾，但这种舒张能让我们保持更强的收缩力。然而,当收缩超过最大长度的 70%时,血流减少并且获得的氧气也会减少(Chaitow and DeLany,2002)。这意味着强烈的肌肉收缩不能长时间维持。

骨骼肌纤维的组成

肌纤维舒张时长且窄。它们是圆柱形的,沿着肌肉全长走行时彼此平行。

肌纤维的构成有很多方面是与其他细胞相似的。例如,肌纤维具有称为肌膜的胞浆膜以及称为肌浆的细胞浆。如前所述,它们可以有许多细胞核和线粒体。在肌浆中发现大量能贮存氧以备线粒体使用的肌球蛋白分子。肌细胞的内质网称为肌浆网,用以贮存收缩时释放的钙离子。肌膜沿着肌浆网向内延伸被称为 T 管(横管)。请熟悉这些词语,本章接下来讨论的肌肉生理学要用到它们。

骨骼肌纤维中充满沿着细胞纵向延伸的较小的纤维即肌原纤维。显微镜下线状的肌丝就由肌原纤维组成。它们分为两种类型:粗肌丝和细肌丝。粗肌丝由肌球蛋白构成,而细肌丝则由一种收缩蛋白即肌动蛋白构成。按照肌丝滑行理论,这些粗、细肌丝在肌肉收缩时相互滑行。只有细肌丝组成的肌纤维部分称为 I 带。在显微镜下观察,它们如同一个光亮带。粗、细肌丝相互重叠的部分称为 A 带。它们在显微镜下看是暗的。正是这些交替的明暗带成为骨骼肌组织呈条纹状的原因。

肌球蛋白和肌动蛋白的结构

每一条肌球蛋白丝由形如高尔夫球棒的较小分子构成。“球棒”的杆捆缚在一起成为一条粗索,而头端则沿着肌球蛋白丝的长轴在各个方向伸出。Greene(1995)描述肌球蛋白丝的样子就像一长辫大蒜头(图 2-3)。

6 条肌动蛋白丝包绕每一条肌球蛋白丝。每一条细肌丝由两条念珠形分子的长链组成(图 2-3)。两条链相互缠绕就像电缆中的电线一样。

肌小节

肌小节是肌纤维的收缩单位。粗肌丝(肌球蛋白)和细肌丝(肌动蛋白)在肌小节内有序排列,并且在整条肌纤维重复出现。肌丝滑行理论认为在舒张的肌肉内,一个肌小节与下一个肌小节的距离最大限度的拉远。当肌纤维收缩时,肌小节滑行彼此靠近是由于细肌丝沿着粗肌丝滑行的缘故(图 2-4)。

肌肉组织的生理学

肌电图(EMG)可以测量肌肉运动的时期。EMG 证明肌肉运动具有 4 个时期:潜伏期、收缩期、舒张期和不应期。

潜伏期是神经冲动起始之后至肌肉开始收缩之前的一段短暂时间。这包括冲动沿着神经传导的时间和肌丝滑行机制开始之前肌浆内产生动作电位的时间。

收缩期是肌球蛋白分子头端结合到肌动蛋白(细肌丝)活动位点的时间。结合引起粗细肌丝彼此滑行以及肌小节从两端收缩。单一神经冲动引起肌肉收缩的延续时间依部位和功能而不同。例如,眼肌抽搐为 10ms,而比目鱼肌一次收缩可以持续 100ms(Premkumar,2004)。

在舒张期肌丝滑动恢复其分离状态。

不应期发生在以上几个时期之后。在这个短暂的时间,新的神经冲动不能引起肌肉再次收缩。骨骼肌的不应期大约为 5ms(Premkumar,2004)。由于不应期如此短暂,所以第二次冲动能与第一次冲动融合而产生持续的收缩(Premkumar,2004)。

■肌肉收缩的肌丝滑行理论

既然我们已经描绘出了肌肉运动的 4 个时期,我们就该更为详细地探讨收缩期了。骨骼肌收缩是收缩运动前开始的一系列物理和化学反应引起的。通常冲动发源于大脑的意识(例如“我要捡起一个西红柿”)。然而很多反射情况下(例如从热火炉中抽回你的手),神经冲动可以发源于较低级部位即脊髓,

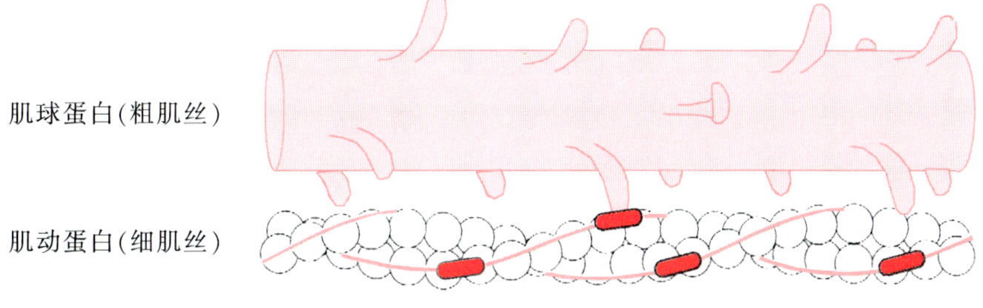

图2-3 **肌球蛋白和肌动蛋白**。粗肌丝如同一辫大蒜头。每一条粗肌丝被六条细肌丝所环绕,看起来像缠绕的念珠。它们共同组成肌小节。

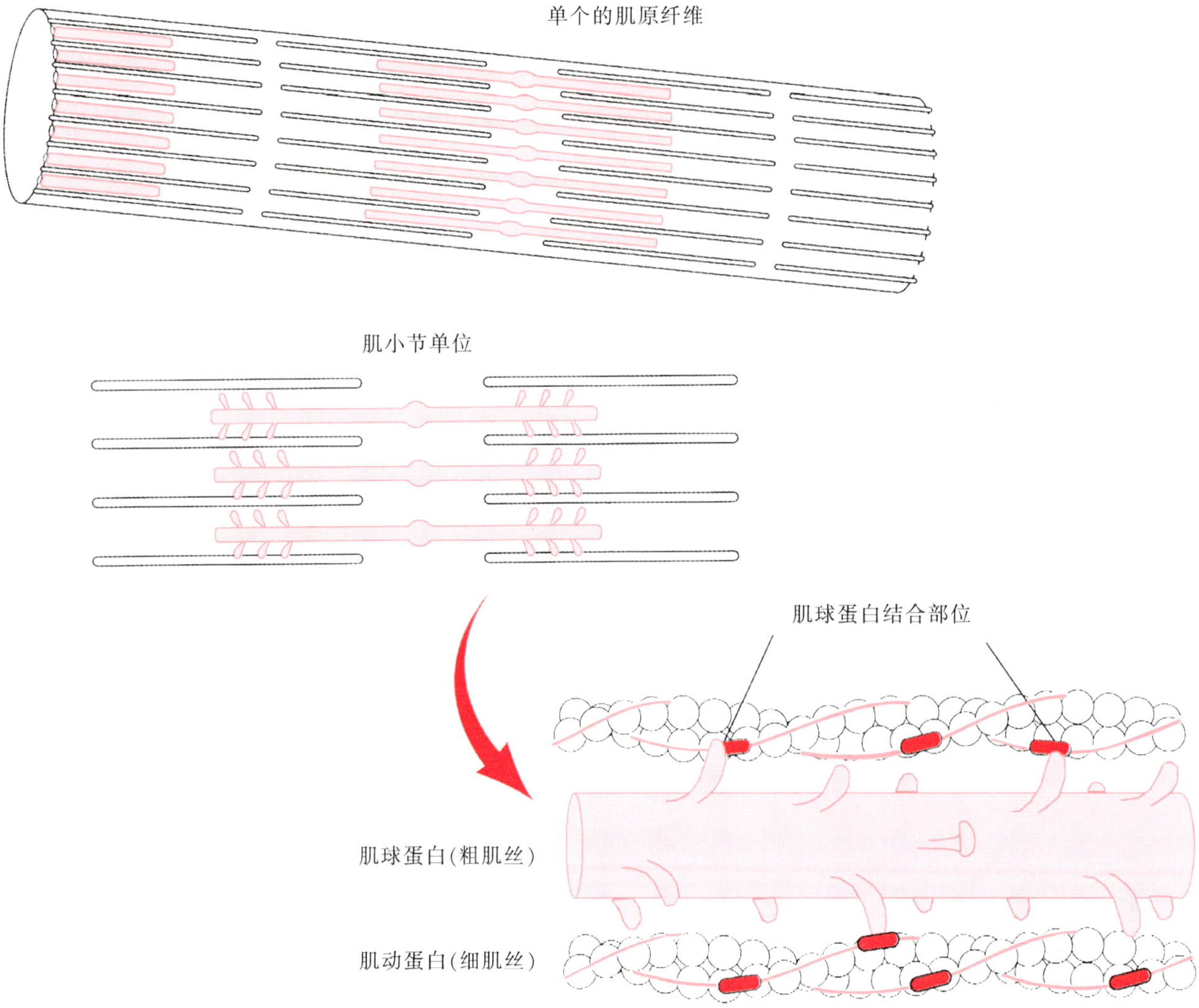

图2-4 肌丝滑行理论中的肌小节单位。注意当它们相互滑行时肌球蛋白和肌动蛋白如何重叠。

从而产生更快的反应。(脊髓与出现反应的肌肉靠得更近。)神经冲动传导至神经末梢,几乎接触到一条或更多条肌纤维的边缘。电冲动转变为动能的部位称为**神经肌肉接头**。

神经冲动的电位差引起神经末梢向神经末梢和肌细胞之间的间隙(或称为突触间隙)释放化学物质即神经递质。(这个过程在第 4 章有更为详细的描述。)神经递质结合到肌细胞表面的受体上。当神经递质乙酰胆碱(Ach)与肌细胞受体结合时,受体改变形态。这将会引起钠离子形成的电流通过 T 管进入肌肉的链式反应。

电流刺激使肌浆网释放钙离子。钙离子与平时阻断细肌丝上肌球蛋白结合部位的分子结合,将它们暴露以备与肌球蛋白结合。这个过程还导致拉动粗细肌丝相互滑行所需能量的释放。然后,肌球蛋白与肌动蛋白结合,同时肌小节缩短。在舒张时与上述过程相反。

下面概括了肌细胞发生收缩的几个时期:

1. 神经冲动通过神经肌肉接头。神经冲动到达神经末梢并且引起神经递质 Ach 的释放。Ach 分子通过突触间隙并且与近旁肌纤维肌膜表面的受体蛋白结合。
2. 冲动进入肌纤维内部。在 Ach 的影响下,电位差沿着肌膜传导并到达 T 管。
3. 钙离子的释放。T 管的电位差引起相关的肌浆网释放所贮存的钙离子。
4. 肌丝被激活。钙离子扩散进入肌浆并且与细肌丝(肌动蛋白)结合。细肌丝与粗肌丝(肌球蛋白)相结合，同时粗细肌丝彼此拉动。这就是收缩。

■舒张

有两步反应终止了收缩过程并且使肌纤维舒张。首先，胆碱酯酶水解神经肌肉接头部位的神经递质 Ach。这就阻止了神经冲动激活肌肉收缩。

其次，已经释放到肌细胞中的钙被清除。这需要两个机制。第一，钙被主动地泵到细胞外；第二，细胞内的一种特殊蛋白与钙结合。当钙水平降低时，结合的肌球-肌动蛋白解离并且肌丝滑动恢复它们的舒张状态。

■肌球-肌动蛋白结合的棘轮模型

尽管肌丝滑行理论肯定了肌丝间的相互滑行，但却没有详细说明怎样滑行。为此而建立了肌球-肌动蛋白结合的补充模型（Greene，1995）。被称为肌球-肌动蛋白结合的**棘轮模型**提出肌球蛋白具有一个能扭转的头，就如同棘轮那样将肌小节拉动到一起。特别是当肌动蛋白的结合位点暴露时，旁边的肌球蛋白就与它们结合（图 2-5）。这种结合引起肌球蛋白的头与杆相连部位发生扭转。前面提到肌球蛋白杆是捆缚在一起而形成的粗肌丝。因此，肌球蛋白头扭转“能量激发”拉动肌动蛋白，使得整个肌小节单位缩短并且引起肌肉收缩。

三磷酸腺苷（ATP）的化学分解提供了肌球蛋白头扭转回复其初始位置的能量，至此肌球蛋白头才沿着肌丝链向下到达下一个肌动蛋白。这为循环再次开始做好准备。整个过程短于 1 秒钟，这与自行车齿轮传动一起配合推动自行车前进有些相似。

■用于肌肉收缩的能量

我们在肌肉收缩中使用的能量大部分都贮存于 ATP 分子内将三个磷酸连在一起的化学键中。ATP 是所有动物细胞普遍的能量载体。细胞内的线粒体可以制造 ATP。肌纤维所贮存的足量的 ATP 只够连续收缩 3 秒钟（Thompson and Manore，2005）。

肌纤维也含有能被分解为 ATP 的、贮存高能量分子的磷酸肌酸，为肌纤维收缩提供额外的 15 秒钟的能量（Tortora and Grabowski，2003）。

碳水化合物分解为葡萄糖能提供更多的能量。肌纤维和肝脏以糖原的形式贮存葡萄糖。当需要时，糖原又转变为葡萄糖和 ATP。产生 ATP 所需的氧贮存于肌红蛋白和血红蛋白内。肌红蛋白见于肌纤维中，而血红蛋白是红细胞的成分。

由于肌肉只能提供有限的糖原，所以脂肪就是

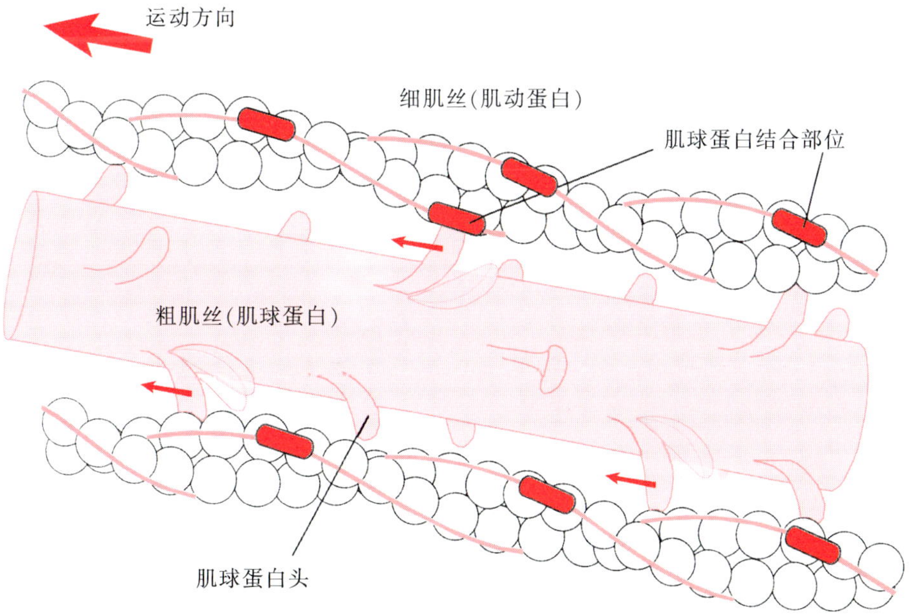

图2-5 **肌球蛋白-肌动蛋白结合的棘轮模型**。肌小节两端的肌球蛋白头如同棘轮拉动肌小节到一起。

机体休息时的另外一个能量来源以及身体活动过程中的主要能量来源。当需要时，脂肪就从脂肪细胞中释放出来，并且与血液中的蛋白质（脂蛋白）结合并输送到肌组织。脂肪在那里进入线粒体并且使用氧而制造 ATP。

■神经在肌肉收缩中的作用

如前所述，骨骼肌纤维是被神经细胞（神经元）刺激而收缩的。运动神经元与它所支配的肌纤维的连接即神经肌肉接头具有 3 个部分：神经元、突触间隙和肌纤维（图 2-6）。

与肌纤维相连并影响肌纤维的神经元就是躯体运动神经元。躯体运动神经元与肌肉的肌膜（胞浆膜）在运动终板相遇。躯体运动神经元和肌细胞肌膜之间的间隙称为突触间隙。

当神经冲动到达躯体运动神经元的末梢时，它会刺激神经元末梢内的囊泡即突触小泡释放神经递质 Ach。神经递质从突触小泡扩散出来，穿过间隙并且与肌膜的受体结合。注意突触间隙内的结缔组织基质含有能破坏 Ach 的胆碱酯酶（Premkumar，2004）。没有 Ach 神经冲动就无处可去并且肌肉也不能接受到信息而收缩。

一个运动单位是一个躯体运动神经元和其所支配的所有肌纤维。肌纤维数量不同，可以从 10（精确运动相关的肌肉）至 2000（进行较不精确运动的肌肉）。

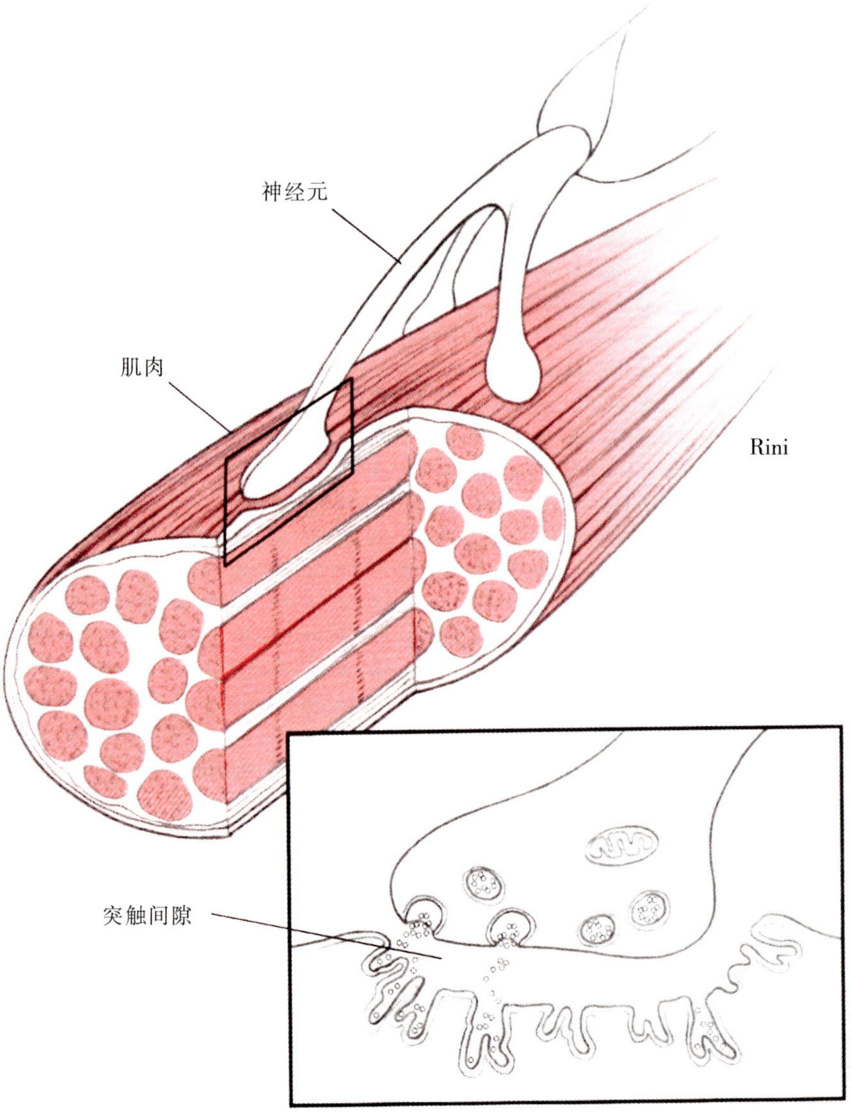

图2-6　神经肌肉接头。

■肌紧张

肌紧张的定义是肌肉在静息状态的紧张度。正常情况下，每块肌肉的大部分是处于紧张状态的。任何一种肌肉中总有一定的运动单位是活动的。尽管这种活动太弱并不能产生实际的收缩，但是它使肌肉有一定的形状或“张力”。肌紧张也是肌肉的弹性效应的一部分。

肌紧张稳定了骨骼的位置并且有助于保持姿势。一定程度的肌紧张确保肌肉不会软弱和松弛。肌紧张过强会导致肌肉反应过强或僵直。中等程度紧张的肌肉会感到结实和坚固。

肌紧张的维持部分是由于本体感受器受到刺激，本体感受器是引起肌肉和关节的张力、姿势或加速度改变的感受装置。**肌梭**是遍布于骨骼肌中的本体感受器，同时也感受它们的牵张力（图 2-7）。它们由 3~10 条受感觉神经支配的分化的骨骼肌纤维组成，并且被一个结缔组织囊所包绕而呈现梭形。肌梭的末梢与肌内膜和肌周膜相连。肌梭与其他肌纤维相平行；它们的长度会随着整块肌肉的伸长或缩短而改变。肌梭内的肌动蛋白和肌球蛋白集中在肌梭的末端。包绕肌梭中央的特殊感觉神经每次在肌梭长度改变时而产生神经冲动。这些感觉神经产生的反射（在第 4 章进行更为深入的探讨）使肌肉被牵拉时收缩以防止被过度牵拉。因此，肌梭有时被称为“牵张感受器”意指它们是神经，尽管肌梭只有部分是真正的神经组织。

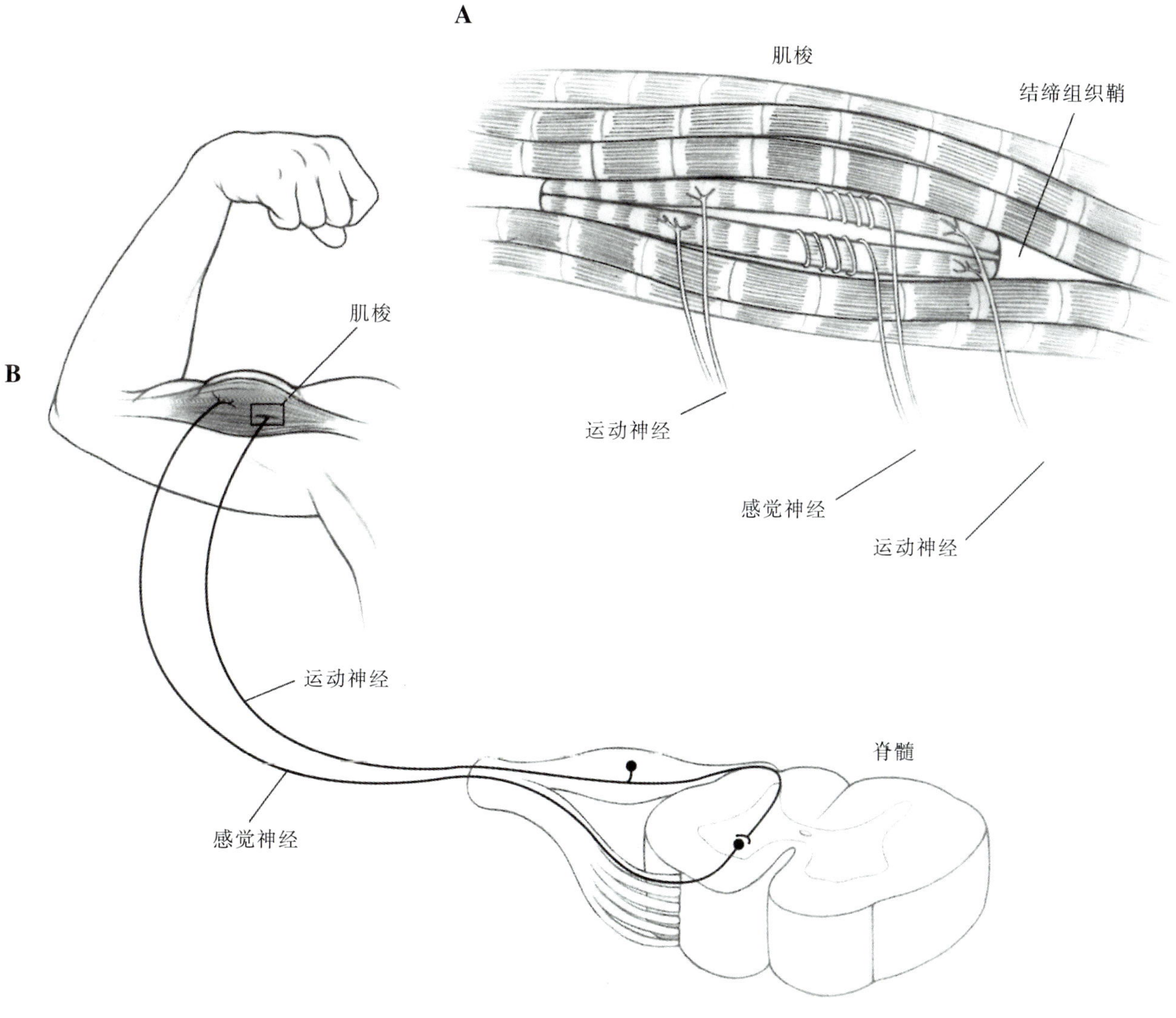

图2-7 **肌梭**。（A）肌梭的结构。（B）肌肉内肌梭的部位。

■高尔基腱器官

高尔基腱器官(GTO)是感受肌腱张力程度的本体感受器，是由包绕着肌腱胶原纤维的感觉神经末梢组成(图 2–8)。每个 GTO 大约与 10~15 条肌纤维相连。牵拉 GTO 会通过抑制与肌腱附近肌肉相连的躯体运动神经而产生肌肉舒张反射。因此,GTO 会保护肌肉免受过强或过快收缩引起的损伤（因为 GTO 是神经组织,所以会在第 4 章更为详细地讨论。其他本体感受器也在第 4 章讨论)。

肌肉组织与肌筋膜按摩的关系

因为肌肉组织与结缔组织(深筋膜)相互缠绕不可分开,又因为皮肤通过较多结缔组织(深筋膜)可以与肌肉分开，所以影响结缔组织的任何躯体疗法也会影响它所保护包绕的肌肉。虽然影响肌肉的按摩也会影响筋膜，但是肌筋膜按摩的效应可能比其他那些不直接作用于筋膜的按摩形式会更有说服力。学完本书所述的各种肌筋膜疗法(见第 5~10 章)之后,许多手法治疗师会得出这个结论。

■反射效应

反射效应是体表或下层组织受到物理手法操作而引起的神经系统反应。通常为一个普遍的全身反应,反射效应包括血液和淋巴循环加速、心率减慢、广泛的放松和紧张减弱以及免疫反应增强。反射效应也包括疼痛减轻和肌肉放松，这是由运动单位和

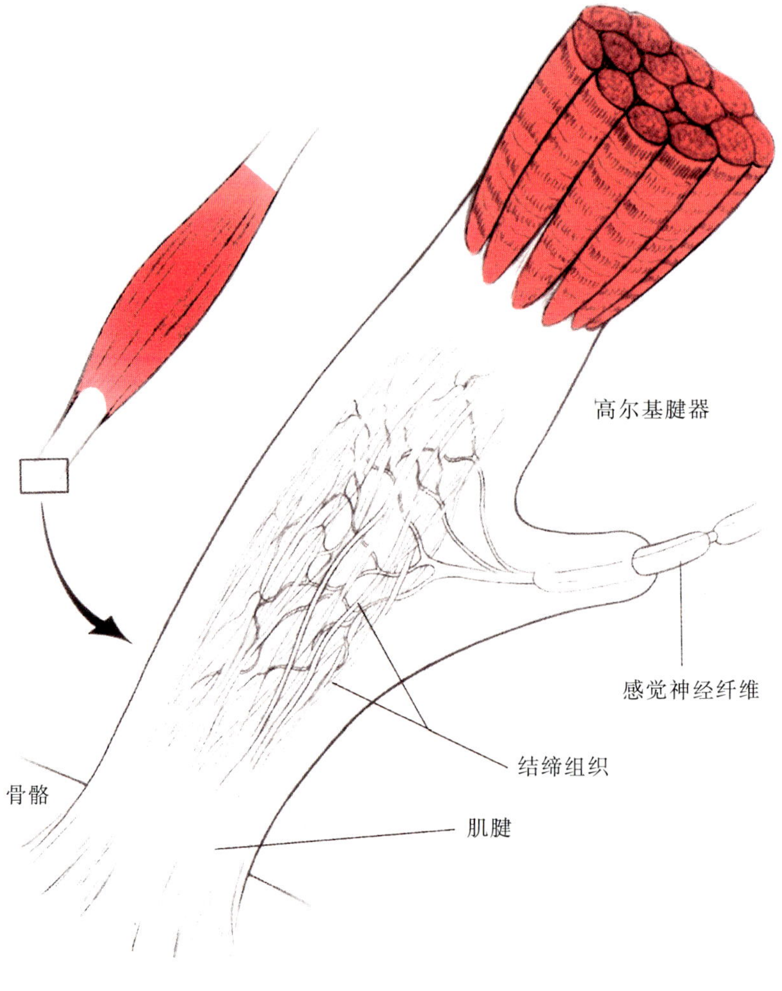

图2–8　高尔基腱器的结构。

感受器的功能与肌梭和 GTO 相似的改变而引起的。

放松肌肉组织的躯体疗法也对周围的结缔组织具有一定程度的反射效应。放松是机体准备适应更为精细的变化所必需的一个强有力工具。一般的放松按摩会使肌肉基础紧张度得到放松而得到程度明显的改变。

用肌筋膜方法达到的进一步放松是可行的,因为它们直接涉及 ANS。(见第 4 章,讨论放松、ANS 和筋膜之间的关系。)

激发特殊感受器的按摩, 例如在某些关节的 GTO 或个别肌肉的肌梭牵张感受器 (例如第 5 章叙述的肌肉能量技术)可以提供更为精细的反射效应,例如某一特定部位的活动范围的增加。

机械效应

机械效应是指通过按摩治疗师的手, 对机体组织实施物理性手法操作引起的直接效应(Fritz, 1995)。按摩的机械效应包括体液运动(例如流入和流出肌肉的血液循环以及流出肌肉的淋巴循环)、生热、按压、牵拉和扩张肌纤维。比皮肤表面更为深入的按摩(例如揉捏法、摩擦、震动、深部叩抚法、轻抚法)对于肌肉(至少筋膜浅层)会产生某种机械效应。

虽然所有肌肉的收缩(缩短)机制是相同的,但重要的是肌筋膜按摩从业者要记住应用的力度要依照肌纤维走行方向、肌肉的活动以及肌肉的起始点和连接在骨上的部位的不同而改变。因此,不能不强调,熟悉肌肉运动学(即纤维方向、起始点、连接点和活动)有助于学生准确应用肌筋膜按摩技术。

尽管具有肌肉解剖学和生理学基础知识, 但是从业者会发现不针对 CT 的躯体疗法不会像肌筋膜按摩那样持久或有效。当用手将肌肉放松但其却被不会活动的紧绷的腱鞘所覆盖时, 这就阻止了肌肉保持其充分的舒张长度。如果肌肉松弛但仍存在保护性硬壳, 肌肉会在躯体疗法治疗之后很快恢复其原来的收缩状态。

但是既然肌肉和筋膜是如此相互交织的, 为什么 CT 没有在肌肉伸长时变得柔软呢?针对特殊肌筋膜按摩的一个解释是由于 CT 不收缩, 它就不舒张。筋膜更像橡皮泥必须要变得较柔韧才能塑造。(关于 CT 的更多知识见第 3 章。)

肌肉变松弛却不能像筋膜那样柔软的另外一个原因是 CT 不像肌肉那样富含血管。因此,普遍增加循环流量对于液体和营养进入筋膜以及筋膜释放毒素没有积极的效应。因此,尽管肌肉解剖学、生理学和运动机能学知识有助于治疗师取得一定程度的机械特性而超越放松按摩的机械效应, 但是有关肌筋膜的其他内容(结缔组织和神经组织)也是必须要学习的。

小结

肌肉组织解剖学和生理学决定整个人体的结构和功能。所有的躯体疗法都是针对肌肉的。肌筋膜按摩影响肌肉以及包绕它的 CT 和深入其内的神经组织。

肌肉组织有三种类型:骨骼肌、心肌和平滑肌。本章的重点为骨骼肌, 因为它们是肌筋膜按摩的目标。

每一块肌肉被三层 CT 包绕:肌内膜、肌束膜和肌外膜。

肌肉细胞也被称为肌纤维是因为它们长而细,并且平行排列。肌纤维的一些重要组成部分是肌膜(胞浆膜)、T 管(肌膜向内的扩展)、肌浆网(用于贮存并在收缩过程中释放钙离子的内质网)和肌浆(胞浆)。

骨骼肌纤维含有许多用以产生能量的线粒体和许多细胞核。肌浆内可见大量肌球蛋白分子,它们所贮存的氧气被线粒体所利用。

骨骼肌纤维充满贯穿细胞的较小纤维, 称为肌原纤维。显微镜下线状的肌丝由肌原纤维组成。它们分为粗肌丝和细肌丝两种类型。粗肌丝含有肌球蛋白,而细肌丝含有肌动蛋白。

没有神经信号,骨骼肌不能运动。运动单位包括神经及其所能引起收缩的所有肌肉。神经和肌肉之间的间隙连接称为神经肌肉接头。本体感受器包括肌梭和 GTO。

肌细胞的功能和收缩单位是肌小节。肌丝滑行理论描述了导致肌肉收缩的肌小节缩短的一连串反应。棘轮模型深入解释了肌球蛋白头在与细肌丝结合以及收缩肌小节时的推动和固定作用。

理解肌肉解剖学和生理学能指导肌筋膜治疗师的工作意图。组成肌筋膜单位的结缔组织和神经组织将在第 3 章和第 4 章讨论。

复习题

1. 解释骨骼肌如何收缩的理论是源自被称为______的一连串物理和化学反应。
   a.肌丝滑行理论
   b.肌纤维理论
   c.肌筋膜理论
   d.神经肌肉理论
2. 肌纤维的组成成分粗丝是由________组成的。
   a. 肌球蛋白
   b. 肌动蛋白
   c. 肌钙蛋白
   d.钙
3. 肌纤维中的细丝是由__________组成的。
   a. 肌球蛋白
   b. 肌动蛋白
   c. 肌钙蛋白
   d.钙
4. 肌纤维的功能单位是__________。
   a. 肌浆
   b. 肌浆网
   c. 肌小节
   d. 肌丝
5. 棘轮模型是肌丝滑行理论的深入发展，它解释了_______头的运动。
   a. 肌肉
   b. 肌球蛋白
   c. 肌动蛋白
   d.肌钙蛋白
6. 骨骼肌组织是_______和_______。
   a. 条纹状的和不随意的
   b. 条纹状的和随意的
   c. 非条纹状的和不随意的
   d. 非条纹状的和随意的
7. 单个的肌细胞也被称为肌__________是由于它们的形态。
8. 包裹单个肌纤维并深入肌筋膜的中层 CT 鞘被称为__________。
9. 是非题：三类肌组织中不包括平滑肌组织。
10. 是非题：运动单位是躯体运动神经元以及与其相连的所有肌纤维。纤维的数量不同，可以从 10 至 2000。

参考文献

Chaitow L, DeLany JW. Clinical Application of Neuromuscular Techniques. Vol. 1: The Upper Body. Edinburgh, UK: Elsevier Science, 2002.
Fritz S. Mosby's Fundamentals of Therapeutic Massage. St. Louis: Mosby, 1995.
Greene E. Mystery of how muscles contract—solved. Massage Therapy 1995(Spring):76–80.
Premkumar K. The Massage Connection: Anatomy and Physiology. 2nd Ed. Baltimore: Lippincott Williams & Wilkins, 2004.
Thompson J, Manore MM. Nutrition and Health: An Applied Approach. San Francisco: Benjamin Cummings, 2005:430.
Tortora GJ, Grabowski SR. Principles of Anatomy and Physiology. 10th Ed. New York: HarperCollins College Publishers, 2003.

推荐读物

Biel A. Trail Guide to the Body. Boulder, CO: Books of Discovery, 2001.
Clay JH, Pounds DM. Basic Clinical Massage Therapy: Integrating Anatomy and Treatment. Baltimore: Lippincott Williams & Wilkins, 2003.
Juhan D. Job's Body: A Handbook for Bodywork. Barrytown, NY: Barrytown Ltd., 1998.
Moore KL, Dalley AF. Clinically Oriented Anatomy. 4th Ed. Philadelphia: Lippincott Williams & Wilkins, 1999.
Premkumar K. The Massage Connection: Anatomy and Physiology. 2nd Ed. Baltimore: Lippincott Williams & Wilkins, 2004.

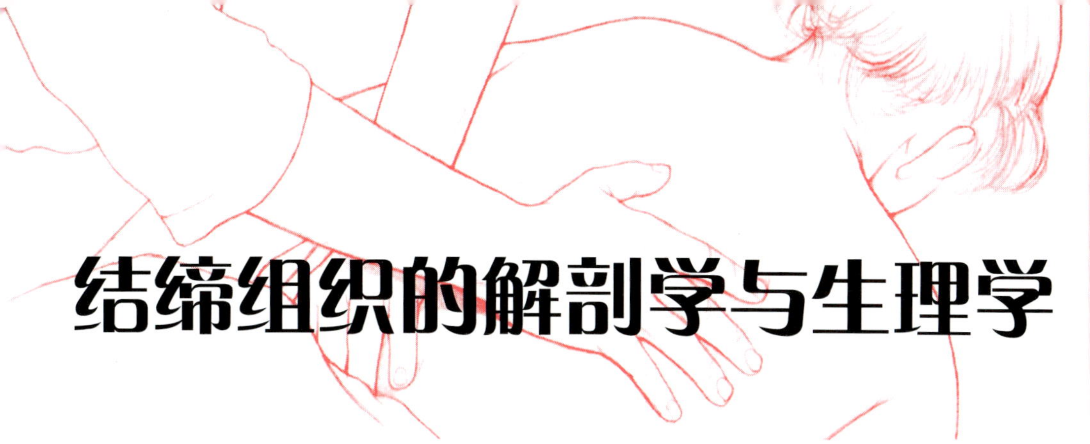

第3章

结缔组织的解剖学与生理学

目　　的

- 描述结缔组织的解剖学，着重于结构和分类
- 解释结缔组织的生理学
- 讨论肌筋膜按摩如何影响结缔组织的特性

本章大纲

结缔组织的解剖学
　结缔组织的类型
　结缔组织的组成成分
　结缔组织的分类
结缔组织的生理学
　结缔组织的功能
　结缔组织的生理特性
结缔组织与肌筋膜按摩的关系
　渗透性
　压电现象
　触变现象
　经络：相互联系
小结

关键词(KEY TERMS)

- **基质**：结缔组织的非细胞成分，由纤维和液态、半固态或固态的基本物质组成。
- **压电现象**：结缔组织的一种特性，即在受按压时可以传导生物电。
- **触变现象**：结缔组织的一种特性，即可以从一种坚硬的形式转变为较柔顺松软的形式。

第2章论述了肌筋膜的肌肉或“肌”的成分。本章从更广泛的角度把“筋膜”看做一种结缔组织(CT)。第一部分复习结缔组织的解剖学，重点是它的结构和分类。接下来复习结缔组织的生理学，包括它的功能和特性。

在成为一名按摩教育工作者的职业生涯早期，当我对按摩学专业的学生讲授解剖学和生理学课程时，我只是说结缔组织容易记忆，因为“它所做的全部工作就是连接”，以此开始有关结缔组织的课程。现在我知道这种陈述是多么的幼稚。在某种意义上，“结缔组织所做的全部工作确实是连接”是正确的，但是连接可以有许多目的(例如成形、结构、安全和支持、界定、出入口、保护和修复)。根据结缔组织产生连接的目的不同，结缔组织在生物学维护和治疗中具有许多不同的作用。

结缔组织的解剖学

组织是含有细胞的凝聚性结构，细胞应具有基于自身特性的特殊功能。从最广义上讲，任何提供结构或者使机体结合在一起的组织都能划分为结缔组织。因此结缔组织具有许多不同的形式。有些类型的结缔组织是硬的(例如骨)；另一些柔韧但有力(例如韧带和腱)。血液是液态的结缔组织，可以联系机体内的所有细胞。这些不同的组织都具有一个特征性的功能，即将机体的一部分与其他部分联系在一起。

所有类型的结缔组织在显微镜下观察也都具有特征性的结构。接下来将论述这种共同的结构。

为了更好地解释结缔组织是什么，鉴别什么不是结缔组织是有帮助的。机体中有三种类型的组织不是结缔组织。它们是上皮组织、神经组织和肌肉组织。

上皮组织是由排列密集的细胞组成，它具有两大功能。首先，上皮组织覆盖在机体及许多脏器的表面，或衬于管道、血管和空腔的表面。其次，上皮组织组成机体的大部分腺体，腺体是产生汗液、乳汁、激素等分泌物的结构。在体内，结合在结缔组织底层的上皮组织称为基膜。

神经组织是由神经胶质细胞(更准确地说，神经胶质细胞实际上可以归类为结缔组织）和神经细胞组成。神经细胞在接受刺激后产生电荷。神经胶质细胞类似结缔组织的特性，包绕神经细胞，并对神经细胞提供保护和支持的作用。

正如第 2 章所讨论的，肌肉组织由肌纤维、成组的纤维（称之为肌束）和整块肌肉组成，它们被结缔组织的鞘包绕。具有兴奋性，因此受到电刺激时它会收缩。肌肉组织也能够被拉长超过它正常的静息长度，拉力一旦解除，就又返回到原始长度。图 3–1 显示了在机体中发现的 4 种基本组织类型。

结缔组织的类型

4 种主要类型的结缔组织是筋膜、软骨、骨和血液。图 3–2 是这些类型结缔组织之间关系的简图。筋

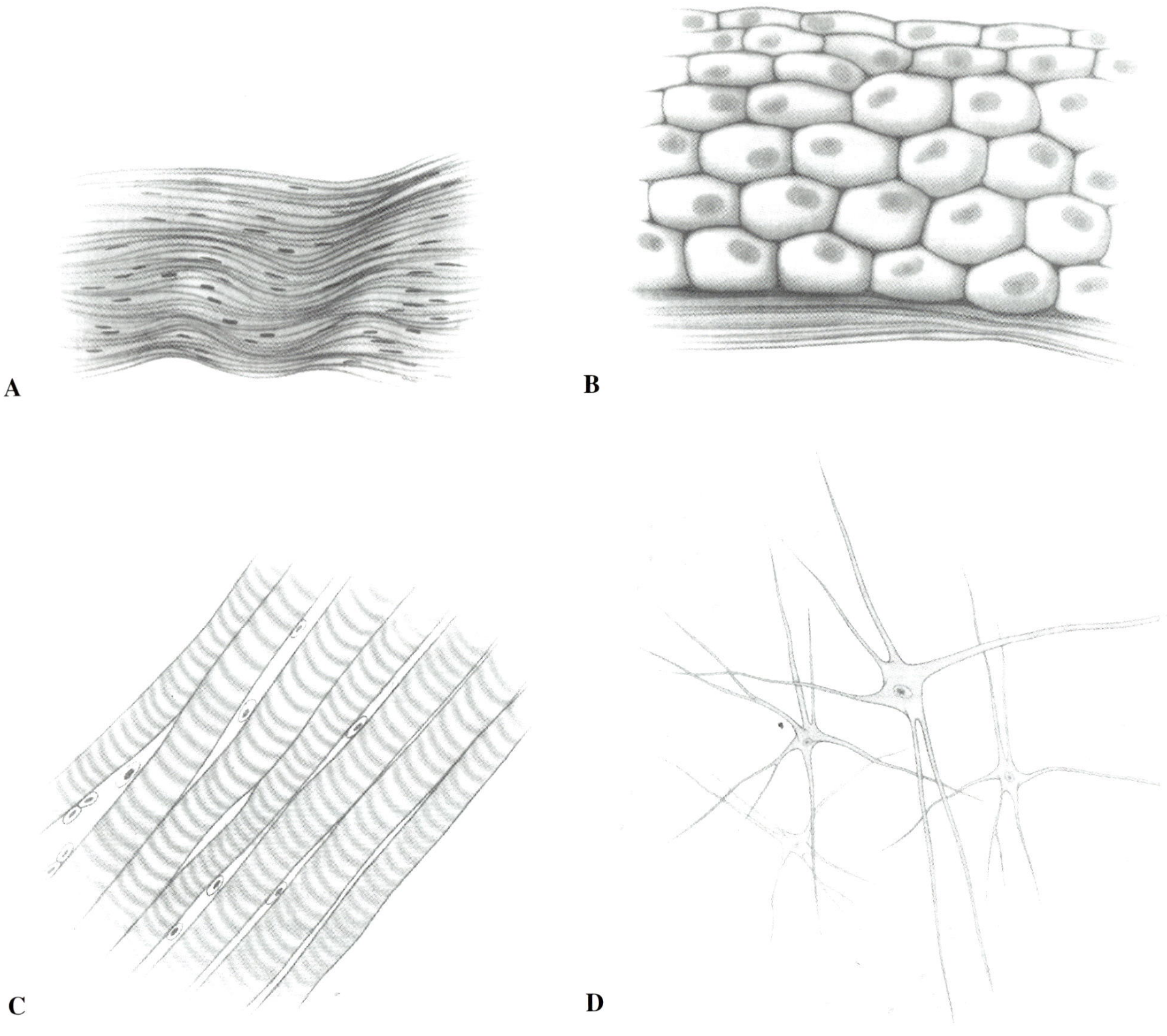

图3–1 人体的四类组织。(A)结缔组织，(B)上皮组织，(C)肌肉组织，(D)神经组织

膜包括两种特殊类型的结缔组织：浅筋膜(疏松结缔组织)和深筋膜(致密结缔组织)。结缔组织的分类将在本章后面详细阐述。

浅筋膜位于皮下，深筋膜形成鞘膜包绕并插入肌群内，它还形成将肌肉附着于骨骼的肌腱，或将骨骼连接起来的韧带。由于筋膜和其他种类的结缔组织都有共同的重要特性，并与它们相互连续，因此它是保证我们身体形成一个整体的最合适的组织。

■结缔组织的组成成分

不同于主要由细胞组成的上皮组织，结缔组织仅包含少量存在于“基质”中的细胞。基质(也称为母质)由纤维和固体、半固体或者液体的基本物质构成。比较图 3–1A 和 3–1B 可以发现细胞结构中的这种区别。

基质

基质是指容纳纤维和细胞的物质。不同类型的结缔组织基质的硬度差异很大。例如，液态的基质是血液的特征，而更硬更结实的基质是骨骼的特征。

结缔组织细胞

结缔组织细胞包括成纤维细胞、肥大细胞、浆细胞和巨噬细胞。

成纤维细胞(纤维制造者)合成纤维和基质。没有活性的成纤维细胞称为纤维细胞。

肥大细胞通过渗透作用使水分进出细胞来维持水的含量。它们还通过释放组织胺和缓激肽引起过敏性和炎性症状(例如增加局部的血流量)。

浆细胞分泌破坏病原体(例如致病微生物)的抗体。

巨噬细胞(字面上理解为“大的食者”)是白细胞的一种，它游动到一定部位，通过吞噬作用消灭病原体和死亡的细胞。

结缔组织纤维

基质中的纤维包括胶原纤维、网状纤维和弹性纤维。

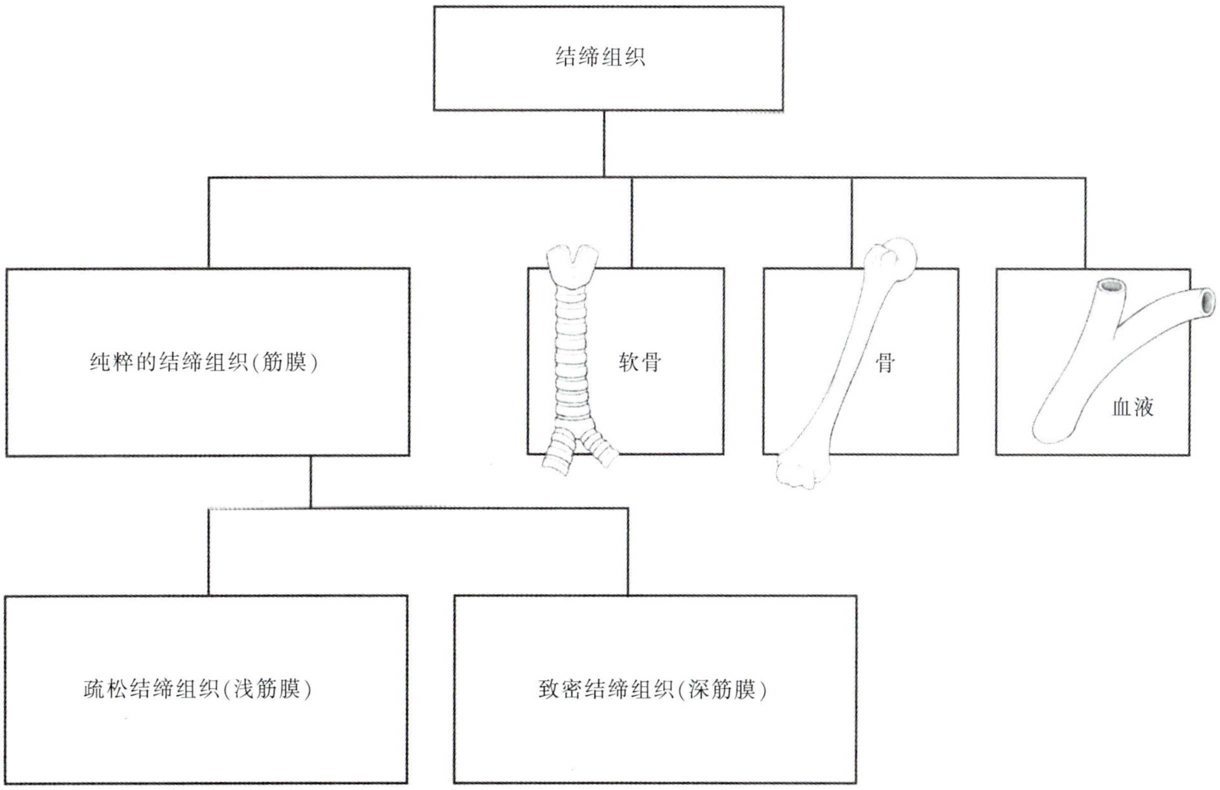

图3–2 存在于人体中的结缔组织的类型。

胶原纤维结实，可以抵御损伤，但又很柔软并且韧性也大。胶原为结缔组织提供了伸展性和移动性。

网状的意思是“像蜘蛛的网”，实际上，网状纤维之间交织并分叉形成了一种类似于网的结构。Turchaninov and Cox（1998）把网状纤维当成不成熟的胶原纤维。网状纤维能够提供结构上的支持作用（例如在器官和血管的壁上）或者执行滤过的职责（例如在淋巴结和脾脏）。

弹性纤维能够伸长并能回缩至他们原来的长度，因此它使结缔组织具有可伸展的性质。某些需要柔韧性的器官（例如膀胱、动脉和皮肤）富含大量的弹性纤维。

表3-1总结了结缔组织的组成成分和特点。

在妊娠的头两个月发育中的胚胎，含有胚胎性结缔组织。一种重要类型的胚胎性结缔组织是间叶组织，所有其他类型的结缔组织都是从这种原始的物质中产生的。成年人除了有成年型结缔组织之外，保留了一些间叶组织。这是非常有趣的，因为间叶组织具有分化成为机体需要的任何类型结缔组织的潜力。这种分化再生的能力是康复的模型。

结缔组织的分类

胚胎后期的结缔组织依据它的基质成分进行分类。基质连续性上的差别基于存在哪种类型的纤维（如果确实存在纤维），以及基质中的基本物质是固态的，还是半固态的。这些特性使不同类型的结缔组织表现出非常不同的性质。接下来探讨它们的分类差异，以及它们的特点，这些总结在表3-2中。

浅筋膜

3种类型的疏松结缔组织（浅筋膜）都含有纤维，这些纤维松散地分布于许多细胞之间。疏松网眼结缔组织含有胶原纤维、弹性纤维和网硬纤维，它们松散分布呈凝胶态。它包绕器官周围，并且存在于肌群之间及皮肤的深层。疏松脂肪组织或称“脂肪”结缔组织含有专门储存脂肪的细胞。它提供了绝热性，并且是长期的能量储备库。交织于少量基质中的纤维组成了网状结缔组织，它在许多器官的壁上形成了一种保护性的网，并且在脾脏和淋巴结中可滤去外源性物质。

深筋膜

由于致密结缔组织（深筋膜）含有更多、更坚韧的纤维，所以也称为纤维结缔组织。又因为纤维主要是由胶原组成的，故也称为胶原结缔组织。致密规则结缔组织（见于肌腱和韧带）的纤维走行方向是平行的。这种排列可以抵御撕拉，并且非常结实。由于致密规则结缔组织纤维的排列是平行的，它仅在一个方向上具有非常大的伸展能力。致密不规则结缔组织的胶原纤维呈不规则模式。这种类型见于机体中在多方向上承受压力的部分，例如骨膜、肝脏和脾脏的包膜。致密弹性结缔组织主要由悬浮于半固态（凝胶态）基本物质中的弹性蛋白构成。致密弹性纤维为声带、动脉管壁和呼吸道的持续伸展和回缩提供了必要的弹性和强度。

表3-1 结缔组织的组成成分

成分	类型	特性和例子
纤维	胶原蛋白	牢固，但具有可塑性
	网硬蛋白	像蜘蛛网
	弹性蛋白	能够伸长并且回缩
细胞	成纤维细胞	生成纤维
	肥大细胞	生成组织胺和调节水流量
	浆细胞	分泌抗体
	巨噬细胞	破坏病原体和死亡的细胞
基本物质	液态	血液
	半固态	肌腱和韧带
	固态	骨

表3-2 结缔组织的种类

类别	分类	特性
疏松	网眼 脂肪 网状	纤维松散地散布于许多细胞之间
致密	致密规则 致密不规则 致密弹性	由于它含有很多致密的纤维，所以也称为纤维状结缔组织，又由于纤维通常是胶原，故也称为成胶原结缔组织
软骨	透明 纤维软骨 弹性软骨	由紧密交织的胶原纤维和弹性纤维包裹成胶冻状（硫酸软骨素）组成
骨（骨组织）	密质骨 松质骨（海绵状）	基质含有钙和磷的无机盐，使骨骼变硬，胶原纤维提供力量和柔韧性
血液（脉管内结缔组织）		由大量含水的基质（血浆）和悬浮于血浆中的红细胞、白细胞和细胞碎片（血小板）组成

软骨、骨和血液

不同于其他的结缔组织，软骨不含有血管和神经；然而它通过周围膜上的血管提供营养。软骨由包裹成胶冻状（硫酸软骨素）的致密交织的胶原纤维和弹性纤维组成。胶原纤维给予了强度，胶冻状的基础物质增加了弹性。最常见的类型是透明软骨（在肉制品中称为软骨），存在于长骨的末端、气管壁以及鼻子柔韧的部分。它含有的精细胶原细丝在显微镜下难以发现。纤维软骨含有清晰可见的胶原束。它比透明软骨更加坚韧，见于椎间盘。外耳、喉结和咽鼓管的带状弹性软骨形成一个网状物，维持它们的形状。

依据基质和细胞的组成方式，骨（骨组织）可以分成密质骨（致密）和松质骨（疏松）。骨质的基质由使骨骼变硬的含有钙和磷的无机盐，以及提供力量和柔韧性的胶原纤维组成。如果没有胶原，骨骼在经受跳跃的冲击或者任何类型的硬性接触后将粉碎。密质骨形成长骨的外层，松质骨主要存在于骨盆、肋骨、胸骨、椎骨、颅骨、以及股骨和肱骨等长骨的干骺端。松质骨含有一种凝胶（红骨髓），它生成血细胞和血小板。

血液（血管性结缔组织）含有一种称为血浆的液态基质。红细胞、白细胞和称为血小板的细胞碎片悬浮于血浆中。根据 chikly（2001）的观点，淋巴液和脑脊液（CSF）也是结缔组织，因为它们是从血液中滤出的。

结缔组织的生理学

结缔组织是体内含量最丰富的组织，它比任何其他 3 种类型的组织组成了更多的人体器官。结缔组织的这种优势直接影响筋膜的功能，并且间接影响结缔组织所触及的所有器官、组织和细胞。另一方面，激素水平、水化作用、局部代谢率和机械性活动都能改变结缔组织的生理状态。这些影响因素通过肌筋膜按摩都具有良性影响作用。按压和手法操作（即支持的或者抵制的运动）刺激组织变得柔软，促使液体循环流动，并使代谢过程恢复到健康的水平。

结缔组织的功能

下面讨论结缔组织的功能，并在表 3-3 中总结。

连接身体的结构

结缔组织的首要功能是连接机体内的结构。这看上去似乎太简单，然而由结缔组织建立起来的这些连接为大量的辅助治疗和机体自身功能的稳定提供了前提。这些连接使人体有固定的形状，为机体提供了安全性和支持性，限定了一些具有协同作用的区域，提供了一种进出机体特定部位的方式，并且借助于血液流过全身提供了防护和修复。

表3-3 结缔组织的功能
提供结构和塑形(建立混沌中的次序)
把肌肉的收缩传导到骨骼
把肌肉的收缩传导到内脏、血管、淋巴管和神经
支撑骨骼,使它能承重
在单个细胞的周围划分界限,使它们能执行特定的功能,为每一个细胞执行其自身的功能提供安全的空间
提供防护和修复服务:成纤维细胞,炎症反应
运输营养到细胞内,并将废物排出细胞

提供强化和边界

结缔组织提供了一个既能保护和包容身体各个部分,又将机体联系成一个整体的框架结构。在生物体的各个级别,从单个细胞到整个机体,结缔组织纤维将它们结合在一起并保持功能。结缔组织将细胞连接在一起形成组织，将一种组织黏合到另一种组织中,把组织结合成一个功能性器官,包绕并保护器官,将器官连结成器官系统,限定器官系统的界限,并将它们与机体内的其他系统连接起来。按形状服从功能的原则，由结缔组织限定的形状符合人体在物质世界中活动的方式。例如,结缔组织限定并分开单根神经,确保它们位于适当的通道上。

结缔组织包绕肌肉

正如在第 2 章所讨论的，结缔组织包绕每根肌纤维(构成肌内膜),肌束(构成肌束膜),和肌肉(构成肌外膜),见图 3–3。深筋膜的鞘把肌纤维聚集在一起,从而保证它们平行排列,并且决定了用在肌内膜、肌束膜、肌外膜和肌腱上的力量向量将朝向哪个方向 。针对结缔组织的按摩治疗师是用躯体疗法保证筋膜层的正常排列,并且确定一个力量的方向,在治疗上这个力量影响对肌肉、肌腱的牵拉并通过伸展影响骨。有一些治疗师不理解保护结缔组织鞘的重要性,只集中于放松肌肉。在肌肉通过手法放松,但仍禁锢在紧张的筋膜层内时，它不可能保持充分的放松长度。在躯体疗法治疗后,这样的肌肉更容易回到缩短的收缩状态。仅集中于肌肉而不考虑筋膜的治疗手法要花更长的时间才能取得效果，而且维持时间短。

结缔组织包绕神经细胞

在神经系统,神经元(也就是传导电信号的神经细胞) 通过称为神经胶质细胞的特殊结缔组织细胞的作用组织并维持在一起。从字面上理解,神经胶质细胞这一名称的意思是“粘合剂”。神经胶质细胞不能传导神经冲动。相反,他们提供保护和支持。与肌内膜、肌束膜和肌外膜的结缔组织包绕单根肌纤维、肌束和整块肌肉的方式相同，神经胶质细胞保护和支持单个的神经细胞、细胞束和整条神经(图 3–4)。神经胶质细胞也能提供抗拉强度和伸展所需的弹性,它们还能保护神经。

6 种类型的神经胶质细胞是卫星细胞、星形胶质细胞、小神经胶质细胞、室管膜细胞(室管膜)、神经鞘细胞(雪旺细胞)和少突神经胶质细胞。

* 卫星细胞包绕并保护外周神经系统中聚集的神经元(神经节)。
* 星形胶质细胞是星形的细胞，包绕脑和脊髓中的神经元,使它们彼此连接并与血管连接在一起。
* 小神经胶质细胞是脑组织中小的类似“小精灵”的巨噬细胞，它能够迁移到病变部位消灭病原体和死亡的细胞。
* 室管膜细胞形成脑(脑室)和脊髓腔隙的薄层。它们的毛状纤毛有助于沐浴 CNS 的 CSF 的循环。
* 神经鞘细胞(雪旺细胞)形成围绕在外周神经长的轴突外,并加速生物电传导的脂肪髓磷脂鞘。
* 少突神经胶质细胞形成脑和脊髓神经突起的白色髓磷脂外衣。

含有一层髓磷脂外衣的神经称为“白质”。与它们颜色不同的是没有外衣的灰色细胞体和轴突,统称为“灰质”。重点在结缔组织的躯体疗法的物理效

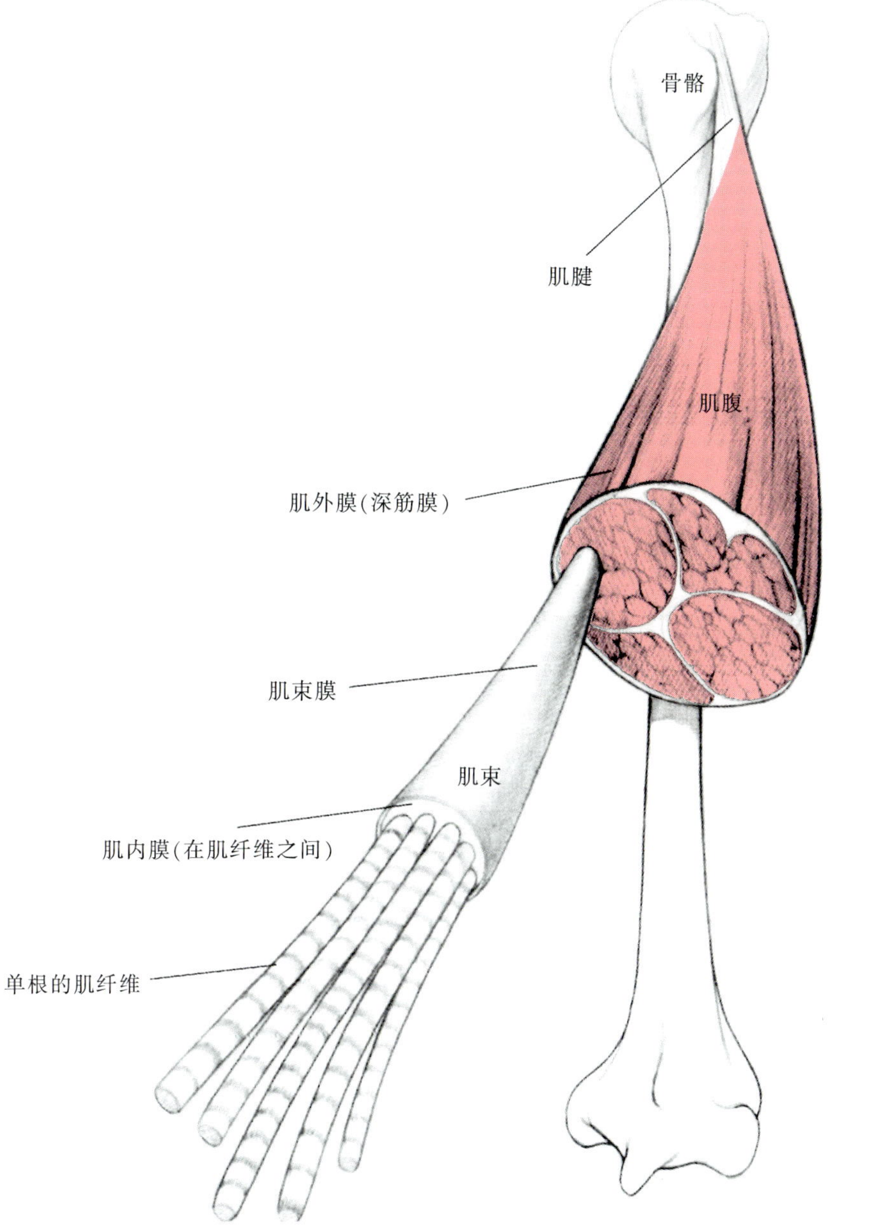

图3–3 肌肉的每一个层面都包绕有筋膜。

应将影响神经系统的特殊结缔组织（神经胶质细胞），反过来也改善它们所支持的神经细胞的功能(Tortora 和 Grabowski,2003)。

结缔组织包绕器官、血管和每个细胞

如前所述，筋膜不仅仅包绕每个肌肉细胞和神经细胞,并且包绕每个骨骼、血管和器官。在骨骼的周围,结缔组织被称为骨膜。从骨表面到关节囊、韧带、肌腱、肌肉囊,他们相互延伸,并通过无缝联合体的形式包绕每一个骨骼、关节和肌肉。结缔组织包含机体内每一滴液体,也就是说,它形成一种纤维性床体来支撑所有的淋巴管和血管，并使它们保持在适当的位置。腹膜的结缔组织支撑富含血管的肠系膜，这使肠道固定在适当的位置，从而形成消化道的弯曲。形成心脏周围鞘膜的结缔组织称为心包膜。动脉和静脉被结缔组织包绕并固定在一定的位置。脂肪细胞被胶原网状结构包绕，并固定在一起形成脂肪组织。肌腱、韧带、腱鞘和在一定部位固定肌腱的支持韧带都是结缔组织的连续结构。

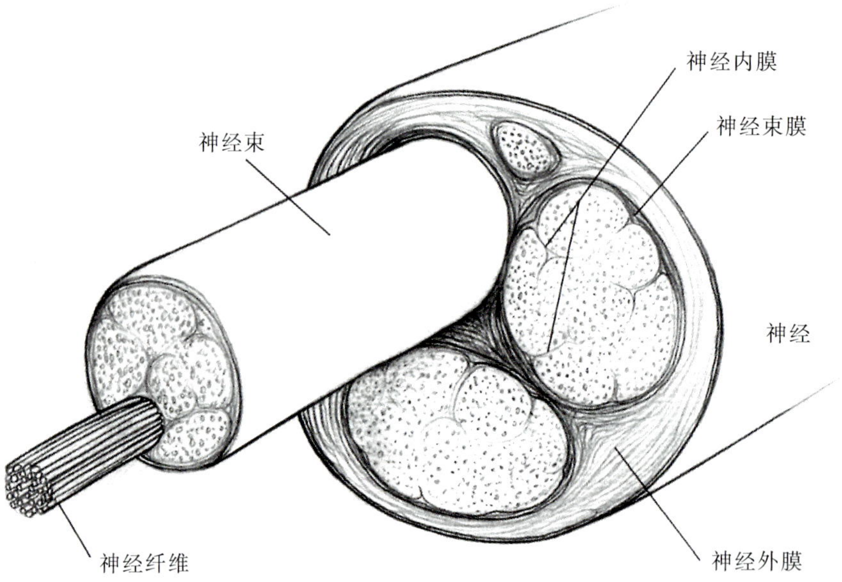

图3–4 由筋膜包绕的各个层次的神经。

支撑骨骼和其他结构

韧带使骨与骨之间牢固结合。肌腱将肌肉附着在骨骼上。如果没有结缔组织将它们固定,骨骼将在自身重力的作用下塌陷。结缔组织连接体就像船上的装备,提供张力去支撑人体的桅杆(骨骼)和帆(皮肤和肌肉组织)(图 3–5)。

协助传递肌肉收缩

肌肉收缩，但肌肉只能收缩。骨骼本身不能收缩。如果没有肌腱提供的直接连接,以及韧带所提供的间接连接,肌肉不可能将外力施加在骨骼上。在一定意义上,骨骼移动的能力取决于结缔组织。如果没有将肌肉的作用转移到骨骼水平的由结缔组织构成的绳索和包裹作用,肌肉无法起作用。结缔组织连接体的相对长度和弹性在我们能与不能执行的姿势和动作之间体现出差别。

同样,在肌肉、血管、神经和内脏的活动之间维持一种动态的平衡。通过持续地牵拉结缔组织,按摩内脏和促进血液通过静脉回流到心脏，肌肉的活动可以得到传递。

提供第一道防线

结缔组织通过建立一个物理屏障，从而设置了第一道抵御入侵人体有害物质的防线，将这些因子作为一个整体与全身分隔或者隔离开。成纤维细胞合成胶原,它可以形成新的疤痕组织关闭伤口。纤维生成后黏附在病变部位，从而隔离可能通过皮肤破损处入侵人体的有毒物质。

提供第二道防线和修复

结缔组织通过炎症反应也形成机体的主要修复机制。它能合成一种在血液和淋巴液中的液态媒介物,经过循环运输到抵御毒物侵入的第二道防线。血液运输抗体和白细胞以抵御感染。

帮助营养物质和废物的运输

与血液、淋巴液和脑脊液相似,结缔组织是为每一个细胞运输食物和排出废物的媒介。

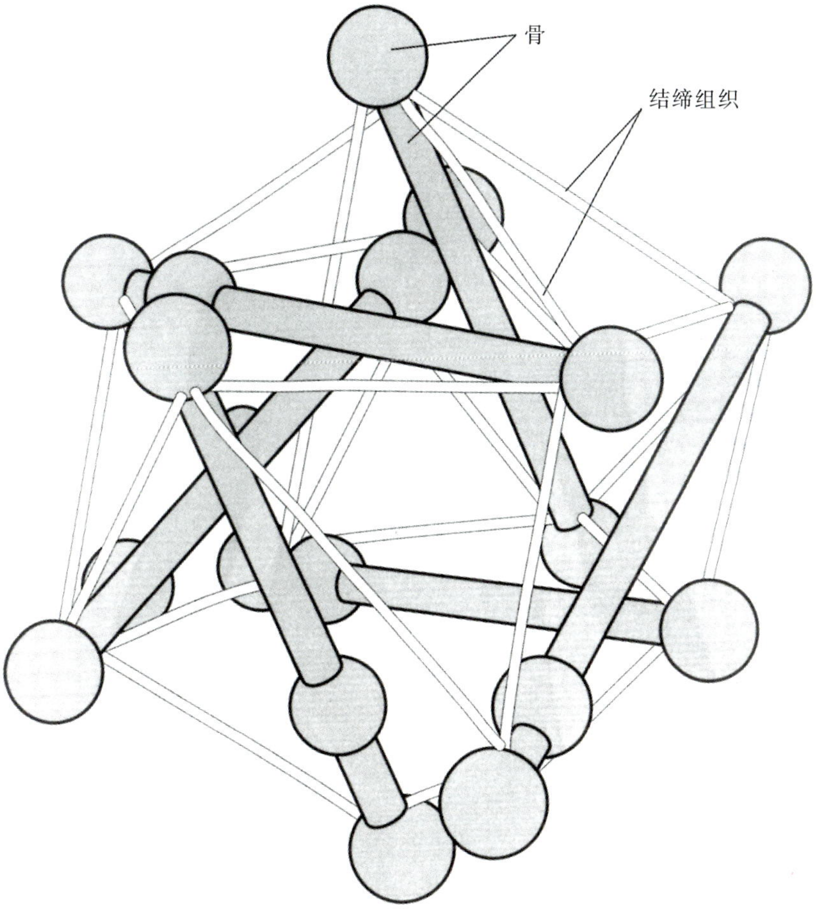

图3–5 **结缔组织(CT)的支持功能**。结缔组织类似于维持物体形状的绳索，骨骼类似于其间的单个物体(木棒和球体)。就如同在人体中，如果没有结缔组织的绳索，整体结构将倒塌。

■结缔组织的生理特性

通过有效的手法操作治疗结缔组织能够获取并显示出以下三个生理特性。

1.渗透性：结缔组织固有的特性。

2.压电现象：在压力作用下传导电流的能力。

3.触变现象：在受到温热、手法操作和压力的作用时可以变软，或者缺乏这些时可以变硬的能力。

渗透性

Juhan(1998)用连体紧身衣的暗喻描述了结缔组织网的渗透性。结缔组织像一件包裹整个机体的有弹性的运动衫。

结缔组织形成一个遍及全身的连续的网。尽管它包含许多特殊的结构，实际上它是一个整体，从头皮到脚底，从皮肤到骨髓。如果所有的肌肉、神经和上皮组织被剥除，结缔组织网将存在于人体的所有空间中(Juhan，1998)。

由于结缔组织无处不在，躯体疗法师工作所涉及的部位将延伸到机体的所有部位(图 3–6)。这种间接的作用增加了使用触摸来改变顾客健康状态的实际受益情况。

图 3.6C 的横断面图阐明了致密结缔组织从肌肉的外面到骨骼周围的骨膜，在筋膜束之间蔓延时形成的一种有趣的盘旋方式。

浅筋膜(疏松结缔组织)在皮下包绕着机体形成一个整体。在它的深部，深筋膜(致密结缔组织)将肌肉分隔为功能性的组群，包绕每一块单独的肌肉，并漫延进入肌腹中，从内部巩固它。深筋膜在肌肉的末端延续形成肌腱。肌腱最终与骨膜合而为一，在骨骼上形成一层纤维性外衣。骨膜通过衬于骨髓腔内部的骨内膜，也与韧带相互延续。

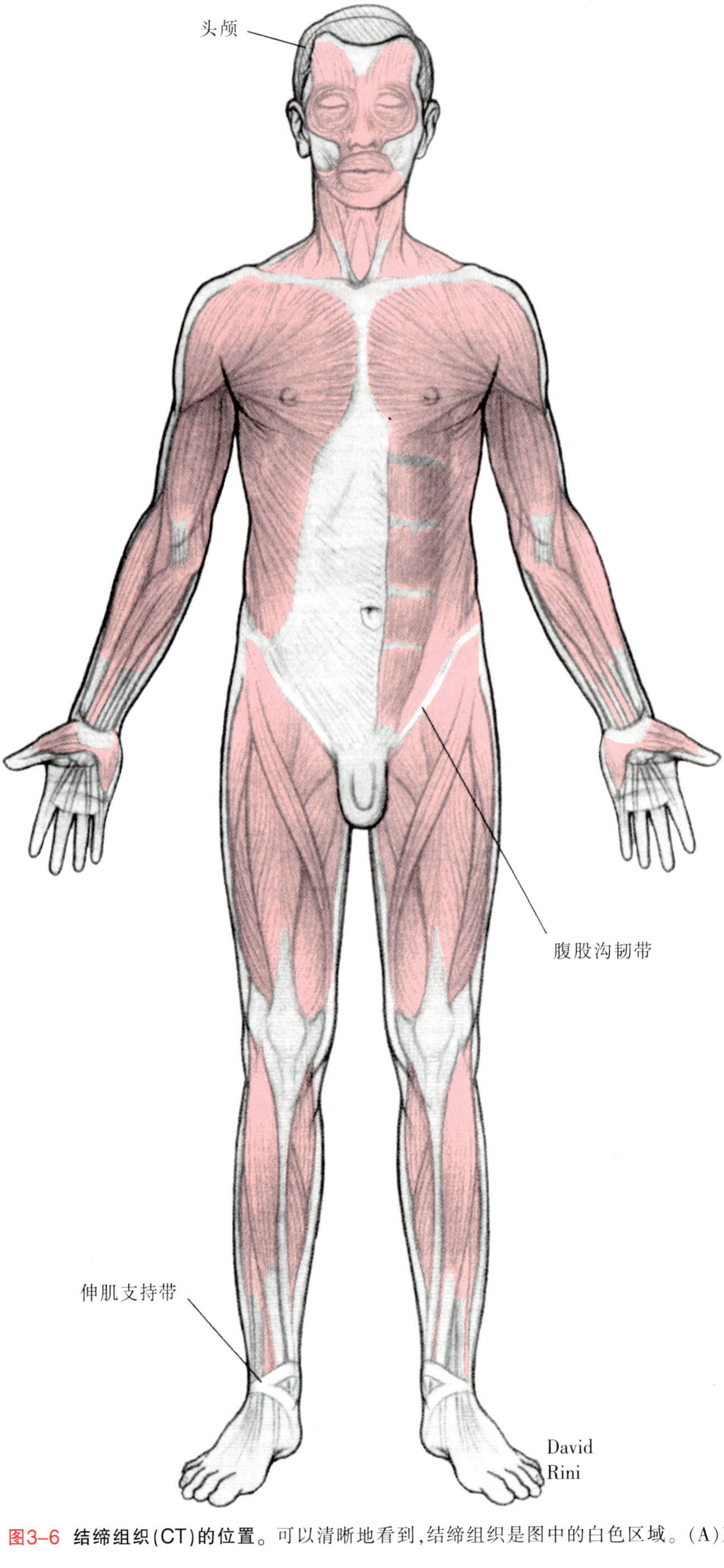

图3–6 **结缔组织(CT)的位置**。可以清晰地看到,结缔组织是图中的白色区域。(A)正面观。

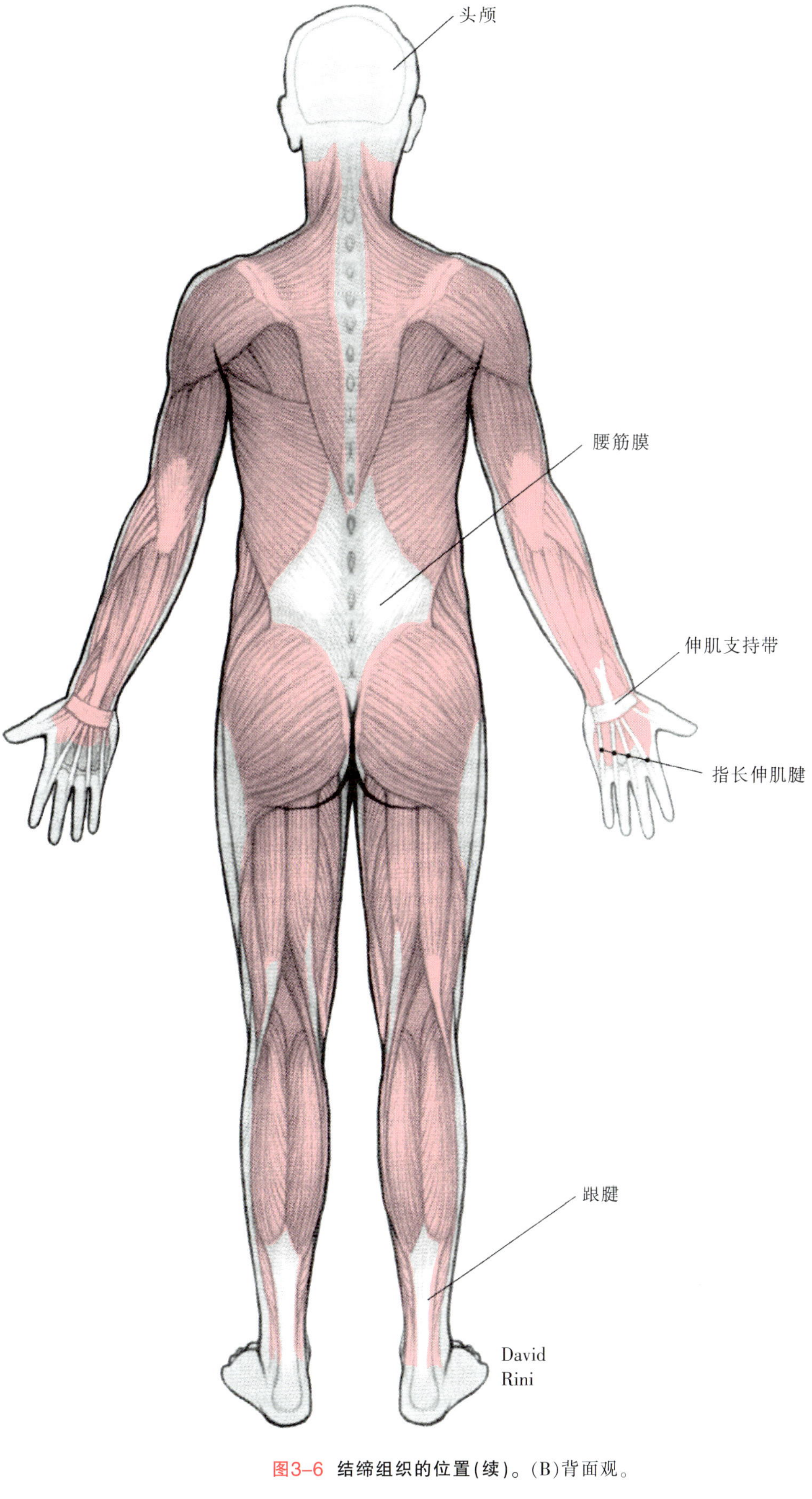

图3–6 **结缔组织的位置(续)**。(B)背面观。

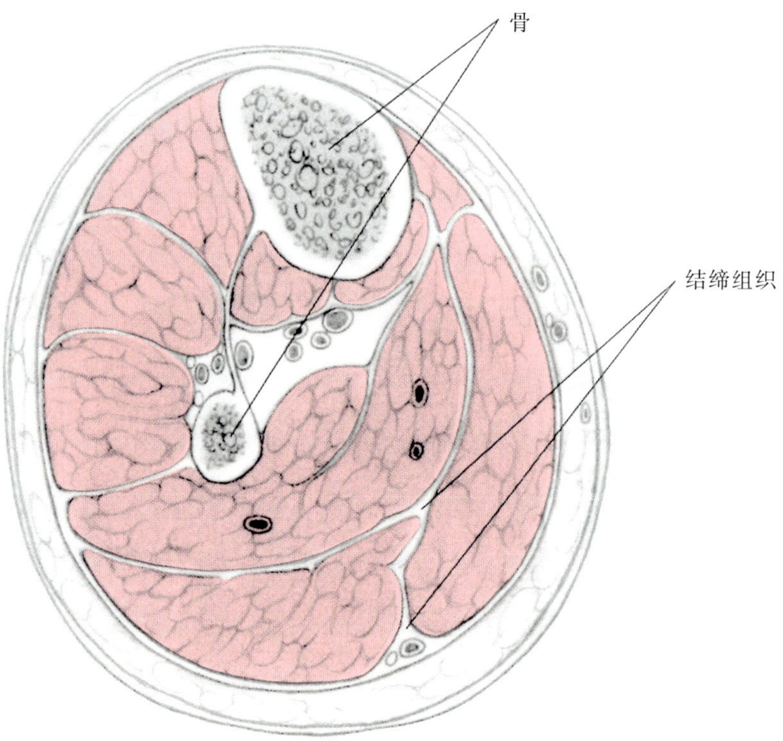

图3–6 结缔组织的位置(续)。(C)横断图。注意分隔肌肉的结缔组织膜如何向着骨骼进行盘旋。

规则性的像蜘蛛网的结缔组织，赋予组织器官一定的形状,它使器官组合在一起,并通过缆索结构将它们悬挂在机体的体腔中。网状结缔组织也环绕在供给器官的血管和管道周围,以及肌肉、骨骼和神经的周围。

压电现象

在深筋膜中的胶原是一种分子排列得像固态晶体的胶冻状物质,例如石英水晶。所有晶体结构都有压电现象。压电现象的意思是一种物质在受到挤压时可以导电。在液态晶体中,一种微弱的电流导致分子重新排列。这种现象在计算器或者手表的液晶显示器(LCD)中可以观察到。如果在 LCD 中的晶体被充电(也就是说,如果这台仪器开机),分子重新排序并使所有的光波在同一个平面上振动(也就是说,它们被极化了)。在这台仪器背后的一面镜子反射这些光线，从而使显示器上的数字变得可视。如果没有电流,显示器是暗的。

观察这种特性的另外一种方式是在暗处挤压一个石英水晶。当你挤压一块石头时,它将发出肉眼可视的火花。当压力作用于机体时,在人体结缔组织的基质中将发生同样的现象。与神经系统相似,神经系统通过电流刺激在机体中发出重要的信息(“我的手指受伤了”或者“我饿了”),结缔组织也可以是一种传递电信号的媒介物。

触变现象

压电现象发生时的一种体征是顾客软组织似乎变得更长,更加敏感,而且在手下感觉更加柔软易于变化。触变现象阐明的是一种材料物质有时候能够变得更加稠厚、更加坚硬，有时候能够变得更加柔韧、更加松软的性质。当你坐着观看一部长的电影时,将发生一种与触变现象相反的例子。当 3 个小时的放映结束后,你努力从座位上站起时,你会发现活动变得困难了。就好像你身体的一部分几乎与你的座位长在一起,并固化了它的位置。通过结缔组织具有触变现象的本质可以解释这种“赖椅”现象。只要我们在某个位置上保持较长的时间后，结缔组织就会变得僵硬,并且相当明显。结缔组织依靠自身不能很好地软化,这就是运动和按摩之所以有益的原因。

就像搅和蜂蜜或者一种稠饭一样，搅拌有助于将这种混合物变得稀薄而不易凝结。

结缔组织与肌筋膜按摩的关系

现在让我们了解一下肌筋膜按摩与结缔组织的这些特性的联系。

渗透性

由于结缔组织遍及机体全身，所以机体的某个部位可能受到远处损伤的影响。在肩部受伤可以牵拉远在相反方向的足部的纤维。穿一套筋膜性连体紧身衣的一个意外的启示是，当沿着顾客身体的任何部位进行手法处理时，受伤区域都能够得到良性的作用。因此，躯体疗法师可以通过放松足部的纤维来缓解肩部感染的疼痛。通过躯体疗法可以避免直接触犯受伤的疼痛部位。

压电现象

也许压电现象是一种可以观察到的结缔组织传递刺激的方式。事实上，oschmann(2000)揭示了随意运动产生一种通过结缔组织传播的电信号。这些微弱电流将机体内发生的有关运动、力量和其他活动的变化传递至信号细胞。这种通过结缔组织基质传导的生物电冲动信号系统学说有助于解释为什么运动和锻炼可以维持骨量，以及长期的卧床休息和失重条件下太空旅游可以导致骨量的丢失。

Juhan(1998)、Oschmann(2000)、Langevin(2001)的研究表明，结缔组织网络与针刺和指压法的治疗效应有关。经络被认为是传导电信号的低电阻通道，针刺穴位被认为是转移和改善能量流（气）的半导体。把结缔组织理解成这种传导电信息的媒介可以部分地解释肌筋膜按摩出现的广泛影响和一些不寻常的效应(例如抽动、机体的缓慢放松、顾客口述的触电感)。

半导体把电信号转化成其他形式的能量和信息。在机体内，半导体是指能将电信息转化为对光、声音和触觉的感觉部位。Oschmann(2000)证实胶原，这种在韧带、肌腱、肌肉、神经、血管和淋巴管中发现的主要纤维是压电现象的半导体。因此，结缔组织联合体不仅仅传递电流，也可以把电流转化为信息，并且可以增强、减弱或者改变这种信号。

由于这种电流在传播的过程中能够被感知，故压电现象确实是一种令躯体疗法师兴奋的现象。治疗师有时仅仅感觉到压电反应的最终结果，即顾客松软的组织看上去好像弯曲、变长，而且手下感觉更加柔软。顾客有时口述有种麻刺感，或不同于麻木或者任何其他神经现象的触电感。压电反应也可以作为一种对顾客变化的反应在治疗师自己的身上感受到。我不知道这种现象的机制(尽管我将在第 11 章推测可能的物理和能量生理)。我曾经在我自己体内感觉到软化，有时还可触及一种传导压电效应的感觉。此时在我对顾客进行检查的过程中，我发现我正在感觉到的我身体的变化与顾客报告的生理上或心理上的变化，如感觉舒服、变软或状态有变化，有释放或存留的感觉。

触变现象

如前所述，结缔组织非常容易自己变硬，但是需要帮助才能软化。当我们变老时，结缔组织的韧性减弱，并且出现了可以导致捻发音的矿物质沉淀。对此按摩和锻炼能够起到很好的作用。通过压力和运动活动结缔组织有利于基质变得更加稀薄，更加柔软，并且不容易凝结。因此，筋膜按摩实际上有助于顾客在生物学(不是在年龄上)上变得更年轻。

经络：相互联系

经络是传统中医的概念，大致上可以理解成结构(Structure)或者结缔组织(CT)。经络描述的是事物之间的联系，以及躯体各部分如何成为系统并作为一个整体最佳工作的关系。从事经络工作的从业者通常了解这种运动感觉的联系。这种理解符合按摩设计的方案，例如治疗师知道顾客头部的问题可以通过摇动足部解决。这可能会导致躯体疗法的传统模式的转变，以及在顾客身体中新的区域的探索。

经络的观念很好地表达了我对于触诊结缔组织的崇敬。由于结缔组织的连接，因此它能够支撑。由于它的支撑，它使机体处于安全的水平。由于它的安全，使它更能充分地表达出他所能反映出的潜能。在我的顾客身上触及并释放这些能力是一种崇高而愉快的工作。

小结

结缔组织具有广泛地影响人体结构与功能的独特的解剖学和生理学特点。肌筋膜按摩作用于这种重要的组织，从而达到持久的治疗效应。

结缔组织包括散布于基质中的细胞和纤维。依据这些细胞、纤维、基质的特征和排列，结缔组织可以是液体或者固体；疏松或者致密；纤维性或者弹性，规则型或者不规则型。结缔组织的类型包括浅筋膜、深筋膜、软骨、骨和血液。

由于结缔组织在机体内建立的连接不同，它在机体内能执行7种重要的功能。它们是：

1. 提供结构和塑形。
2. 通过将肌肉的收缩效应传至骨骼，使得骨骼可以运动。
3. 通过将肌肉的收缩效应传至相应的结构，可以按摩内脏、血管和淋巴管。
4. 支撑骨骼系统，使它不会在自身重力的作用下塌陷。
5. 提供细胞、组织、器官、器官系统之间的边界，使它们能够维持各自的功能。
6. 修复损伤(生成纤维，从而包绕伤口)和对抗入侵者（如在炎症反应中血液中的白细胞和抗体发挥抗感染作用)。
7. 通过血液把营养物质运输到需要的部位并把废物排出体外。

由于结缔组织在人体所有类型的器官系统和在所有机体部分中占优势，结缔组织生理学具有特殊性。结缔组织也具有类似液态水晶的，在受到压力时可以传导电信息的趋势(压电现象)。结缔组织在受到手法处理时倾向于变成液态，而在未被处理时变得更加固态(触变现象)。压电现象和触变现象通过肌筋膜治疗可以被控制。

复习题

1. 除了______外，下列都是结缔组织细胞。
   a. 成纤维细胞
   b. 肥大细胞
   c. 槌细胞
   d. 浆细胞
2. 结缔组织的______是容纳结缔组织细胞的温床，它由基本物质和纤维组成。
   a. 成纤维细胞
   b. 基质
   c. 纤维性的温床
   d. 基础
3. 结缔组织中的纤维能决定它的结构更像是蜘蛛网，有或多或少的弹性纤维，或多或少的能抵御损伤。具有可塑性但又结实的纤维可能是由______组成的。
   a. 胶原
   b. 脂肪
   c. 矿物质
   d. 水
4. ______是一种胚胎性结缔组织，它具有生成机体所需要的任何类型结缔组织的潜力。
   a. 基本物质
   b. 巨噬细胞
   c. 间叶组织
   d. 胶原
5. 下列哪一项不是结缔组织的功能？
   a. 把肌肉的收缩转移到骨骼、器官和脉管。
   b. 防止骨骼系统在自身重力的作用下塌陷。
   c. 生成血液。
   d. 修复损伤，并对抗侵入机体的病原体。
6. 判断题：肌筋膜指的是两种特殊类型的结缔组织，它们是浅筋膜和疏松筋膜。
7. 判断题：任何提供结构或者使机体结合在一起的组织都能划分在结缔组织之内。
8. 判断题：骨骼不是一种结缔组织。
9. ______是指受到挤压时传导电冲动的性质。
10. ______是指变得更像固体或者液体的结缔组织的一种性质。

参考文献

Chikly B. Silent Waves—Theory and Practice of Lymph Drainage Therapy. Scottsdale, AZ: IHH Publishing, 2001.

Juhan D. Job's Body: A Handbook for Bodywork. Barrytown, NY: Barrytown, Ltd., 1998.

Langevin HM, Churchilk DL, Cipolla MJ. Mechanical Signaling through Connective Tissue: A Mechanism for the Therapeutic Effect of Acupuncture. Burlington, VT: Department of Neurology, University of Vermont, 2001.

Oschmann JL. Energy Medicine—The Scientific Basis. London: Churchill Livingstone, 2000.

Tortora GJ, Grabowski SR. Principles of Anatomy and Physiology. 10th Ed. New York: HarperCollins College Publishers, 2003.

Turchaninov R, Cox C. Medical Massage. Scottsdale, AZ: Stress Less Publishing, Inc, 1998.

推荐读物

Juhan D. Job's Body: A Handbook for Bodywork. Barrytown, NY: Barrytown, Ltd, 1998.

Myers TW. Anatomy Trains—Myofascial Meridians for Manual and Movement Therapists. London: Churchill Livingstone, 2002.

Rolf IP. Rolfing—Reestablishing the Natural Alignment and Structural Integration of the Human Body for Vitality and Well-Being. Rochester, VT: Healing Arts Press, 1989.

Schultz RL, Feitis R. The Endless Web—Fascial Anatomy and Physical Reality. Berkeley, CA: North Atlantic Books, 1996.

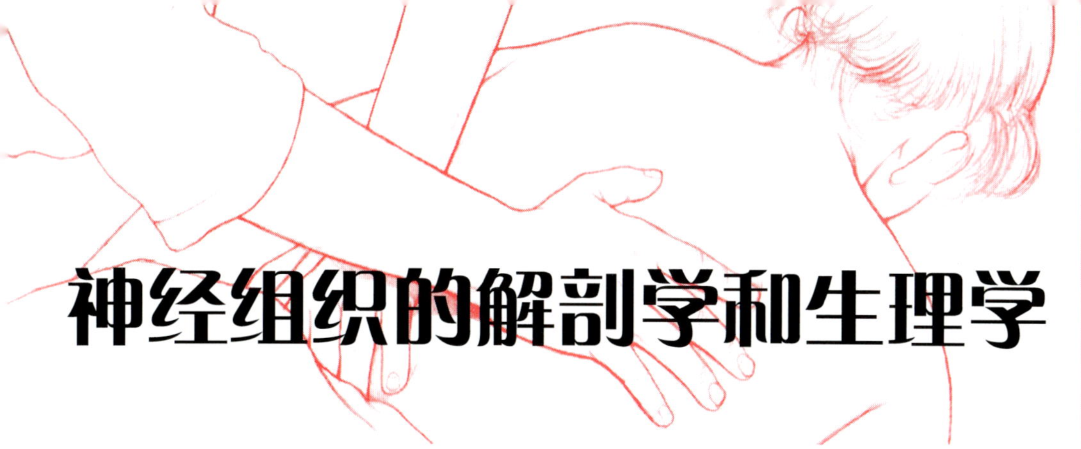

第4章

神经组织的解剖学和生理学

本章目的

- 描述神经组织的解剖学，并讨论神经细胞与神经胶质的区别
- 提供一个关于神经系统生理学的概况
- 讨论肌筋膜按摩如何影响神经反应

本章大纲

神经系统的解剖学
- 神经组织的构成
- 中枢神经系统
- 周围神经系统
- 自主神经系统
- 神经和结缔组织的解剖学关系

神经系统的生理学
- 神经冲动的传导
- 涉及脑的路径
- 反射
- 感觉

神经组织与肌筋膜按摩的关系
- 关于按摩的神经反应理论的意义
- 关于肌筋膜按摩神经反应的操作
- 建立新的神经的通道

小结

关键词(KEY TERMS)

- 神经冲动(潜在的行为)：通过神经传导的电信号。
- 神经元：发送并接收电脉冲的神经细胞。
- 细胞体：包含细胞核和维持细胞新陈代谢的细胞器的神经元的一部分。
- 轴突：神经元的长突起，它把信息从一个细胞传到另一个神经元、肌肉或腺体。
- 树突：从外界环境，身体内部或另一神经元接收信号的神经元的突起。
- 神经胶质：有连接功能的神经系统细胞，有分隔、包裹、支持及保护神经元的作用并帮助神经元更有效的传导信息。
- 髓磷脂：包围轴突的神经胶质的绝缘脂质表层。
- 中枢神经系统(CNS)：脑和脊髓。
- 脑：神经系统中最大最复杂的器官，它由大约1千亿个识别、调节并综合信息的神经元和神经胶质组成。
- 脊髓：中枢神经系统的一部分，从枕骨延伸到骶骨。
- 周围神经系统(PNS)：脑神经及脊神经。
- 感觉纤维：将外界或内部环境的信息传到脑或脊髓的神经纤维。
- 运动纤维：将大脑或脊髓发出的信息传到产生反应的肌肉、腺体或其他神经的神经纤维。
- 自主神经系统(ANS)：一种神经系统功能性的分类，通过它自主运动反应经由平滑肌和腺体发送到器官；这些反应可能是交感神经的也可能是副交感神经的。
- 神经内膜：包裹每个单独的轴突或树突的一种薄的结缔组织鞘。

- 神经束膜：包裹成束的轴突或树突的结缔组织鞘
- 神经外膜：包裹整个神经的结缔组织鞘。
- 脑膜：包裹并保护脑及脊髓的、由三层结缔组织形成的囊。
- 脊髓反射：由至少三个神经元(感觉神经元、中间神经元、运动神经元)参与的对刺激的无意识反应。

神经系统是人体内主要的交流网络，我们能通过被称为神经的一种成束的特殊细胞感到像挤压、寒冷或疼痛这样的感觉，引发行动并认识周围的信息。

当一个神经通过感觉被触发，它以电波的形式发出信息，这种电波叫做神经冲动，它经脊髓到达脑。如果没有脑去理解冲动，你就不会认识到在冰箱里放久了的胡萝卜有难闻的气味，同样不会知道触摸热的火炉会受伤。

对于一个肌筋膜治疗师来说，理解神经系统和软组织操作手法，特别是通过肌筋膜按摩之间的相互作用是很重要的。这一章的第一部分复习神经系统的解剖学，重点在于神经细胞(也就是神经组织的基本成分）和神经系统各部分的结构和主要作用。而后学习神经系统的生理学，最后讨论神经组织肌筋膜按摩的意义。

本章讨论与CT相关的神经组织和神经系统，并不打算触及整个神经系统。大部分的信息用概括的形式讨论。有些特殊的题目(如脑脊膜、神经胶质及神经学原理)因为在肌筋膜按摩方面有重要的意义而作比较充分的讨论。有关神经的定位、脑的功能和其他重要论题在这里省略了，请查阅解剖学和生理学的课本来完成神经系统的讨论。

神经系统的解剖学

神经组织以及它所组成的一个发送信息的网络建立了一种环境，它可以影响信息传入和传出肌筋膜。

神经组织的组成

两个不同种的细胞合在一起称为神经组织，真正的神经细胞(神经元)传导电脉冲，而神经胶质是供养并保护神经元但本身并不发出或接受冲动的细胞。

神经元

神经元是接受并发出电脉冲的神经细胞（也称神经纤维)。神经元从外界环境(像光、压力、声音和气味）或自身的其他神经元接收信息并以电信号的形式把信息传导到肌肉、腺体或其他神经元。神经元包括细胞体和两类不同的突触即一个轴突和许多树突(图4-1)。

细胞体

细胞体包含细胞核和执行细胞功能的细胞器(小器官)。神经元中的一些细胞器在其他类细胞中不出现，包括神经元纤维（运输物质和结构上的支撑)和尼氏体(产生用于神经元之间化学信息传导的蛋白质)。

轴突

轴突是一个纤维状的突起，它传导电脉冲离开细胞体，轴突的长度可从几厘米到1米以上不等(例：迷走神经)。轴突有轴浆(细胞浆)、轴膜(细胞膜)、轴突末梢与轴突的分支和存在于轴突末梢内的突触小泡或突触小囊。

树突

树突看起来像小的发丝，是细胞质向外的分支，可接收冲动并将冲动传到细胞体。

神经胶质

神经胶质是神经组织中特殊的CT细胞，其数量是神经元的5倍(Moore and Dalley,1999)。正如第3节讨论的，神经胶质的主要功能是束缚、供养并保护神经元。例如：神经胶质形成的被称为髓磷脂的鞘，用于隔离轴突。表格4-1列出了神经胶质的主要类型和功能。

神经胶质细胞不同于神经元的几个方面：

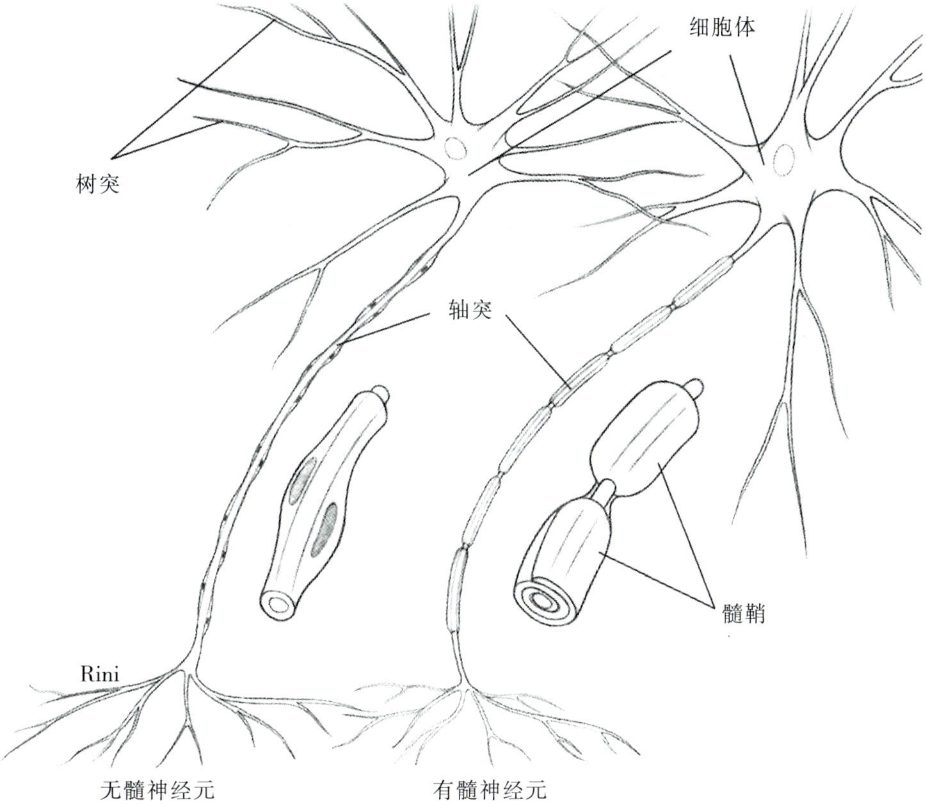

图4-1 **典型的神经元的结构**。细胞体、轴突和树突是有髓和无髓神经元的共同结构

表4-1 神经胶质的主要类型与功能

胶质细胞	功能
星形胶质细胞	在中枢神经系统中为神经元提供营养和物质支持的星状细胞 清除脑内碎物 为神经元运输营养物质 将神经元固定在一定部位 清除凋亡的神经细胞 调整细胞间的空间大小
室管膜细胞	在大脑和脊髓的内层空间 中枢神经系统中像头发一样的纤毛可帮助脑脊液循环
小胶质细胞	清除中枢神经系统中死亡神经元和入侵机体的微生物；免疫
少突胶质细胞	在中枢神经系统中隔离神经元
卫星细胞	在周围神经系统中支持脊神经节
神经鞘细胞(雪旺细胞)	在周围神经系统中隔离神经元

* 神经元有两类突起(树突和轴突)神经胶质细胞只有一类突起

* 神经元产生电脉冲,而胶质细胞不能。

* 神经胶质细胞多于神经元,在脑中的比例高达 50:1,在其他神经组织中的为 5:1。

■中枢神经系统

因为脑和脊髓是神经系统网络的中心,所以它们被称为中枢神经系统(图 4–2)。

脑

脑是被颅骨保护的神经系统中最大、最复杂的器官。它由大约 1 千亿个神经元组成,这些神经元在颅内由神经胶质支持并捆绑在一起(Fritz,2000)。正如大家所知,我们用大脑去思考,然而大脑职责的范围也包含控制动作、行为和躯体功能;发展语言和个性,并且调节 4 个特殊的感觉功能—即视、听、嗅、尝。大脑在我们思考、感觉、行动时起整合作用并且决定我们理解、协调和控制信息的方式。脑的重量平均为 1.36 千克,超过了神经系统总重的 97%(Fritz,2000),一半以上的重量来源于神经胶质。大脑中含有的液体的百分比比血液更高。

脊髓

脊髓从大脑的基底部向尾骨延伸,它像一条长的由血管覆盖的白色蠕虫。从解剖学上讲,它是脑干的延续,起始于枕骨大孔的下方,纵观显示脊髓的厚度从枕骨大孔至位于第二腰椎的末端逐渐减小(除了颈和腰部有两个膨大之外)。就像一个树干一样,从脊髓岔出去数千个极小的神经延伸到全身各个地方。当这些远端的神经传导冲动时,它们首先经过脊髓然后到达脑,整个过程不到 1 秒。

脊髓是神经系统的一部分,它由椎骨构成的脊柱保护。因而脊髓受到任何损伤或脊髓的疾病都能切断神经冲动在神经分支和脑之间的传导,在这种情况下,根据损伤的水平和程度的不同,瘫痪的程度也不同。

■周围神经系统

周围神经系统包括除脑和脊髓以外的所有神经组织(见图 4–2)。它们包括从脑发出的神经(脑神经)和脊髓发出的神经(脊神经)。因此中枢神经系统的功能是整合信息而周围神经系统的工作是将信息送到全身或接受来自全身的信息。

周围神经系统有 3 类感觉纤维和 2 类运动纤维。

* 一般感觉纤维传递来自皮肤和器官的关于温度、触碰、深度或挤压和疼痛等信息。

* 特殊感觉纤维携带来自眼、耳、舌、鼻的关于视觉、听觉、味觉和嗅觉的信号。

* 本体感觉纤维携带关于骨骼肌收缩和位置,以及关节和头部运动的信号。

* 躯体运动纤维将信息从中枢神经系统传导到骨骼肌。

* 自主运动纤维将信息由中枢神经系统传导到腺体、平滑肌和心肌。

这些纤维在本章的生理学部分比较详细的讨论。

■自主神经系统

正如我们知道的,在结构上神经系统分为中枢神经系统(脑和脊髓)和周围神经系统(所有其他部分),但是也可以在功能上分为躯体神经系统(控制骨骼肌)和自主神经系统(控制平滑肌、心肌和腺体)。自主神经系统在肌筋膜和反射性反应之间以及肌筋膜和应激反应之间起到一个重要的生理联系作用(图 4–3)。

自主运动神经调节瞳孔和血压大小、消化道的运动、呼吸道的大小、心搏的力量和速率,以及激素和其他化学物质的分泌。自主神经系统反应迅速但短暂。因为它源于脑干或脊髓,不需有意识地投入和思考。

自主神经系统分为两类:交感神经(胸腰)和副交感神经(头骶)。几乎每一个腺体都被交感神经和副交感神经控制。这两个系统之间存在协同和拮抗作用。

交感神经系统

刺激交感神经使一系列的活动更加活跃,从而为骨骼肌提供富含氧气和营养的血液,这一行为通常被概括为应激反应。生理上的改变包括增加心肌

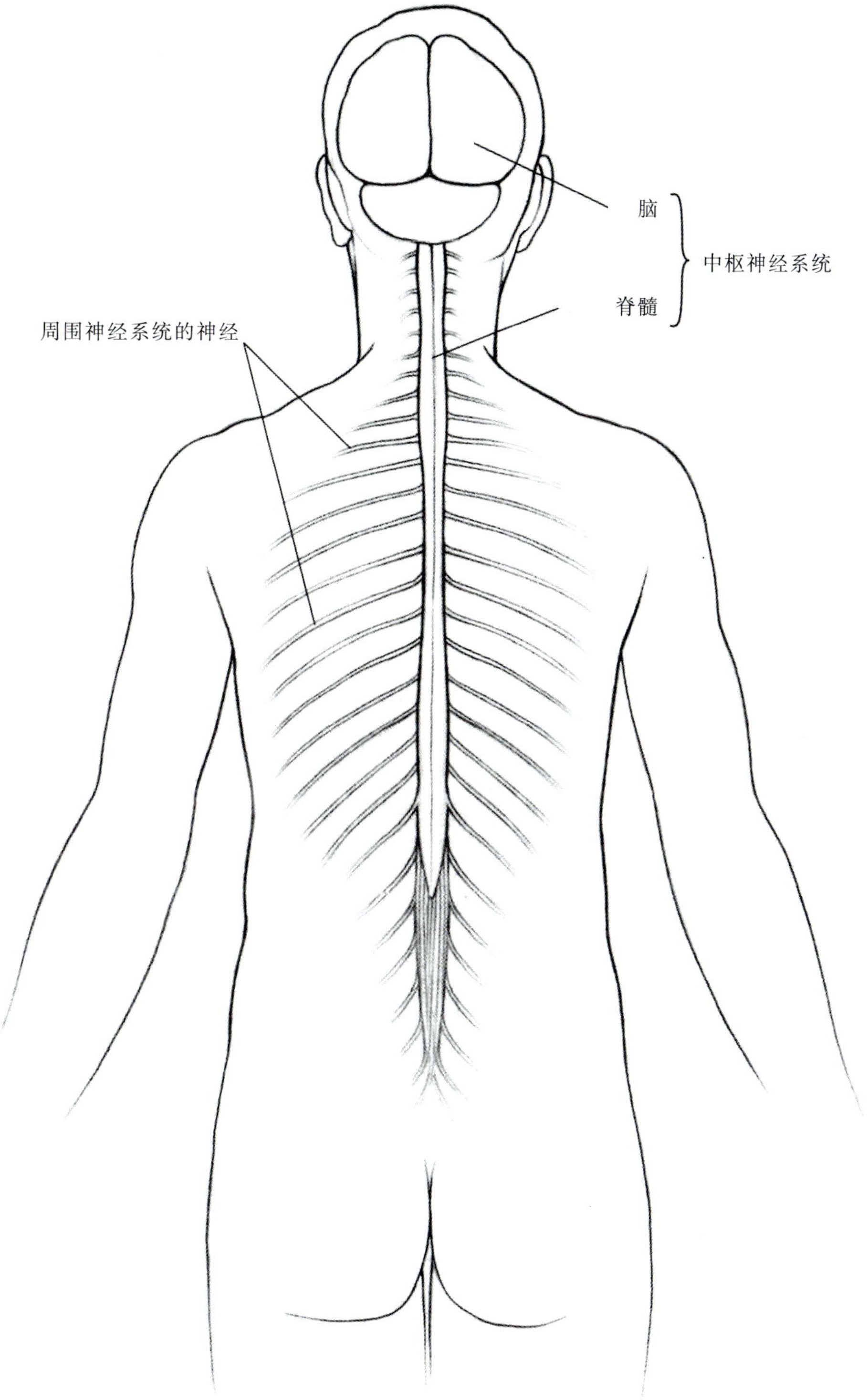

图4–2 **中枢神经系统(CNS)和周围神经系统(PNS)。** 中枢神经系统由脑和脊髓组成,周围神经系统由脑和脊柱神经组成。

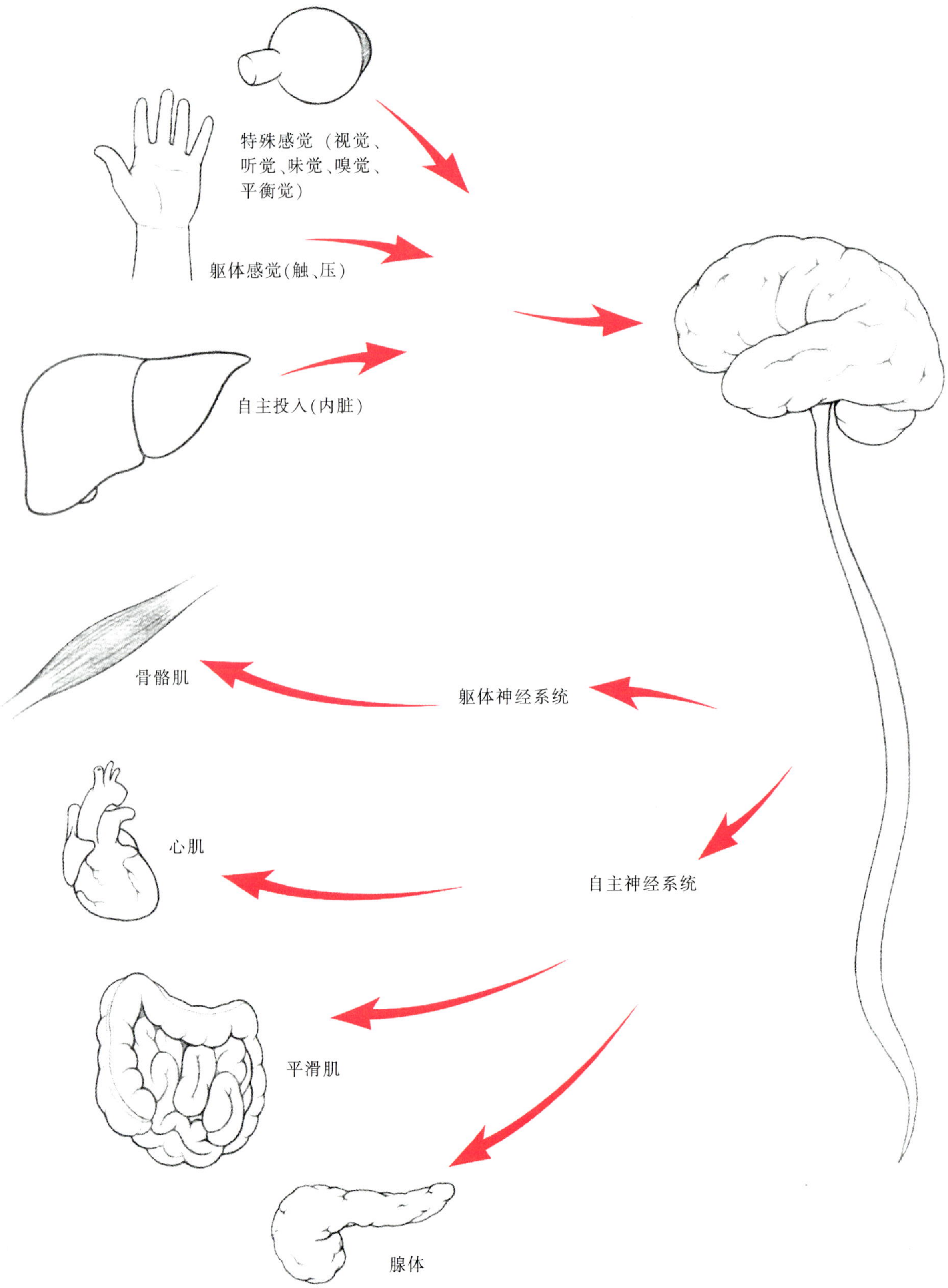

图4–3　自主神经系统和感觉神经系统。

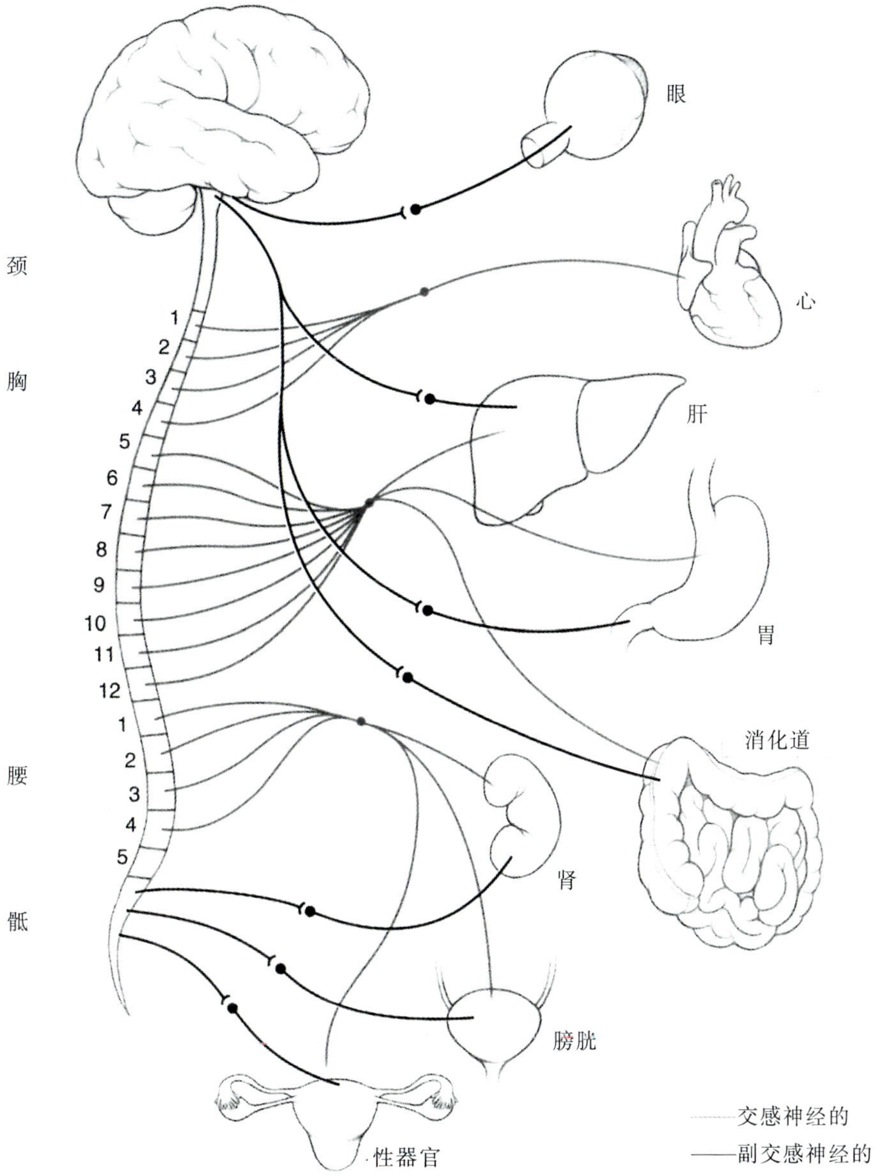

图4–4 **自主神经系统的双重神经支配。**

的收缩力、供应工作肌肉的动脉舒张、不工作肌肉的动脉收缩、瞳孔和支气管的扩张、心率和呼吸频率加快 、消化活动减慢和血糖从肝脏释放。因为交感神经元的细胞体存在于脊髓胸段和腰段，所以交感神经系统通常被称为胸腰部输出神经。

副交感神经系统

副交感神经的活动负责能量贮存和松弛，使得体细胞再生和恢复。它的行为通常可概括为消化和休眠，包括减慢心率和呼吸频率，缓解肌肉的紧张状态和促进消化。因为副交感神经元的细胞体存在于脑干(颅)和 脊髓骶部，所以副交感神经系统通常被称做颅骶部输出神经。

双重神经支配

交感神经系统和副交感神经系统是互相拮抗的。它们不能同时支配器官和肌肉的活动。交感神经兴奋就像踏汽车的油门，使司机紧张，然而在其他的时候，副交感神经的活动增进体内平衡。因此，兴奋和放松在生理上讲不能同时进行。

对于交感神经相当于“运行”,副交感相当于“休息”的模式,存在一些例外,例如:交感和副交感神经都刺激唾液的分泌。虽然血管通常在交感神经作用下扩张,但在性兴奋时副交感神经纤维也能支配阴茎和阴蒂的血管系统扩张,同样消化也是在副交感神经的影响下活跃而非交感神经在起作用。最后的两个例子造成一种直觉,从跃跃欲试的应激反应中获得能量去消化食物或者繁衍物种是没有道理的。

■神经和结缔组织之间的解剖学关系

神经像肌肉一样(见第 2 章)与 CT 是不可分割的,CT 被编织在整个神经系统中,正如你下面将要看到的,神经组织和结缔组织的相互交织比在肌筋膜中发现的还要广泛。

神经组织中胶质细胞的优势

令人有些费解的是真正的神经细胞(神经元)被有结缔组织功能的细胞(胶质细胞)自然地缠绕在一起,并且将捆绑缠绕的整体称为神经组织。1913 年编制的字典把神经胶质定义为微妙的 CT 框架,这个框架支撑神经质以及大脑和脊髓的血管。现时,一种有争议的说法是:神经组织中超过一半的细胞确实是 CT。现代生物学字典(Anderson 1997)将神经胶质定义为“中枢神经系统中除信号传输神经元外的神经组织”。一个电子来源的词汇网将神经胶质定义为“包绕并支持神经元的营养性组织”,我认为神经胶质的功能像 CT 组织,但应该被分类为神经组织。重点为 CT 网的躯体疗法影响这些特殊的 CT 细胞,因此改善它们支撑的神经元的功能 (Tortora and Grabowski,2003)。

神经胶质细胞为其伸展提供拉伸强度和伸缩性。同时将神经固定在骨膜等其他结构上,因此 Barres(1997)提出:在没有神经胶质时,神经元传递信息的效率大大降低,并且经常失败。但神经胶质存在时,连接很少失败,并且神经元传递的信号更多也更强。正如前面提到的,神经胶质缠绕在一些神经元

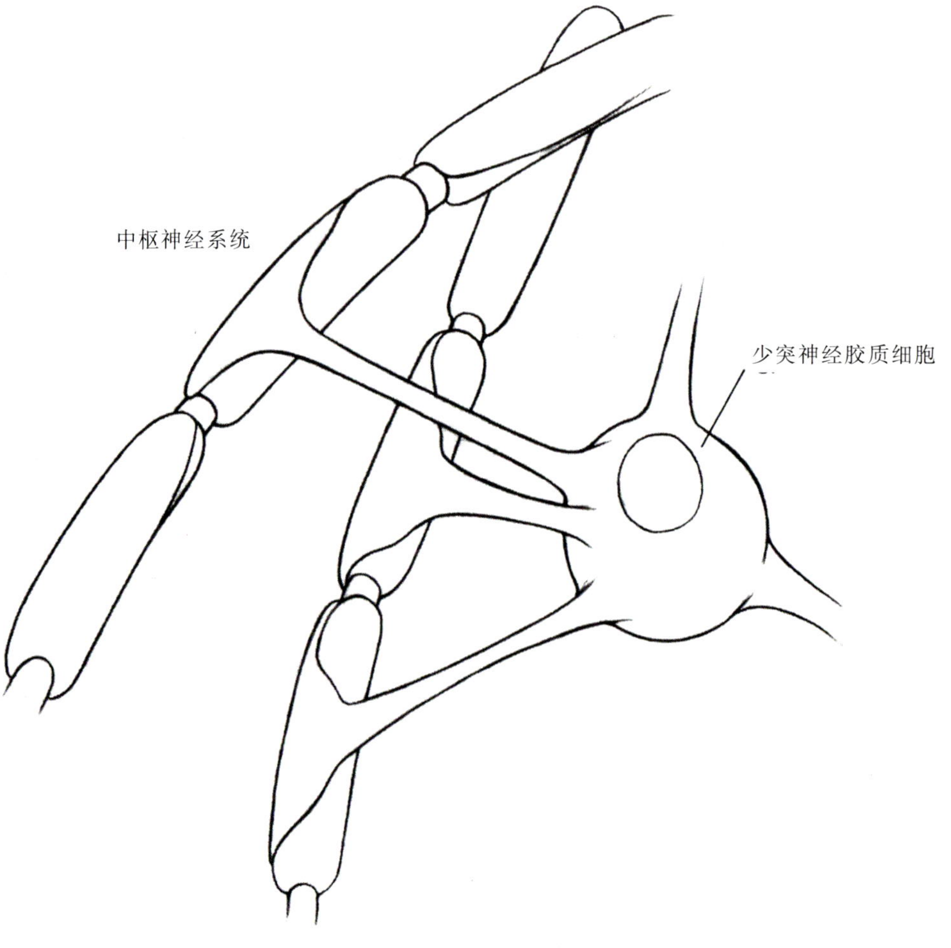

图4–5 **髓鞘**。(A)在中枢神经系统,髓鞘由少突神经胶质细胞形成。

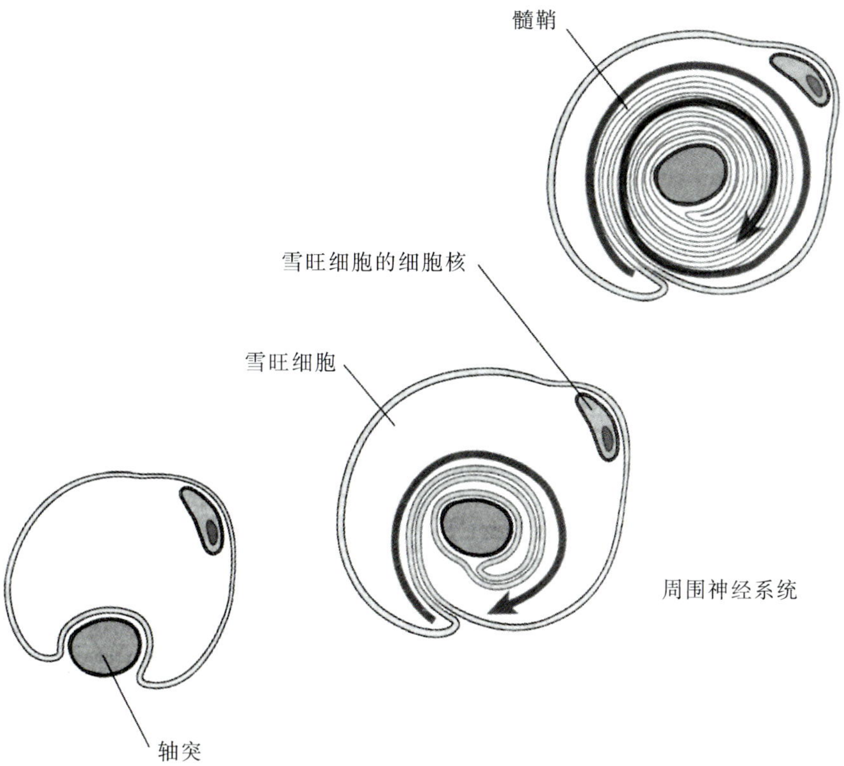

图4–5 **髓鞘**。(B)在周围神经系统,髓鞘由雪旺细胞构成。

的轴突上,并且用一种叫做髓磷脂的脂蛋白的物质将它们隔离开。突触上的胶质起到一种物理屏障作用,可以清除神经元排泄的多余的神经递质,并且避免信号发生混乱。

在脑和脊髓(中枢神经系统)胶质的类型包括星形胶质细胞、小胶质细胞、室管膜细胞和少突胶质细胞。在周围神经系统中,神经胶质的类型包括卫星细胞和神经鞘细胞。回忆表 4–1 神经胶质的类型和功能。

结缔组织包绕神经细胞、筋膜和神经

结缔组织缠绕着单个的神经细胞、细胞束和整个神经。单个的轴突和树突被薄的**神经内膜**的鞘包裹,神经筋膜被包在**神经束膜**内,并且整个神经被叫做**神经外膜**的 CT 鞘覆盖。

因为髓磷脂是白色的,因此有髓磷脂外层的中枢神经系统神经被叫做“白质”,他们的颜色与不受髓磷脂保护的轴突和灰色细胞体不同,裸露的脑组织被叫做“灰质”。

在周围神经系统中髓磷脂将神经元隔离开 (图 4–5B)。周围神经系统的髓鞘有一层叫做神经鞘的外膜。髓鞘之间微小的间隙叫做郎飞结。这些间隙有助于脉冲的跳跃式传导,也就是说他们使得脉冲从一节跳(或者更确切地说是跳跃)到另外一节,而不必通过他们之间的部分。

神经元根据他们外层包裹的 CT 的大小来分类。“A”纤维因为外层厚、直径大,由于采用跳跃式传导,速度很快,它们主要传导有关危险信息。“B”纤维也是有髓鞘的,但是数量不多,相比来说直径较小,传递信息的速度也适中,“B”纤维一般传导与危险无关的感觉信息 。“C”纤维很小,没有髓鞘,传导脉冲很慢,它们一般传导疼痛感觉或传送运动脉冲到眼睛、心脏和膀胱。

脑膜保护大脑和脊髓

脑膜由三层结缔组织被膜组成,它们共同形成一个覆盖并保护大脑与脊髓的囊(图 4–6)。最外层是坚韧的纤维连接层,这层附着在颅骨的内表面并向下褶皱延伸到脑叶的裂隙,此层叫硬脑膜,意思是“坚韧结实的基质”。第二层叫脑蛛网膜,是蜘蛛网状的基质,看上去像一层网。最靠里的一层叫作软脑膜,很脆弱,并且是透明的,但是血管供应最丰富,软脑膜直接黏附在大脑表面(见图 4–6A)。

脑脊膜还能保护脊髓不受伤害,因为它从颅底一直延伸下去形成一个连续的囊。硬脊膜在椎管内大部分区域游离悬垂,只连接在骶骨和颈椎骨的第二和第三节上。硬脊膜和椎骨之间的空间含有脂肪和松散 CT,在脊髓四周形成一个减震垫。脊髓蛛网膜深处是一个叫做蛛网膜下腔的大的腔隙,其中含有脑脊液,脆弱的最深层的软脊膜层附着于脊髓的表面(见图 4–6B)。

其他相关知识

筋膜内的神经感受器告知大脑和脊髓有关运动方向和速度的改变。肌肉、肌腱和韧带含有特殊的神经结构(正如第 2 章中讨论的肌梭和高尔基腱器官)可将人体位置的信息告知大脑。这些本体感受器将在本章的生理学部分进一步讨论。

神经系统的生理学

尽管神经胶质含量大,神经元仍是神经组织的功能的基本单位。神经元有独特的功能,即传输神经冲动,因此通过理解神经冲动的传导去了解神经系统的工作是很重要的。

神经冲动的传导

神经元的细胞膜是选择性透过膜,意思是说这种膜选择一些特定的物质进出细胞。神经元具有选择透过性是因为存在离子通道,细胞膜中的蛋白质通过辨别离子大小以及电荷,允许一些离子通过。一些通道,如渗漏通道或非门控通道总是开放的。另一些通道被叫做门控通道,需要受到刺激才会打开。这些刺激包括电压(例如电荷从细胞的一部分移动到

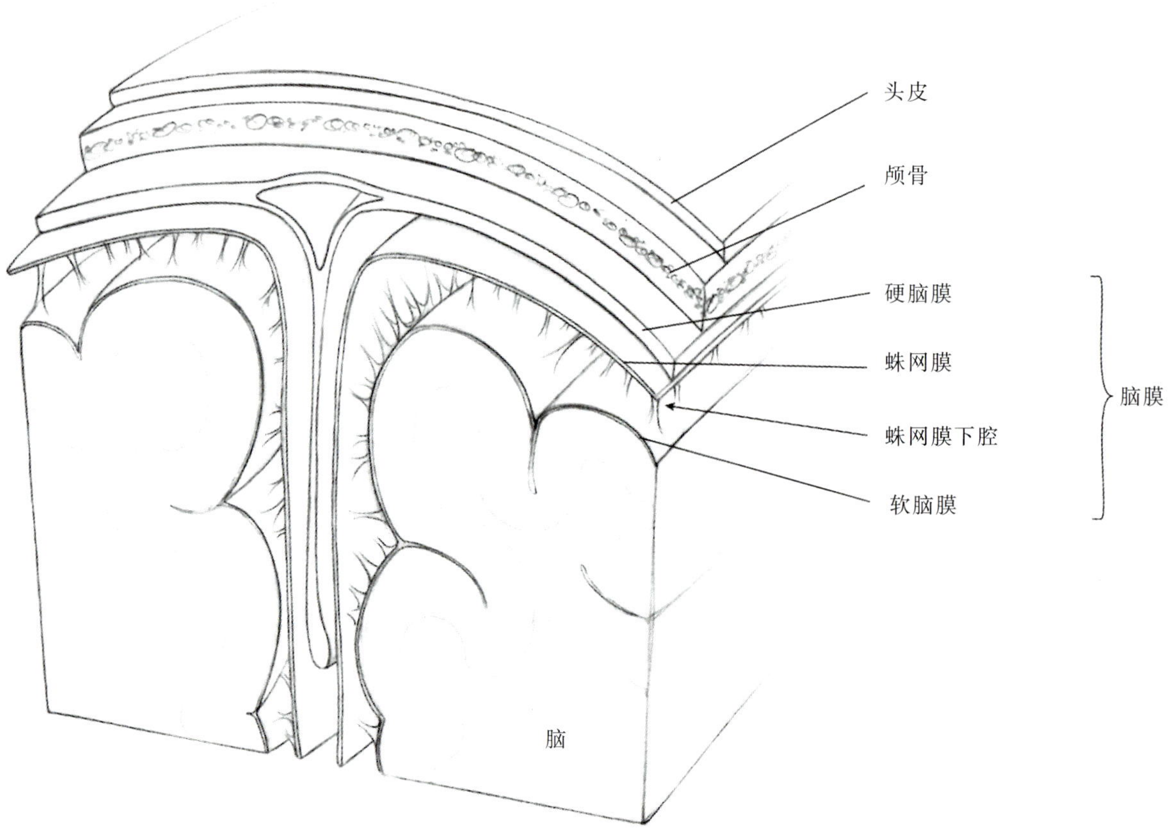

图4–6 脑脊膜。(A)保护大脑的脑膜。

12345 6

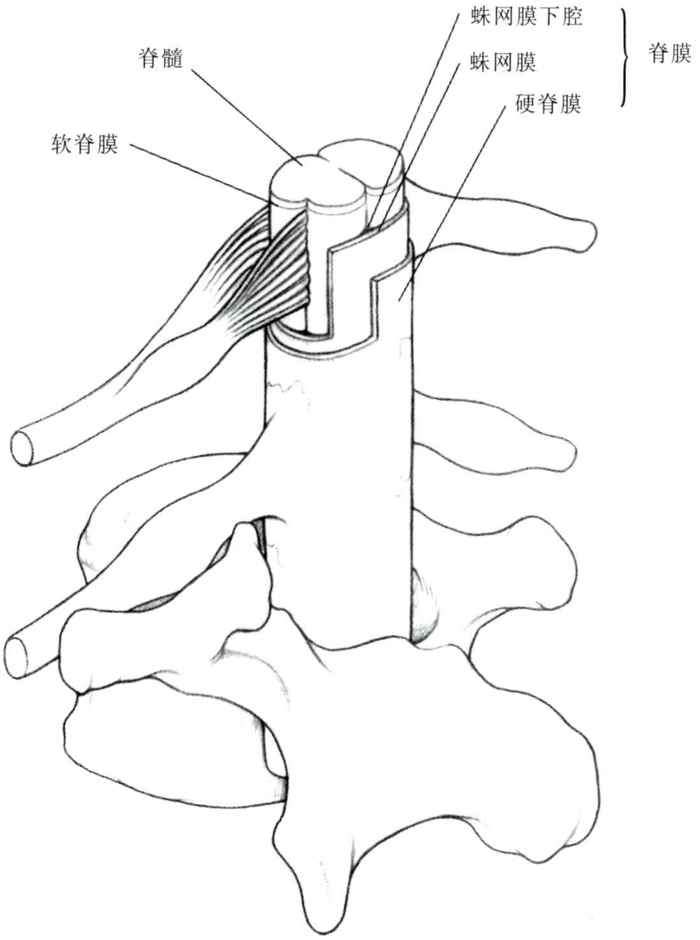

图4–6 脑膜（续）。(B)保护脊髓的脊膜。

另一部分)；化学物质（例如神经递质和激素的释放)；机械性刺激（例如按摩治疗师实施压力和震动)；以及光线的变化(例如进入光线明亮的地方)。

神经细胞内、外的离子浓度不同，这种差别有助于维持电荷(电位差)。在静息电位(未受刺激)下，细胞内的钾离子(K^+)浓度比较高，它们携带着正电荷。同时还有磷酸根离子(PO_4^-)和携带负电荷的蛋白质。而在细胞外，携带正电荷的钠离子(Na^+)和带负电荷的氯离子(Cl^-)浓度高。

在静息状态下，神经元的胞膜对胞浆中的阴离子没有渗透作用。然而它对细胞内带有正电荷的钾离子却有通透作用。因为神经元细胞里面的钾离子浓度相当高，所以钾离子容易透过细胞膜上的钾离子通道，而将阴离子留在细胞内。这就是电位差或者静息膜电位。所以，胞膜两侧就像电池的正负极。

去极化

当压力、光、温度或者神经递质刺激了神经元时，可引起神经元的一部分产生非常短暂的变化。细胞膜上的钠离子通道开放，带正电的钠离子进入神经元内。这样可以减少神经元细胞膜内的负电荷。这种改变叫做去极化，因为细胞膜短暂的减少了细胞内外电荷的差别。

动作电位的传导

如果刺激的强度足够大，使细胞内外的极性完全逆转，就引发动作电位(神经冲动)。来自任何一方的刺激都会使离子通道开放，神经冲动在轴突上的传播是双向的。这种运动叫做传导。

在无髓鞘的神经元中，去极化通过神经膜上的各点传导，因此叫作连续的传导。在有髓鞘的神经元中，由于 CT 是电的不良导体，所以电冲动是在髓磷脂鞘上的空隙间跳跃着传导的。这种跳跃式的传导比连续的传导速度更快，并且消耗的能量少。

突触间的传导

当神经冲动到达轴突的末端时，电荷刺激了贮存在突触小泡中的神经递质的释放。神经递质弥散到轴突末梢外，跨过突触间隙并和效应器细胞膜上的受体结合。通常的神经递质是乙酰胆碱、肾上腺素、多巴胺和 5-羟色胺。乙酰胆碱是神经肌肉接头释放的唯一神经递质。

接收和反应

效应器（即：受到刺激并作出反应的细胞）可以是其他的神经元、腺体（上皮细胞）或者是肌肉细胞。如果效应器是其他的神经元，那么它受到刺激后会进一步传导冲动。腺体被刺激可能增加或减少其分泌的激素或者液体（如汗液）的生成和排出。肌细胞（有可能是平滑肌，比如膀胱壁上的；或者是骨骼肌，比如肱二头肌中的）被刺激了，就可以产生收缩。

运动神经与效应器的连接点叫做神经效应器接点。每个连接点分 3 部分，前突触神经元、突触间隙和效应器。第 2 章描述并提供了一个神经肌肉连接点的图解说明。

■涉及大脑的神经通路

大脑最重要的作用就是将所有的感觉和运动信息进行整合。这种整合的结果可能是随意的自主运动，如视或听；也可能是其他的复杂的功能，如记忆、交流、思考或者担忧。这些功能的完成需要神经元和大脑皮层的参与，大脑皮质是一层薄薄的（大约 3.175×10^{-3} 米）灰质，这一部位控制着人的意识。

■反射

人类的一些活动不需要大脑神经元的参与。有的时候脊髓可以通过脊髓反射独立完成感觉和运动信息的整合。即使在脊髓和大脑完全离断的情况下反射活动仍然可以发生。反射活动通常可以避免你的身体受到伤害，比如让你的手指移开燃烧的火焰。它们也能调控器官的活动。一个反射活动可以分 5 步描述。（如图 4-7 说明）

1. 感受器受到刺激。
2. 感觉冲动传入脊髓。
3. 脊髓将冲动由脊髓后角（感觉部位）传到前角（运动部位）。
4. 发出运动反应的指令。
5. 肌肉运动或腺体分泌。

■感觉的接收

外部环境的信息是通过分布在皮肤、肌肉、CT 以及眼睛、耳朵、鼻子和舌头上的感受器而被采集到神经系统中的（表格 2-4）。内部传感器传送身体各部分的关于肌肉张力和位置以及运动的数据。

肌筋膜的按摩与接触、身体的位置和运动的一般感觉有关（表 4-3）。这些感觉由皮肤和本体觉感受器感觉到。

皮肤感觉的接收

皮肤感受包括轻和重的接触、压力和振动，热和冷，以及疼痛的感觉。皮肤的感觉器分布在皮肤、CT、胃肠道的末端。在身体的一些部分，例如指尖密布着这些感受器。相反，后背的皮肤感受器较少，所以对具体的接触较不敏感。

皮肤感受器是机械感受器，所以由使他们变形的刺激激发。它们的构造很简单，由可以或不可以附着在上皮或者 CT 上的囊支状突起组成（Kinnaird, 1993）。它们可以察觉出接触、压力、振动、热和冷、痛苦。皮肤感受器包括以下内容（图 4-8）：

根毛神经丛是包裹在头发根附近的枝状突起。它们对身体表面的运动敏感。（如感觉风或昆虫在皮肤上的爬动。）

游离的神经末梢可以感觉疼痛和压力，热和冷。这些感觉器分布在皮肤的各层和其他的组织中。

美克耳小体（触觉）是附着于表皮细胞深层的圆盘形突起，所以他们对轻触觉敏感。

梅斯纳小体（触觉小体）是蛋形的包含很多埋藏在 CT 囊泡中的枝状突起。它们分布在皮肤的真皮乳头层和其他相当敏感的身体部位（如手指）。

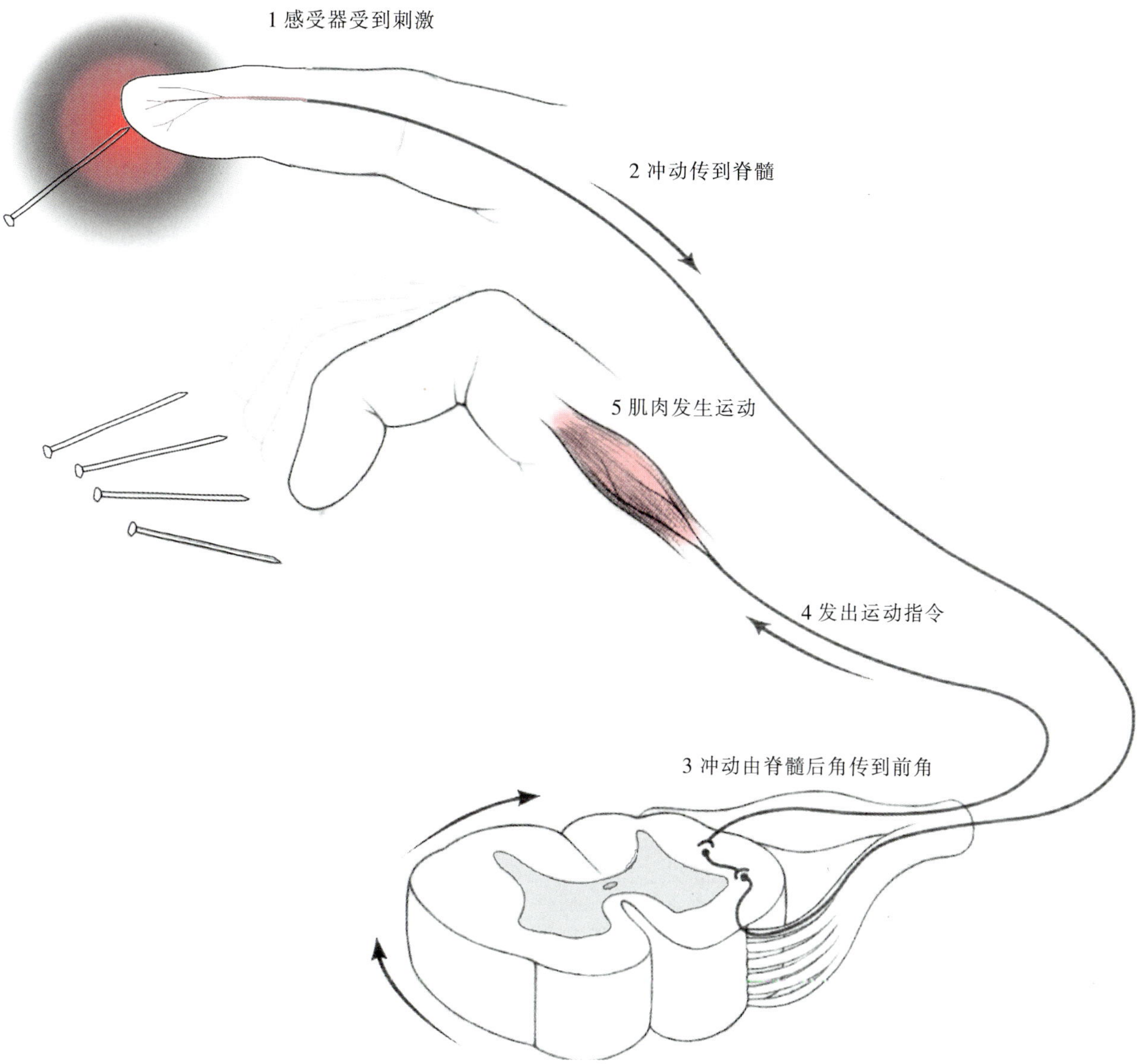

图4-7 反射弧。(1)感受器受到刺激。(2)冲动传到脊髓。(3)冲动由脊髓后角传到前角。(4)发出运动指令。(5)肌肉发生运动。

鲁菲尼末端小体(2 型皮肤机械感受器官)是位于真皮层的皮肤感觉器。在这个层面,他们感受沉重和持续的接触和压力。鲁菲尼末端小体还在连接附近的连接囊泡内发现,是本体感受器。

环层小体为一个卵圆形的囊，这个囊如同洋葱一样有很多层 CT，各层间有富含钠离子的间质液。环层小体位于皮下筋膜、浆膜、关节和肌腱周围以及肌束膜内,它们感受深部压力。

本体感觉

本体感觉是关于躯体位置和运动的信息，这些信息来自肌肉、皮肤、CT 和关节的感受器,Schafer(1987)把本体感觉广泛定义为运动认知,包括躯体姿势、位置、运动、重量、压力、紧张度、平衡的变化、对外部物体的抵抗力以及相关的习惯性模式。

本体感受器为机体提供一些关于肌肉收缩、肌腱张力、关节位置和头部定位的信息,这些信息能够使我们知道机体相关部分在空间的定位，并能够使我们感觉到要移动一个物体需要肌肉使多大的力量,在与肌筋膜按摩有关的本体感受器包括,肌梭和 GTOs(已在第 2 章中讨论)鲁菲尼末端小体,高尔基小体、环层小体、颈部受体(kinnaird1993),现将其作用归纳如下:

表4-2 感觉器官,所在部位和感觉形式

感觉器官	所在部位	感觉形式
视锥细胞和视杆细胞 毛细胞 嗅神经 味蕾	眼睛 耳 鼻 舌	视觉 听觉 嗅觉 味觉
前庭器	耳	感受加速度
帕西尼(环层)小体 梅斯纳小体(触觉小体)	关节周围的结缔组织皮下筋膜 真皮乳头层,被结缔组织囊包裹	感受张力、压力和振动
温度感受器(游离的神经末端)	皮肤	感受冷热
美克耳氏小体(触觉)	皮肤	感受轻触觉
发根神经丛	皮肤	感受皮肤上(空气或物体)的移动
本体感受器	颈部	感受头部在空间中的平衡和位置
伤害感受器(游离的神经末梢和任何有过激反应的皮肤感受器)	皮肤	感受疼痛
高尔基末端小体 鲁非尼末端小体	韧带 在关节囊,关节周围和真皮组织中	感受关节的位置和移动
肌梭	肌腹	感受肌肉的长度
高尔基腱器官	肌腹和肌肉与肌腱的连接处	感受肌肉的紧张程度

肌梭是一些细小的肌肉组织束，深埋于骨骼肌纤维内,周围有神经受体包绕。肌梭是与肌腹或肌腱联结处紧贴在一起的,平行于肌纤维。肌梭内的感受器监控、计算、反馈、调整肌纤维长度。中心肌梭感受器感受肌肉长度的微小变化。在中心周围的感受器对较大的变化发生反应。由于他们对肌肉过快过猛的牵张发生反应，有时肌梭内的感受器被称为牵张感受器。感受器一次放电时间很长,可以回馈一些有关肌肉长度,收缩频率,收缩速度的变化。

GTO 存在于肌腱中,如第 2 章所指,由于它们与肌紧张度相关并监控肌肉工作强度，一旦肌肉过度紧张,GTO 便会发出信号至抑止神经元,并将冲动反馈回同一肌肉，便会通过中止肌收缩而缓解紧张过度,然后依次减低肌腱紧张度。

鲁非尼末端小体存在于关节囊中，对改变关节紧张度的轻柔的、主动的肌肉收缩作出反应。鲁非尼末端小体调整作用很缓慢,但不易于疲劳,并且会随着关节运动逐渐地补足修复，从而引起关节持续平缓的运动,并避免运动中关节脱臼和抽筋。鲁非尼末端小体受运动前 15 度的影响，而且能报告稳定位置,从而使运动的度数较小。

高尔基末端小体受平缓被动的关节运动刺激，他们调整得很慢但持续作用时间长。由于其分布在韧带中,因此他们传送不依靠肌肉收缩的信息,它会提示机体关节在某些时段的位置关系，而这些与肌肉活动无关。

环层小体在关节周围的 CT 中，在深部压力下，在很短的时间内放电并引起激发。它们有时叫做加

表4-3	感受器类型及其特定功能
受体类型	**功能**
机械感受器	检测周围组织的变形
化学感受器	感受味觉、嗅觉、CO_2 以及 O_2 浓度
温度感受器	感受温度变化(大多数在手、额头和舌头)
光感受器(电磁感受器)	感光进入视网膜的光
伤害性感受器	感受疼痛

速感受器，因为它们能对运动速度和方向的改变作出反应。

颈部感受器与位于耳内的平衡受体互相作用，使头在空间中处于正确位置以及保持平衡。

肌筋膜按摩手法对这些感受器的刺激低于机体的疼痛阈，但其足够诱发机体的自愈和软组织的再生功能。

神经组织与肌筋膜按摩的关系

这部分概述肌筋膜的技术和神经学原理，以此来解释肌筋膜按摩如何影响神经系统。

Cathie(1983)注意到在神经穿透筋膜的部位有很多激发点。他指出在筋膜上持续地牵拉会引起该

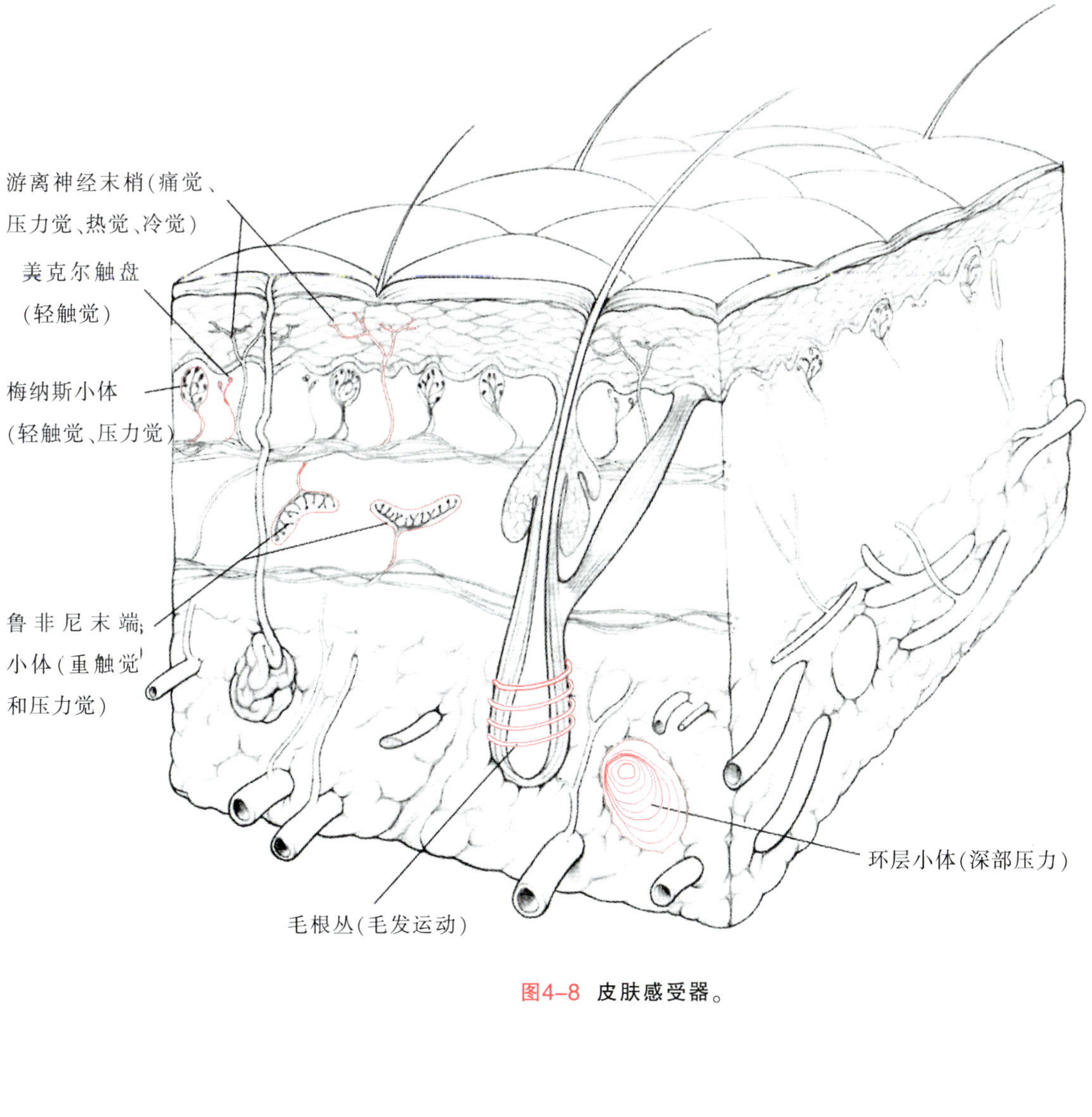

图4-8 皮肤感受器。

区域神经结构压迫性的损害，继而引起功能不良和疼痛。

Staubesand 在(Chaiten and Delany,2002a,2002b 中）指出筋膜中有很多神经和血管穿过。Heine (1995) 曾经指出:82%的筋膜穿孔部位与针刺穴位相符,根据这些资料 Schleip(1998)总结出干涉筋膜等部位（例如肌筋膜按摩），会影响自主神经系统。Shea(1993)声称肌筋膜按摩可以降低交感神经改变体内所有细胞的血液供应的支配能力。

Shea(1993)对交感神经调整器官功能以满足骨骼肌的需要提出争议。正如第2章指出的,骨骼肌是体内最大的能量消耗者，它们比体内任何部分所消耗的氧和产生的热量与废物都要多而且快。Shea 指出当个体开始一种新的运动或是承受很大压力时，神经会关闭不重要的器官功能，因为骨骼肌需要更多的额外能量供给。

刺激交感神经纤维在 5~15 分钟内可测量到肌肉活动的能量提高(shea1992),使用肌筋膜按摩可显著的降低病人交感神经的紧张性,出现眩晕、出汗或潮热。其他的快速的自主神经反应包括肌肉震颤、抖动、抽搐、皮肤颜色改变、出汗、冷淡、哭泣、大笑和短时期内的言语增多。

重要的是应该记住这种能量释放不一定是不好的,因为最终目标是要减轻压力。因此,采取某种方式在降低自主神经支配能力的同时降低或避免不良的副作用是可能的,为了适度地进行按摩,当你刚刚发现这些症状时降低按摩强度是必要的。如果你减低按摩强度,症状仍然存在,应停止对顾客的任何物理刺激直到顾客感觉好转。

按摩的神经反应理论

脊髓反射受到来自大脑皮层的意识信号的影响,但是一个反射开始时总是以自主的、特定的、已知的模式开始。很多原则和理论已经系统地说明这些反射的本质。其他一些则是解释在皮肤受体上的可预期反应,包括那些与疼痛有关的传递数据。这些理论和原则为肌筋膜按摩提供了合理的法则。它们包括:

- 专一性定律(Thomas,1997):不论刺激的本质是什么,一个受体的兴奋总是引起相同的感觉。一旦感受器被活化,无论是使用震动、深压、牵拉或其他按摩方法,其都会依特定的方式反应。
- Hooke 定律(Thomas1997):只要没有超过机体的组织弹性限制,挤压或牵拉组织的压力是与软组织劳累程度成正比的。按摩方式应最大限度地与软组织的适应性相匹配,既不要过度,也不要压力不足。
- 全或无定律 (Bowditch's law) (Anderson 1997):引起反应的最小刺激可以在心肌、骨骼肌和神经中产生最大收缩反应，按摩技术不用过分地强调使其产生愈合的反应。
- Bell 定律(Thomas,1997):脊神经前根是运动性的,脊神经后根是感觉性的。沿着脊柱进行按摩有很大的影响,而且很轻的压力足以产生治疗性的变化。
- Arndt-Shult 定律(St.John,1990)弱刺激激活生理过程,强刺激抑制它们。这项定律指出在许多肌筋膜按摩中使用的稳定的、低水平的压力有正向效果，也解释了多大的压力强度会产生相反的效果甚至是阻断神经反射。
- Weber 定律(Thomas,1997):增强产生一个最小可感知的感觉所需要的刺激与已经存在的刺激强度有一个固定的比率。为了改变感受器的感觉,按摩方法的强度必须超过已经存在的感觉。因此,间接的肌筋膜疗法可有效地降低疼痛和不适，但顾客可能从直接疗法中更容易感受到感觉(深压)的变化。
- 易化定律(St.John,1990):一个神经冲动经一系列神经元传导后,会倾向于通过一样的路径。这就解释了在某部位没有新伤，却依然能够有原先疼痛又出现的感觉;也解释了激发点,这个在神经肌肉按摩手法中的有趣的现象。
- Pflugger 单侧性定律(Nimmo,1957):如果对感觉神经(神经)实施温和的刺激,神经冲动只会发生在刺激侧。轻微损伤倾向于只发生在身体一侧,而轻微的按摩刺激也只会对实施按摩的身体一侧产生影响。
- Pflugger's 对称性定律(Nimmo,1957):如果刺激增加至足够大,反射会同时发生在作用侧与对侧。因此如果一个顾客有很严重的疼痛，说明他两侧都有疼痛反射。治疗时,为避免痛苦应在没有疼痛的一侧实施治疗，这种按摩方式可以在患侧产生治疗效果。
- Pflugger 放射定律(Nimmo,1957):如果刺激持续增加，信号会向上传导到脊髓并在较高的节段激发反射性反应。在严重的损伤中,防御机制会使疼痛比实际的伤情更重。
- Pflugger 强度定律(Nimmo,1957):反射活动通常在刺激侧较强，有时在对侧反射活动有同样的强度。但它们通常不显著。

- Pflugger 泛化定律(Nimmo,1957):当刺激非常强烈时,网状激活系统(RAS)发出冲动到脊髓的各部分,引起所有的骨骼肌一致性收缩。进行性慢性疼痛或剧烈急性疼痛,可以使整个身体疼痛或导致疼痛从涉及的区域向其他区域辐射,当选择按摩技术时,应通过尽量不使用刺激性和侵害性的手法来避免这种泛化反应。
- Cannon 去神经定律 (Canon and Rosenblueth, 1949):当自主效应器部分或完全与正常神经联系分离出来,其对有害刺激会更加敏感。例如:如果一个人没有得到良好睡眠或是长期处于压力下,一个微小刺激可能会重新激活陈旧的损伤。
- Hilton 定律(Thomas1997):支配一个关节的神经同时支配关节的肌肉和肌肉周围的皮肤。如果一个关节损伤,反射会拉紧肌肉使关节固定。
- 门控理论(Melzack and Wall,1965)假设脊髓中有"门"允许疼痛冲动通过,达到大脑感受疼痛信号的区域。刺激直径大的神经纤维可以堵塞通道门,防止疼痛感觉通过。因此按摩的感觉(由大直径的纤维传导)有助于抑制疼痛感(小直径纤维传导)。

学生应记住门控理论只是一个假设理论,有不足之处,不是一个定律。

用肌筋膜按摩手法控制神经反应

神经对外伤和疼痛的反应可以通过改变对感受器触摸、压力以及牵张的力度来人为改变。这就是躯体疗法所做的工作。揉或按的技术会影响机械感受器。有意识的引导(如:自主呼吸、想像、运动或是需要口头回答的直接问题)在一定程度上与神经反射有重叠。

直接压迫某一部位时,肌梭或 GTO 可以感受在这一部位受牵张或张力程度的改变。牵拉的感觉增加可以刺激神经元的信息传导。因此,痉挛中的肌肉可以通过应用直接按压肌腱中的 GTO 或肌腹中的肌梭使其放松。肌肉可以通过反向作用力被拉离肌梭或 GTO,而被暂时性紧张或增强。

等长收缩暂时性增加腱紧张并刺激 GTO 开始放松紧张的肌肉。主动运动刺激机械感受器可改变对触觉、压觉和痛觉的感受。主动运动也能帮助顾客大脑摒弃不适当的习惯反射模式。放松的运动能降低肌拉伸和紧张,然后重新启动在肌梭中的牵张感受器,从而使肌肉放松。被动运动可活化机械感受器。

建立新的神经通路

调动顾客意识思维的躯体疗法可影响大脑,在肌筋膜部分学习的肌肉运动感觉理论为按摩在脑内建立了新的神经通路。当理解意识或活动与躯体疗法一起作用时,这些新的通路会增强生理性改变。

按摩甚至可能会重新建立一种导致特定记忆的突触通路的顺序。在按摩过程中顾客经常唤起记忆。按摩还能够提供在一个安全的环境中重新体验病痛的机会,并在一种健康的方式下,整合这种感觉。例如:在一个疼痛激发点施压开始时是令人担心的,但当顾客认识到按摩治疗师施加的力量不会超过疼痛阈,并能有效控制时,顾客会放松,然后说出对疼痛的体验。如果没有敏感的按摩治疗师,使痛觉加重是有害的。

小结

神经组织在解剖学和生理学上对人体的结构和功能有独特和深远的影响,躯体疗法必须利用这些重要的神经组织以达到持久的治疗效果。

在神经组织中发现了两种类型的细胞:神经元和神经胶体细胞。神经元传导冲动(电冲动),将信息传入或传出大脑和脊髓。神经元重要的部分是胞体、轴突和树突。树突携带信息进入细胞体,轴突把信息从胞体传到下一个连接处。神经胶质细胞是有连接功能的支持细胞。

神经组织组成神经系统,神经系统可分成两部分:一是中枢神经系统,它包括脑和脊髓,有整合信息的功能;另一个是周围神经系统,它包括脑神经和脊神经,把信息传入或传出机体的外围。

神经元的功能是传导电冲动。神经冲动传导的步骤包括去极化、传导动作电位、突触间传导、接收并作出反应。

周围神经有感觉和运动功能,皮肤感受器传递的信息包括触觉、压力觉、痛觉和其他感觉刺激,本体觉感受器将有关我们身体内部器官的位置和运动信息传达到中枢神经系统。两种本体觉感受器(肌梭和 GTO),已经根据他们在肌筋膜按摩中的意义进行了说明。

神经系统的运动功能又分为两类。一类是躯体运动系统，把信息传入或传出骨骼肌，这部分神经可以使肌肉运动。自主神经系统影响内脏功能。因为它们既产生于脑干又产生于脊髓。ANS 被称为自主的，或是下意识的。

自主神经系统与压力反应关系密切。触摸可以活化自主神经系统的副交感区，因此可以发生自我再生和修复。

所有的自主活动，包括认知、交流、知觉和意识活动，都与大脑相关。相反的，脊髓的反射总是自动发生，不受意志控制。一旦激活，反射是以一种具体的可预测的方式进行。解释可预测神经系统的反应的定律为肌筋膜按摩疗法的效果提供了一个重要理论基础。除调节神经系统的反应之外，皮肤按摩可以帮助顾客建立新的，更加健康的神经系统的通路。

复习题

1. 神经组织涉及到两种特殊类型的细胞，它们是________和________。
   A. 神经元和神经纤维
   B. 神经元和神经
   C. 神经元和神经胶质
   D. 连接和支持
2. CT 中包绕单个神经纤维成神经束的中间覆盖物叫做________。
   A. 神经外膜
   B. 神经束膜
   C. 神经内膜
   D. 类神经膜
3. ________神经元将冲动传导到脊髓和大脑。
   A. 自主
   B. 反射
   C. 感觉
   D. 运动

判断题：

4. 躯体运动神经元将冲动传到骨骼肌。
5. GTO 也可以叫做加速度感受器。
6. 本体感受器随时提供关于身体在空间中的信息。

填空题：

7. ________是感受痛觉的感受器。
8. ________理论阐明，在有其他感觉进入该段时，脊髓可以调节疼痛感觉的特殊机制。
9. ________形成的薄的鞘膜包绕在 PNS 神经元轴突的周围有助于跳跃性的神经传导。
10. 解释应激或逃逸反应。

参考文献

Anderson KN. Mosby's Medical, Nursing and Allied Health Dictionary. 6th Ed. St. Louis: Mosby Year-Book, 1997.

Barres B. Lowly glia strengthen brain connections. Available at: http://faculty.washington.edu/chudler/glia.html. Accessed September 12, 1997.

Canon WB, Rosenblueth A. The Supersensitivity of Denervated Substances. New York: MacMillan, 1949.

Cathie A. Selected writings. Academy of Applied Osteopathy 1974 Yearbook. Indianapolis, IN: American Academy of Osteopathy, 1983.

Chaitow L, DeLany JW. Clinical Application of Neuromuscular Techniques. Vol. 1: The Upper Body. Edinburgh, UK: Elsevier Science, 2002a.

Chaitow L, DeLany JW. Clinical Application of Neuromuscular Techniques. Vol. 2: The Lower Body. Edinburgh, UK: Elsevier Science, 2002b.

Fritz S. Mosby's Basic Science for Soft Tissue and Movement Therapies. St. Louis: Mosby, 2000.

Heine H. Functional anatomy of traditional Chinese acupuncture points. Acta Anatomica 1995;152:293.

Kinnaird DW. Neuro-Humoral Massage. Unpublished manuscript. Notes for Neuro-Humoral Workshop, Portland, OR, 1993.

Melzack R, Wall P. Pain mechanisms: a new theory. Science, 1965;150: 971-979.

Moore KL, Dalley AF. Clinically Oriented Anatomy. 4th Ed. Philadelphia: Lippincott Williams & Wilkins, 1999.

Nimmo R. Receptors, affectors and tonus. J Am Chiropract Assoc 1957; 27:21.

Schleip R. Interview with Prof. Dr. Med. J. Staubesand. In: Rolf Lines. Boulder, CO: Rolf Institute, 1998.

Schafer R. Clinical Biomechanics. 2nd Ed. Baltimore: Williams and Wilkins, 1987.

Shea MJ. A Manual for the Spine and Extremities with Intra-oral Supplement. Juno Beach, FL: Shea Educational Group, 1993.

St. John P. Workshop Seminar Notes (Seminar I). St. John Neuromuscular Therapy Seminars, Largo, FL, 1990.

Thomas CL, ed. Taber's Encyclopedic Medical Dictionary. 18th Ed. Philadelphia: FA Davis, 1997.

Tortora GJ, Grabowski SR. Principles of Anatomy and Physiology. 10th Ed. New York: HarperCollins College Publishers, 2003.

推荐读物

Juhan D. Job's Body: A Handbook for Bodywork. Barrytown, NY: Barrytown Ltd., 1998.

Premkumar K. The Massage Connection: Anatomy and Physiology. 2nd Ed. Baltimore: Lippincott Williams & Wilkins, 2004.

Tortora GJ, Grabowski SR. Principles of Anatomy and Physiology. 10th Ed. New York: HarperCollins College Publishers, 2003.

II

第2部分 肌筋膜按摩的直接方法

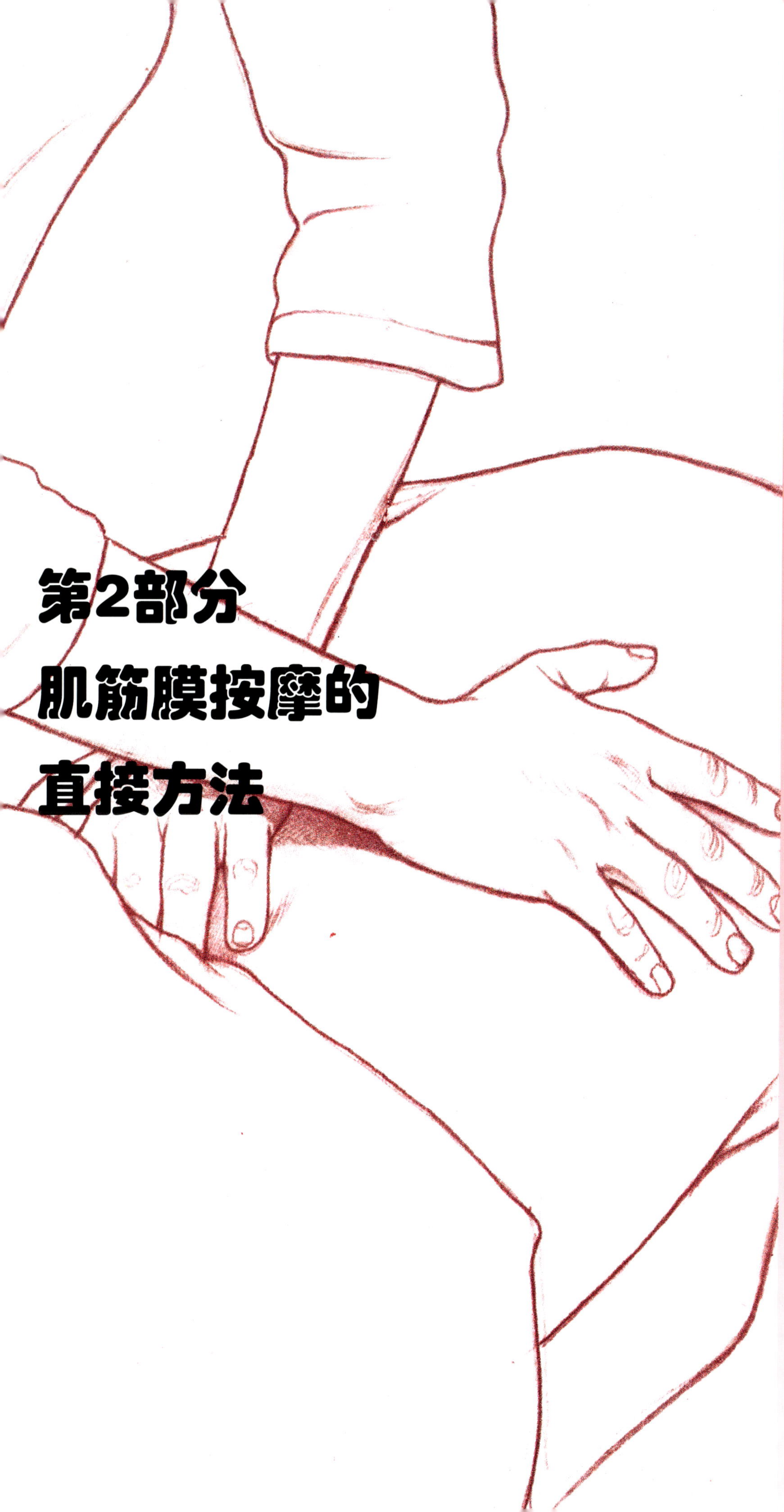

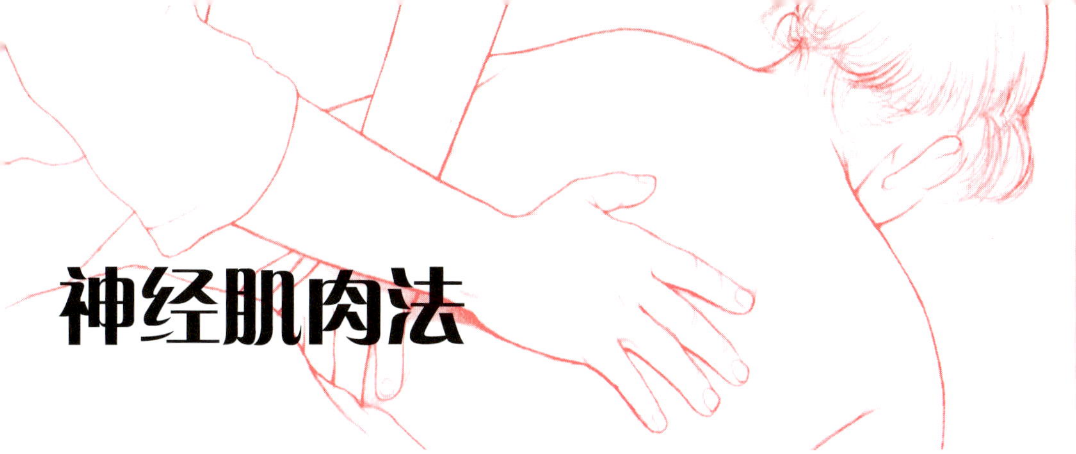

第5章 神经肌肉法

目　的

- 描述神经肌肉手法，包括肌筋膜激发点按摩、其他神经肌肉手法技术以及神经能量手法技术
- 描述激发点及释放激发点的基本步骤
- 列举其他放松软组织神经压力及减轻由激发点引起的不适的神经肌肉手法技术
- 描述应用带阻抗牵张的神经肌肉技术
- 讨论体位、铺巾和支撑
- 讨论治疗计划和决策

本章大纲

肌筋膜激发点按摩
- 术语
- 激发点与敏感点的区别
- 激发点与针刺穴位的区别
- 通过参照模式识别激发点
- 通过激发点按摩放松疼痛与情感
- 基本激发点的放松
- 使用最佳激发点放松的建议

其他神经肌肉技术的手法
- 挤压法(缺血性按压)
- 振动法
- 剥法
- 轻叩和牵张
- 冰摩擦法(间断低温)
- 呼气期间放松

应用抵抗牵张的神经肌肉技术:肌肉能量技术
- 肌肉能量技术的历史
- 基本技术
- 训练的建议

体位、铺巾和支撑

治疗计划和决策

小结

关键词(KEY TERMS)

- **激发点(激发带,激发点,激发区,TrP)**:施压时出现疼痛、敏感和其他自律现象或本体感觉改变的易激惹区域。激发点导致无力,防止肌肉完全伸长,受压时可能引起一个局部痉挛反应。
- **活动性激发点**:没有刺激也疼痛的高敏区域。活动性激发点非常敏感且触诊时产生牵涉痛。
- **潜伏性激发点**:平时不痛但触诊时疼痛并有可能产生牵涉痛的高敏区域。
- **敏感点**:不引起周边区域紧张性增强或放射性疼痛的高敏区域。
- **针刺穴位**:传统中医专用的沿经络走行精确位点。
- **神经肌肉疗法(神经肌肉技术,NMT)**:重点解决局部功能障碍的具有专利的疗法,包括激发点、缺血、炎症、肌肉张力亢进及神经损害。
- **深部按压(缺血性按压)**:持续压迫一个激发点(8~10 秒至 1 分钟)
- **振颤法**:治疗师按压激发点并施加上下振颤动作的神经肌肉技术。
- **剥法**:一种沿肌纤维纵轴走行的维持深度的轻抚按压神经肌肉的技术。

- 冰摩擦法(间断低温):将冰敷于软组织上并沿单方向缓慢平行摩擦。
- 肌肉能量技术(MET):是需要顾客就治疗师施用的一个特定推力沿相同或相反的方向自主收缩特定的肌肉的一系列步骤。
- 等长收缩后放松(PIR):治疗师拉长目标肌肉到适当抵抗点的 MET 原则。维持此姿势,治疗师指导顾客自主抵抗 8 到 10 秒。当顾客放松时,治疗师继续拉长肌肉并重复此动作 2 次,以伸展或放松状态结束。
- 收缩放松:除肌肉在第一次抵抗后没有被拉伸到更大的长度以外,与等长收缩后放松完全一样的一种肌肉能量技术。
- 交互抑制(RI,拮抗收缩):治疗师抑制顾客的目标肌肉的相应肌肉的 MET 原则。
- 收缩放松拮抗收缩(CRAC):治疗师交替施行等长收缩后放松和交互抑制的肌肉能量技术。

直接肌筋膜按摩方法(举例来说包括神经肌肉法及直接结缔组织法两种)其明显的优势在于治疗师直接接触顾客身体的抵抗。本章介绍肌筋膜按摩的神经肌肉手法。顾名思义,神经肌肉手法就是应用基于支配反射弧的神经学原则、本体感受器、触觉感受器及神经系统的其他方面的手段。这种手法包括多种治疗方法,如激发点(TrP)按摩、肌肉能量技术(MET)以及手法技术。这些治疗方法有时候合称神经肌肉疗法,有时候指神经肌肉疗法的一部分。

本章第一部分描述各种不同类型的激发点和它们与敏感点及针刺穴位的区别。同时描述放松激发点的基本步骤。

第二部分介绍另外一些神经肌肉手法,如深部轻抚法、震颤法、伴有牵张的叩击法及冰摩擦法。与用于激发点放松的深压法相似,这些手法试图释放软组织对神经的压迫并缓解由肌筋膜激发点引起的不适与疼痛。

第三部分描述按压运动的神经肌肉技术,总称为 MET。MTE 强调顾客为配合治疗师的定向牵张运动而自主收缩特定肌肉。MET 手法同时具有以下附加的治疗目标,如加大运动范围(ROM)、放松紧张肌肉、肌肉疼痛与无力的评估及增加触觉敏感性。

为了增加软组织放松的作用本章同时讨论在神经肌肉技术中应用的体位、支撑及铺巾;讨论何处、何时应用这些手法的决策;也针对急性、亚急性、慢性情况及针对不同顾客需要选择的手法提出建议。

肌筋膜激发点按摩

激发点是向身体其他部位放散疼痛的张力高度聚集的点(Rubik,1992)。Froriep 在 18 世纪确定了肌肉有松紧带。在 1938 年,Kellgren 发表的一个研究结果指出:当注射盐水时身体的很多肌肉表现出特征性的牵涉性疼痛。在 1940 年,肌筋膜疼痛这一术语首次用于医学期刊来描述腰椎的激发区域;1952 年,Travell 报道通过肌肉活检发现的冈下肌疼痛传递模式。Travell 和她的同事 Simons(1999a,1999b),都是医师,共同建立了公认的肌筋膜 TrP 失常的诊断、评估标准和治疗措施。

述语

根据 Travell 和 Simons(1999a,1999b)的定义:

激发点(也称激发区,经常用简称 TrP)是组织易激惹的集中点,按压时产生局部压痛,如果足够敏感会产生牵涉痛及压痛,有时候出现自主现象及本体感觉异常。

激发点可见于瘢痕组织、肌腱、韧带、皮肤、脂肪垫、关节囊、骨膜及肌肉或以上这些组织与肌肉的连接处(Manheim,2001)。

根据 Travell 和 Simons 的研究(1999a,1999b),“本体感觉的异常”是身体在空间中向何处及怎样支持和运动的知觉改变。“出现自主现象”可能包括疼痛、敏感和其他感觉异常及在远离 TrP 部位发生的生理过程,如增加肌肉运动单位活动(痉挛)、血管收缩、血管扩张和分泌增加。治疗师可以识别抽搐、发热、发冷、发痒及肿块。

肌筋膜 TrP 有时候与纤维结节有关,触诊这些结节会产生自发疼痛反应如叫喊、抽搐或其他缩回征象,被称为“跳跃征”。因为 TrP 是易激惹区,随着时间的继续,增加少量刺激就可以激活他们。因此,顾客诉说进行性疼痛是真实的现象而不会简单地变成慢性疼痛。虽然 TrP 还没有明确的解剖结构,但是已经被承认(Manheim,2001)。

活动性激发点是没有刺激也产生疼痛的高敏区。活动性激发点在触诊时非常敏感,并且每一肌肉产生一个特征性牵涉模式(Kostopoulos 和 Rizopoulos,2001)。他们会使肌肉无力,防止肌肉过分拉伸,在按压时可引起局部痉挛反应。

潜伏性激发点通常比较平静且没有自发疼痛。在触诊时比较敏感并可对按压产生特征性牵涉痛。与活动性激发点相似,潜伏性激发点使肌肉无力,影响弹性,在适当刺激下引发局部抽搐反应。治疗师相信没有适当治疗的活动性激发点会变成潜伏性激发点,而潜伏性激发点在损伤恢复后可以长期存在于肌筋膜中。这些潜伏性激发点在再次损伤时可成为活动性激发点。

卫星激发点可在原始激发点同一条肌肉上出现,或在有牵涉疼痛模式的肌肉中或其他肌肉中出现(Kospoulos 和 Rizopoulos,2001)。卫星激发点似乎随着原始触发点的消失而消失。

Travell 和 Simons(1999a,1999b)鉴别出位于肌肉纤维中心的中心肌筋膜激发点及位于肌肉、肌腱和骨骼中的肌腱(MTJ)或腱骨膜(TPJ)中的附加触发点。MTJ 及 TPJ 是内在的软弱区域,因为他们由存在对抗的张力与拉力的不同解剖结构组成(图 5-1)。因此,肌梭及高尔基腱器官等本体感受器在这些联结部位大量存在,以预防过分牵张导致的损伤。

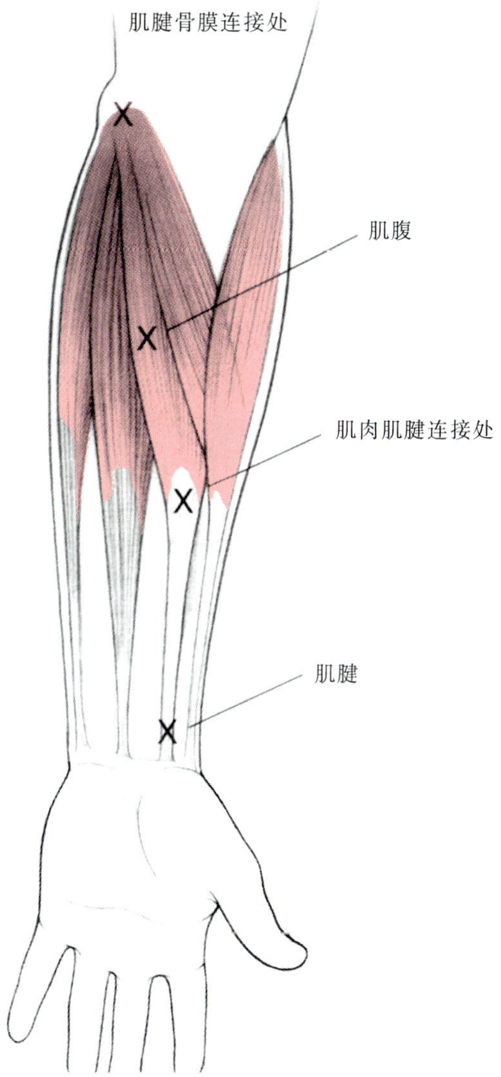

图5-1 旋前圆肌激发点的常见位置。包括肌腹、肌腱、肌腱骨膜连接处及肌肉肌腱连接处,以 X 标示。

激发点与敏感点的区别

按压敏感处时顾客常抱怨。重要的是要区分这种敏感处是属于激发点还是敏感点,因为激发点放松并不适合于敏感点。**敏感点**与激发点的区别主要在于紧张度及对按压的疼痛反应。直接按压敏感点并不会像按压激发点那样引起周围组织紧张度的增加。按压敏感点不会产生放射性疼痛,也不会导致治疗师的手指螺旋前进,而是直着向下。另外一个不同点是敏感点放松并不会像激发点放松那样使周围区域放松(Manheim,2001)。

激发点与针刺穴位的区别

因为放松激发点并不适用于针刺穴位,因此区分激发点与针刺穴位同样重要。激发点与**针刺穴位**在理论上与生理学上存在本质的区别。根据传统中医理论,经典的针刺穴位是沿经络分布的精确位点。经络外的经外奇穴是例外。相反,肌筋膜 TrP 可在肌腹的任何部位发现,并且被认为起源于功能障碍终板的附近。(Travell 和 Simons,1999a,1999b)。用针刺治疗时,依据中医理论就可作出诊断,与西方解剖学、运动机能学及生物力学原理没有明显的关系。但是,理疗师及医师实施针刺时则用西医原则将针刺入 TrP。同时,西方医学的激发点治疗只需要进一根针,引起局部的抽搐反应;而针刺治疗需要一根以上的针。

根据牵涉模式识别激发点

Travell 和 Simons(1999a,1999b)已经识别出可以用于确认激发点的特殊疼痛模式。详细图谱可以在他们的权威著作《肌筋膜疼痛与功能障碍:激发点手法》的第 1、2 卷中找到。图 5-2 是一个例子。

本书所涉及的范围并不允许全面讨论所有识别激发点位置及可能的疼痛牵涉模式。为了给学生一个有用信息的概念，表 5-1 显示了某些肌肉的激发点的部位及一些常见的牵涉模式。这个简单且不全面的表格毫无疑问地不能替代 Travell 和 Simons 的详尽且举世无双的杰作(1999a,1999b)。

激发点放松(及结合激发点松的躯体疗法)可以以身体任何部位或节段为重点。为放松 TrP 没有必要记住疼痛牵涉模式。利用形象描述模式的图表,治疗师可以根据患者的反馈并根据疼痛进行下一个激发点的放松。懂得手下患者的解剖结构比死记硬背可能的疼痛模式更重要。要更深入了解有关结构的概念性知识,请参看解剖教材并多练习软组织触诊,以建立对肌肉与软组织的经验性理解，知道哪里是肌肉肌腱连接处,哪里是肌腱与骨的连接处。

当顾客肌肉收缩时，肌腱在你的手下像一根滑动的绳索。当你沿着肌腱触诊接近肌腹时这种感觉减弱。MTJ 区是可以触及的，但并不像肌腱那样像绳索,也不像肌腹那样软。TPJ 是肌腱与骨的连接处。

在激发点按摩中减轻疼痛与放松紧张情绪

一些学习按摩的学生可能认为为了放松激发点必须施加相当大的压力并产生疼痛。但是引起顾客疼痛并不是目的也没有必要。有很多方法可以放松激发点,没必要用力压迫或造成不适。

故意激起顾客的情绪反应同样是错误的。虽然在激发点放松的过程中,有时确实能使情绪放松,但是并非必要。当情绪反应真的出现,最后的处理方法是简单的人文关怀，而不要超出治疗范围去模仿精神治疗师的技巧。阶段治疗结束后向精神治疗师转诊是恰当的。 在情绪体验过程中,提醒患者通过一些简单的感觉暗示明确地感受自己的身体和生理的实际情况可能是有用的。 感觉暗示可以包括“感觉你的呼吸进出你的鼻孔”或“感觉你的身体被按摩台支持着”。第 2 章中详细地讨论了肌筋膜按摩的心理学

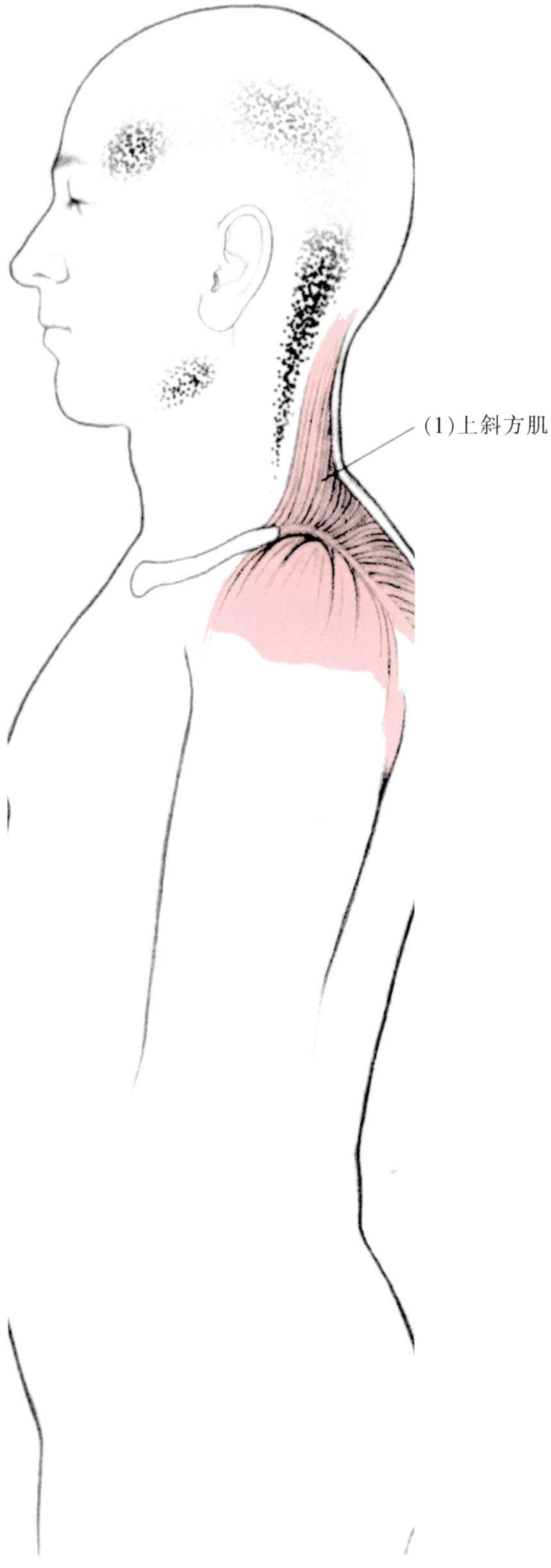

图5-2 常见牵涉模式的例子。圆点标记上斜方肌的激发点牵涉模式。圆点重叠的实性区为主要的牵涉痛区域。(摘自 Travell 和 Simons,1999a)

表5-1 某些肌肉、激发点及牵涉模式

肌肉	激发点位置	疼痛牵涉模式
胸大肌	锁骨:沿胸大肌外侧缘,前三角肌下缘 胸骨:3、4、5 肋间,靠近胸小肌附着处	锁骨:沿前三角肌及深入至激发点部位 胸骨:深入胸前并向下至手臂
肱二头肌	每头的下 1/3 可能有激发点手及手伸肌	整个二头肌上至前三角肌可有牵涉痛
手及手伸肌	疼痛停留在肘部附近肌肉	疼痛可涉及外侧髁并沿前臂到腕及手部
竖棘肌	最长肌及髂肋肌是最可能的位点	上部:沿肩胛骨缘及两肩胛骨之间 下部:腰部、髋部及腹部
斜方肌	上部:锁骨外侧部稍上方 中部:肩胛脊上缘 下部:斜方肌中、下部的外侧缘	上部:颈前上部至乳突 中部:向肩峰部投射疼痛 下部:暂无报道
菱形肌	向中间延伸至肩胛骨中间的脊柱旁	疼痛模式局限,沿肩胛骨边缘
背阔肌	腋皱襞,后三角肌附近	上部:肩胛骨上部深处;可延伸超过后三角肌并向下到肱三头肌 下部:通过肌肉本身并超过最下面的肋骨
掴绳肌	激发点聚集在膝上的掴绳肌远端及肌肉边缘	上至臀部,坐骨结节周围,及膝后部周围

方面知识。按摩的心理学方面知识也在我以前出版的《躯体力学与自我保健手法》(2001)一书中介绍了。

治疗师故意激起强烈的疼痛去唤起顾客的情感反应,肤浅地沉湎于一种设定的程序可能是有害的。作为一名躯体疗法治疗师，我们的专门工作领域是身体，像这样通过情感使顾客康复的假想是没有根据的。这本书的另一宗旨是,疼痛本身只作为一个警告信号,不能与治疗混淆。

本书为清楚起见,将建立以下 10 条描述疼痛的指导方针/交流标准:

1. 没有任何不适;只感觉非常轻微的触摸、按压。
2. 没有任何不适;感觉轻度触摸、按压。
3. 较强的、舒适的按压,没有疼痛。
4. 强、稳固的按压但没有疼痛。
5. 达到痛阈的强按压感觉,“感觉正好”。
6. 感觉好的酸痛;疼痛轻度减轻。
7. 感觉不好的疼痛,没有好转或减轻的感觉。
8. 尖锐的刺痛感,顾客犹豫是否该抱怨“我是否该说疼”。
9. 几乎不能控制的强烈疼痛,退缩且抽搐。
10. 强烈、不可忍受的疼痛。

没必要记住这个标准，只要理解进级关系就可以。对顾客进行治疗时,一个好的指导方针是专注于施加压力的水平，使之达到 10 条标准中的 4 或 5 级,就是顾客感觉“较强然而舒服”。即使是激发点也不要超过第 6 级的水平。

■激发点放松的基本方法

在做激发点放松按摩之前，修剪指甲并把指甲边磨圆,保证不抓伤顾客。在顾客的皮肤干燥又没有涂油或乳液时更容易做激发点放松。

将你的手(或其他接触部位,如前臂或肘)按入激发点位置的皮肤,直到遇到阻力(图 5-3)。维持这一水平的压力并等待组织放松变软。这种按压开始时会增加顾客激发点及放射区域的疼痛水平 (轻微)。开始放松之后,组织似乎将你的手指螺旋式拉向深处(Manheim,2001)。继续向下施压但不增加压力并等待再次放松。注意:不要超过顾客的疼痛忍耐度。

软组织的阻力决定按压的深度。当感受到阻力的时候,停止按压是你不伤害顾客的另一安全保障。当你朝着按压的方向或你的整个身体与按压的方向排成直线的时候,逐渐加压是最有效的方法。所谓排成直线是指从脚跟通过踝、膝、髋、肩、鼻至头顶维持在一条直线上。当你的头与脊柱的其他部位保持一致时,注意观察顾客的不适(皱眉头、抖动、挤脸)或放松(叹气、深呼吸、胃作响、微笑)的非语言性暗示。

保持身体和手部舒适有助于激发点放松。只有

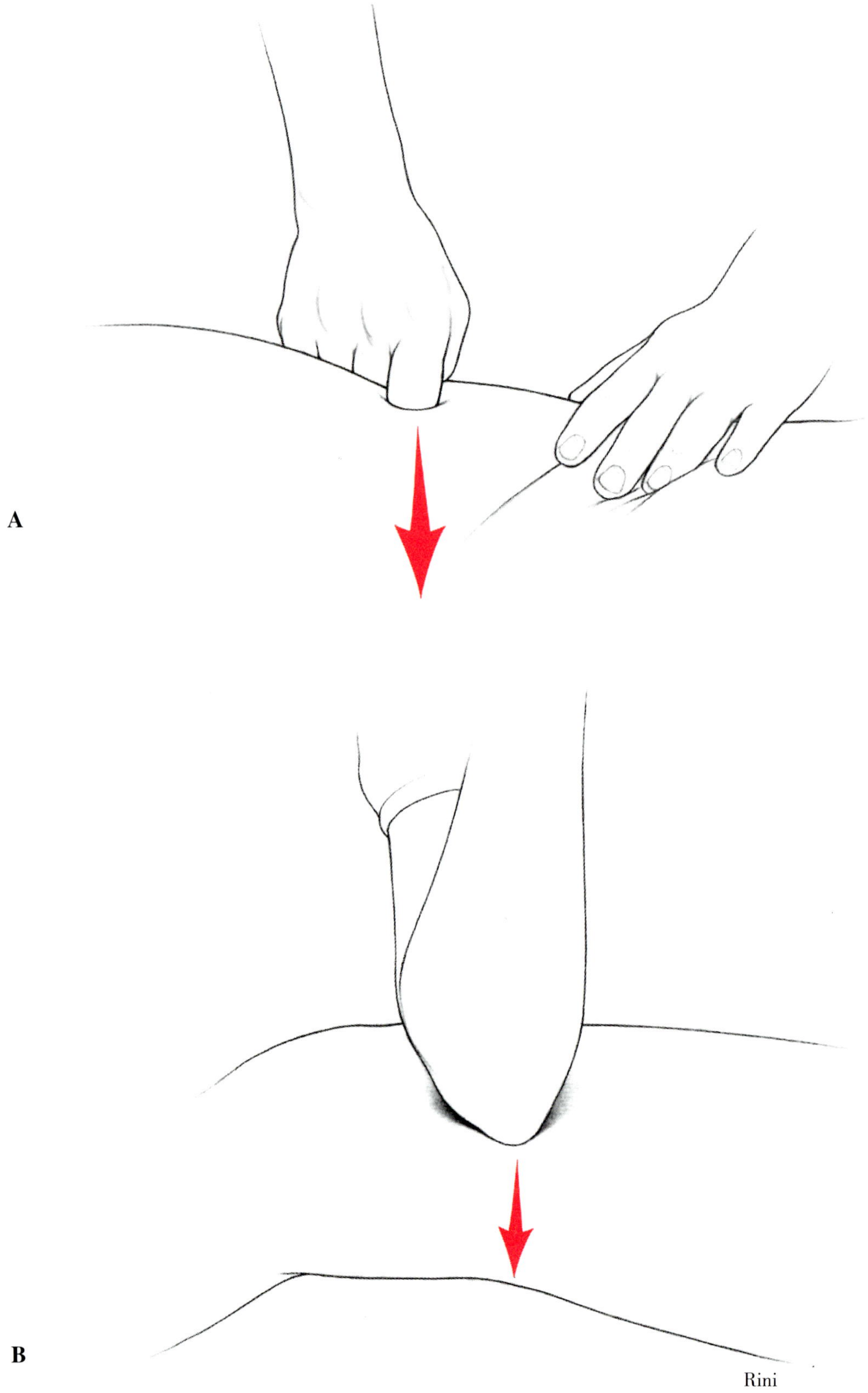

图5-3 **激发点的深压或缺血性按压。**（A）用指关节。（B）用肘以求得更大区域或更强压力。

你的身体在整个过程中保持柔软及放松，你才能感受到很微弱的激发点的放松。在你不紧张的同时，有意无意地让顾客也放松了。

当组织变软后，调整你自己的姿势继续下一次放松。调整姿势意味着进入下一个姿势并去除所有积聚的紧张。可以是放松的呼吸，调换身体的其他部位作为主要的工具，或走到治疗台的另一边以求一个更好的角度。

最佳激发点放松的建议

以下是最佳应用深压法放松激发点的建议。这些建议与本章后面描述的神经肌肉技术手法相关。

1. 按压软组织以前，先将自己身体的姿势调整舒服。调整你的骨盆、肩带、腕及手使之排在一条直线上。这样能让你的身体工作更协调有效而不是与自己抵抗。
2. 不要戳、推或挤组织。相反要慢慢地深入组织并感觉脱离阻力的途径。
3. 通过皮肤表面深入组织。垂直向骨按下直到到达激发点。注意：不同的人差别会很大。某些顾客只允许你到达表皮下面的浅层，有的则深一些。
4. 每个位点不要超过 8 ~10 秒钟。如果第一次没有放松，你可以在同一部位重复 2~3 次。如果尝试 2~3 次之后该激发点仍没有放松，那么暂时放下，继续放松下一个部位。每个激发点不要超过 1 分钟。
5. 肌腹、肌腱连接处、肌腱骨膜连接处及肌腱是寻找激发点的好位置。
6. 熟悉你触诊部位的解剖学结构（即肌肉、韧带、肌腱、血管和骨头）并用这些知识来指导你放松激发点的压力及动作。
7. 激发点放松的指征为你按摩的区域变软、伸长变成螺旋形或抽动，以及顾客自述疼痛已经减轻。
8. 当你按压激发点时，请顾客呼吸并放松你手下的区域。呼吸暗示（让你的顾客配合你的按压做深呼气及深吸气）将增加顾客的知觉并减少疼痛。
9. 以牵张该部位作为结束。这可以是完全由治疗师实施的被动牵张也可以是本章后面描述的主动抵抗技术（MET）。

其他神经肌肉技术的手法

Travell 和 Simons（1999a,1999b）描述了四种减轻肌筋膜 TrP 疼痛及不适的技术手法。这些肌筋膜按摩技术手法包括深部按压法（缺血性按压，在前面已经详细描述），深部轻抚法（剥法），伴有牵张的叩击法及冰摩擦法（间断低温）。这些作者同时推荐一个叫呼气放松的步骤来增加手法技巧。当比较强烈的放松技术看似不合适时，我把振颤法作为一个治疗工具直接应用于激发点上方。这些技术为称为**神经肌肉疗法**的躯体疗法提供了一个基础。

深部按压（缺血性按压）

深部按压（缺血性按压）是持续用手指按压激发点 8~10 秒（Travell 和 Simons 建议持续按压 20 秒到 1 分钟）。根据 Travell 和 Simons 的理论（1999a, 1999b），可以随着顾客痛觉敏感的减轻而增加压力。其他人（如 Alexander,2003;Hart,1999）认为在操作过程中不需要增加压力。当张力消退或激发点不再紧张时可以解除按压。

振颤法

对于直接按压没有软化反应的部位可以直接在激发点上方用**振颤法**。作用的机制不明，但是有假设认为振颤是通过刺激周围的神经帮助转移肌肉或关节的疼痛知觉。振颤法放松激发点以轻度按压开始，同时施加一个上下震动的动作。

剥法

剥法是沿肌纤维长度实施的深度轻抚法（图 5-5）。（如果轻抚足够深，则剥法不再是沿皮肤表面滑行而是在下层组织移动。那么它更确切的名称应是纵向摩擦。）剥法沿紧张带的长度施行，通过整个激发点区域。Danneskoild-Samosoe 等（1983，1986）声称剥法的 10 个按摩阶段可以帮助缓解纤维组织炎或肌筋膜疼痛的症状和体征。

叩击和牵张

叩击和牵张以被动牵张受损肌肉开始，直到出现第一个抵抗处（图 5-6）。

然后在激发点处叩击 10 次（频率应大于 5 秒 1 次，小于 1 秒 1 次）。当作为自我治疗的技巧时，用于

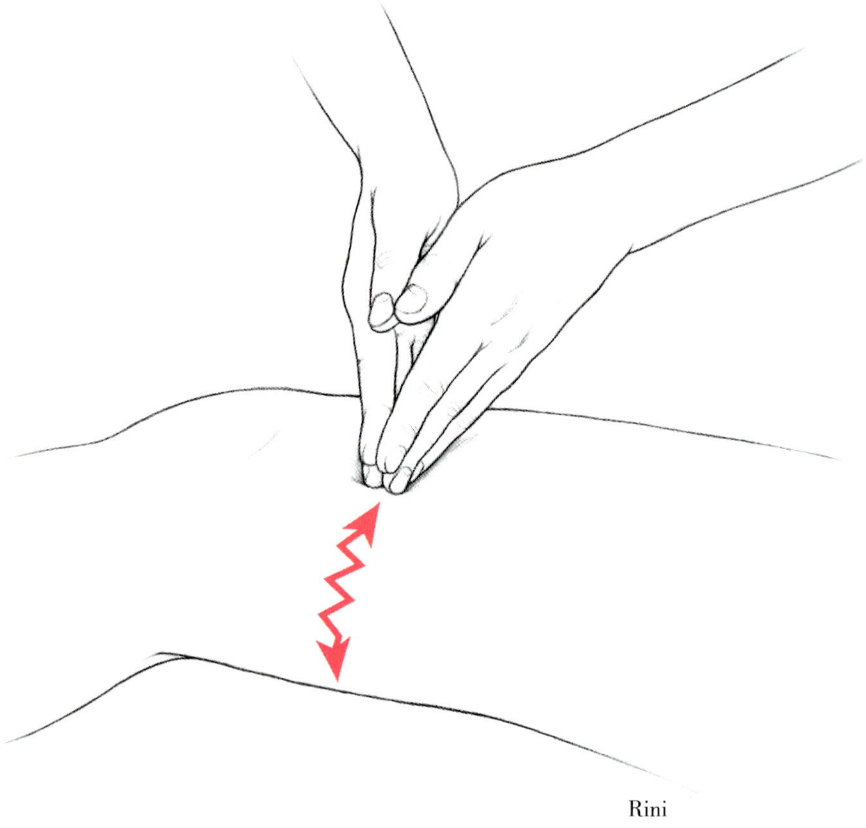

图5-4 **振颤法以按压激发点开始然后施加上下振颤的运动。**这样可以帮助软化对深压无反应的激发点。

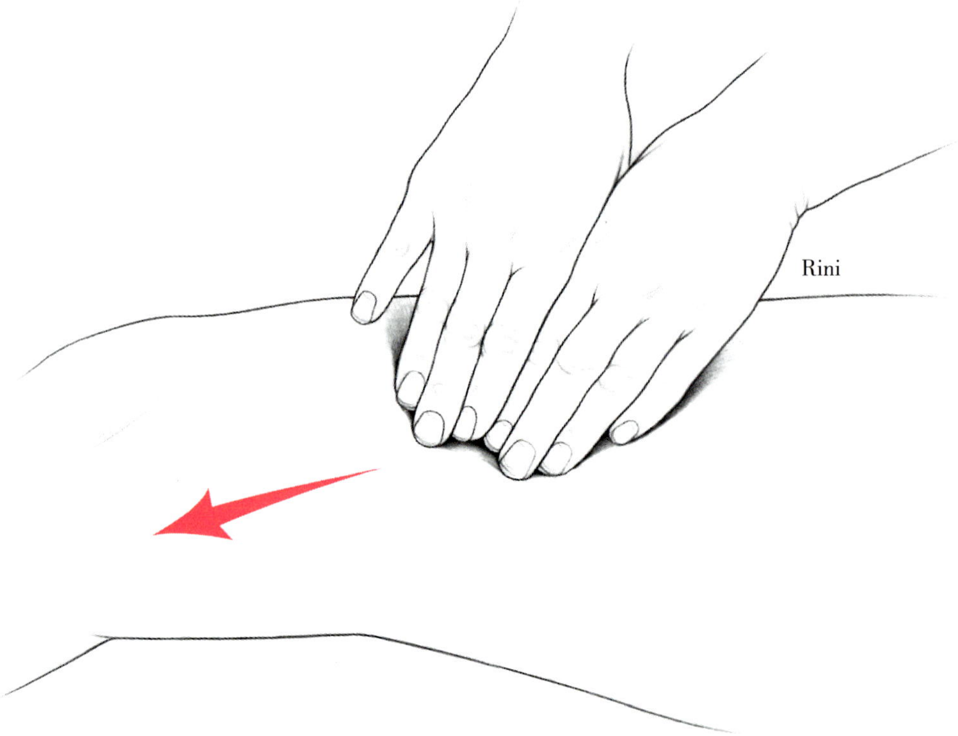

图5-5 **剥法(深度轻抚法)**。

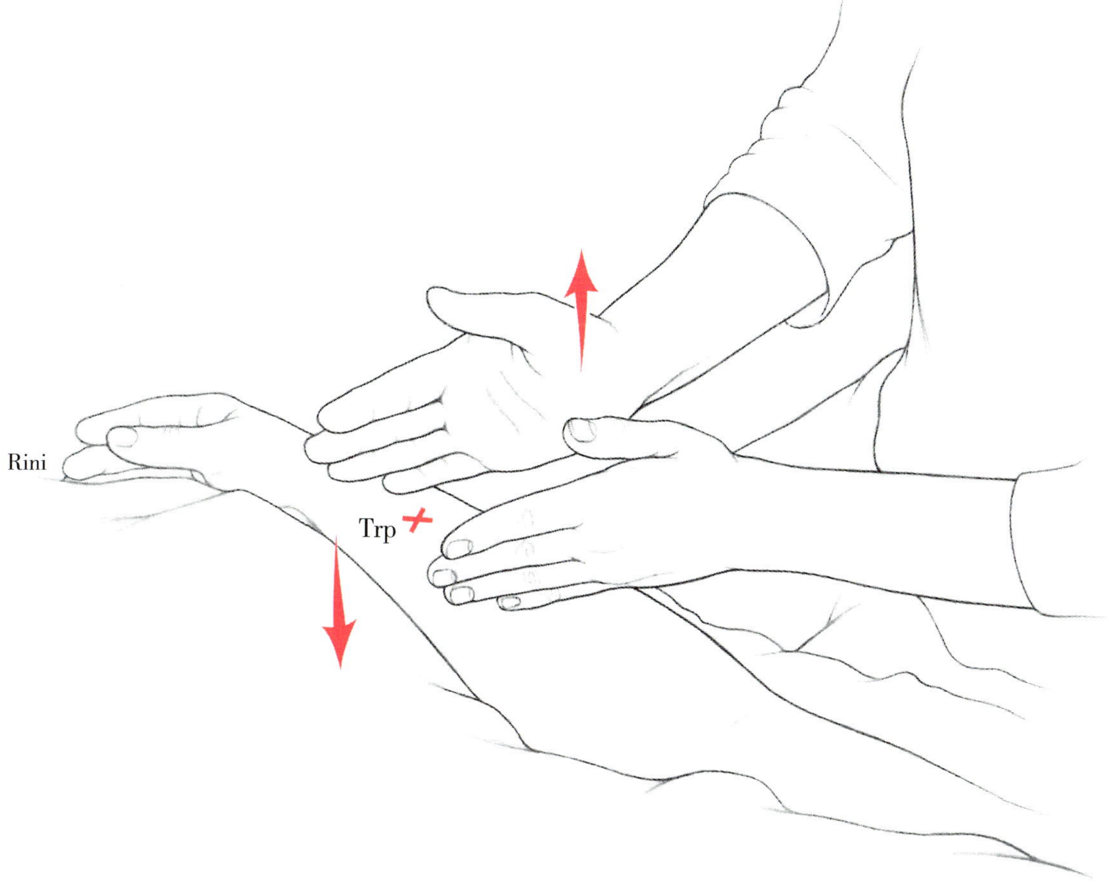

图5-6 **叩击和牵张以被动牵张开始然后向激发点施以叩击。**注意 Travell 和 Simons 指示对下肢牵张的肌肉应用叩击法时要小心。

牵张肌肉的叩击法尤其适用于腰方肌(QL)同时推荐用于肱桡肌、指伸肌和腓骨肌 (Travell 和 Simons, 1999a,1999b)。Travell 和 Simons 告诫在大腿前后筋膜间隙应用这个方法时因为有可能引起前筋膜室间隙综合征的危险所以要特别小心。

冰摩擦法(间断低温法)

冰摩擦法是应用冰来放松激发点的方法。其中一个应用冰摩擦法(间断低温)最简单的方法是将水倒入纸杯里,当中插入一个小棍冷冻成冰棒那样(图 5-7)。在你准备施行间断低温法时, 撕去外面的纸杯,用塑料纸将冰裹上以保持皮肤干燥。以单向平行滑动的方式慢速施行。

呼气放松法

呼气放松法并不是独立的方式, 可以与其他按压和运动手法并用。在按摩中应用这个步骤时,首先要用被动或主动牵张拉长肌肉。让顾客做深慢呼吸,在呼气期间放松 TrP 部位。这种呼吸技巧可以与深压或牵张(MET)联合应用,或作为自我治疗单独使用。

表 5-2 列出了我们讨论的神经肌肉手法技术的概况。

应用抵抗牵张的神经肌肉技术:肌肉能量技术

自主运动,例如对抗治疗师施行的力量,可维持躯体疗法治疗师与顾客之间的反馈并可增加顾客的自控感。结合这种自主运动可以帮助顾客更清楚地知道发生在软组织的变化。对直接力量的对抗可以成为自我治疗练习的模式, 其可以帮助顾客将变化维持的时间延长。由于这些原因,神经肌肉治疗师放松激发点的同时经常应用一系列加抵抗的运动手法

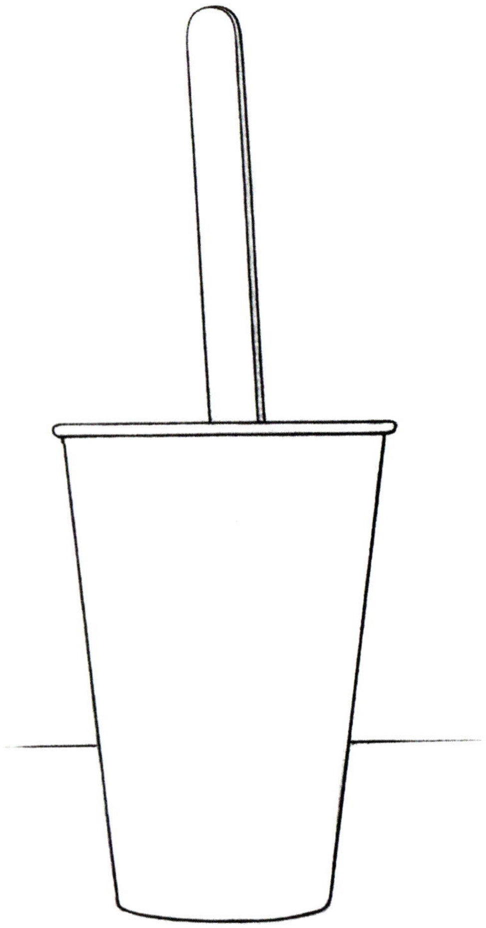

图5-7 **冰摩擦按摩法。**冰棒(冻在纸杯当中)是施行冰摩擦的好方法。

作为补充。这些总称为**肌肉能量技术(NMT)**。

特别指出,MET 是需要顾客自主的沿精确定位的方向收缩他们的肌肉的一系列牵张技术(Hendrickson, 2003)。提示顾客用特殊的肌肉抵抗治疗师的力量。人们相信顾客的自主努力可以重新调整在肌肉紧张时表现的非适应性自主神经反应。主动肌肉收缩也帮助活动关节和增加 ROM。MET 的另一临床用途是减轻激发点的疼痛与不适。下一部分将评价构成 MET 的背景及各种技术。

肌肉能量技术的历史

肌肉能量技术以经发展成为顾客在特别控制的方向上自主地、以不同水平的强度收缩肌肉以对抗治疗师施行的反作用力(Greenman,1996)。MET 于 19 世纪 40 年代由 Kabat 创始,他发展了要求神经受损患者自主收缩来加强肌肉的技术(Hendrickson,2002; Kostopoulos 和 Rizopoupos,2001)。他将这些技术称为本体神经肌肉易化作用(PNF)。20 世纪 50 年代,Mitchell 和 Greenman 等整骨疗法师用这种指导下的自主运动来活动关节并称之为 MET。最近,Janda 和 Lewit 等脊椎指压治疗师发展了一种用治疗师指导的运动以及与应用的手法按压协调的抵抗来治疗肌筋膜激发点的方法。他们称这种疗法为等长收缩后放松(PIR)。(Kostopoulos 和 Rizopoulos,2001),并且它已经成为最常用的 MET 手法之一。Chaitow、DeLany(2002a,2002b)和 Greenman(1996)等整骨疗法师也对 MET 技术作了改进。

基本技术

MET 的基本技术包括 PIR,收缩放松(CR),交互抑制(RI),和收缩放松对抗收缩(CRAC),联合应用 PIR 和 RI 的技术。

等长收缩后放松

等长收缩后放松(PIR)是对目标肌肉怎样被放松的文字描述名称。当肌肉等长收缩后,肌肉疲劳并丧失部分张力。实际上,整块肌肉以及痉挛区域,如激发点处于被“哄骗”放松的状态。施行 PIR 时,拉长含激发点的肌肉直到你察觉到阻力(图 5-8)。维持此姿势并指导顾客主动对抗肌肉被拉长 8~10 秒。顾客放松后,把肌肉牵张得更长并重复上述整个步骤。重复 3 次后在牵张/放松状态下结束。PIR 用于放松激发点及拉长缩短了的肌肉与筋膜。

收缩放松

收缩放松(CR)的步骤与 PIR 相同,所不同的是你不需要在通过第一个阻力屏障之后把肌肉拉得更长。此过程只是在原阻力屏障上简单地重复。CR 用于评估无力或疼痛,放松紧张肌肉及增加目标肌肉的感觉。

交互抑制

交互抑制(RI,拮抗收缩)用于在顾客稍微用力使肌肉收缩时都会导致疼痛的情况。RI 是指让顾客收缩你想要放松的肌肉的拮抗肌。这样可以向目标

表5-2 神经肌肉手法技术

技术	描述	应用
深部按压法（缺血性按压）	手指持续按压激发点 8~10 秒（可重复多次总时间不超过 1 分钟）	随着疼痛感觉减轻可逐渐增加压力。激发点张力减退或不再敏感时可以除去压力
振颤法	以按压开始并施加振颤。与深部按压法时间相同	激发点张力减退或不再敏感时可以除去压力,深部按压无效或不能耐受时使用
深部轻抚(剥法)	足够深地施行轻抚法在沿肌筋膜紧张带长度方向移动下面的组织而不移动皮肤,并通过激发点区域	用于缓解肌筋膜疼痛的症状与体征
牵张法	以拉长肌肉开始直到第一个阻力点。然后叩击激发点 10 次(频率小于每秒 1 次大于 5 秒 1 次)	尤其适用于腰方肌(自我实施)、肱桡肌、指伸肌及腓肠肌。不适用于大腿前后筋膜间隙的肌肉。
冰摩擦法(间断低温)	用纸杯冻一杯水并插上小棍像冰棒那样。撕去纸杯并裹上塑料纸。	单向平行抚摸。保持皮肤干燥慢慢施行。用于急性炎症区内或周围的激发点。
呼气放松法	指导顾客深慢呼吸，呼气时专注于放松激发点	先拉长肌肉。可以与缺血性按压或与 PIR 或 RI(MET 的类型)结合应用,也可单独使用。用于增进其他神经肌肉手法的效果或帮助顾客放松。

MET:肌肉能量技术;PIR:等长收缩后放松;QL:腰方肌;RI:交互抑制;TrP:激发点。

肌肉发送神经信号,来抑制目标肌肉的收缩,因为一块肌肉与它的拮抗肌不可能同时收缩。施行 RI 时,拉长（被动牵张）目标肌肉直到遇到第一个阻力屏障,然后指导顾客主动收缩 8~10 秒。顾客放松后,把目标肌肉拉得更长一些，再嘱患者对抗你的力量收缩目标肌肉。再重复此过程一次，每次都以被动牵张/放松结束。

例如要拉长肱二头肌，伸展顾客的肘部到感觉痛之前的那一点。以“不要让我扳动你”来指导顾客,然后压迫前臂后部使肘屈曲。顾客试图收缩二头肌的拮抗肌三头肌来对抗这个收缩。然后指导顾客放松等待她呼气,表明已经放松。重复此步骤 3 次(甚至可多达 5 次)。

收缩松弛对抗收缩

收缩松弛对抗收缩（CRAC）结合了 PIR 及 RI 技巧。似乎很复杂,但是治疗师只需要先施行一种技术,再施行另一个技术就可以。如拉长二头肌,先伸展患者的前臂。当你紧握前臂时,继续伸展肘,指导顾客“对抗我”。然后转换你的手的位置,从后面支撑住前臂并用力推使肘弯曲同时指导患者“对抗我”。重复这一系列步骤 3~5 次。

分别使用 RI 与 PIR,以被动牵张目标肌肉结束为最佳(在这个例子当中的二头肌),因为这样可以让顾客感到拉长与放松而不是收缩。CRAC 只适用于慢性疾病,用来牵张粘连、拉长结缔组织及减低肌肉张力。

表 5-3 总结了以上讨论的基本 MET 技术。

高级的 MET 技术包括离心收缩，同心 MET 和增加关节 ROM 的 MET。更多的资料请参阅 Hendrickson 的教材《骨科疾病的按摩法》(2003)。高级 MET 技术的分析和描述不属于本书的范围。

■指导的建议

1. 让顾客练习对抗你的力量。让她练习作出较弱及较小的推力。开始时顾客倾向于作出过快过强的动作。他们需要指导才能恰到好处地使肌肉产生足够的抵抗并重新调整本体感受器来引起更大的 ROM。过强或粗野的动作本身也会导致疼痛。
2. 使用想像或感觉暗示帮助顾客设想自己在做什么。一个好的暗示是指导顾客“推我的手”或“对抗我”。
3. 指导顾客按照自己的节律舒适地呼吸，并按照她的呼气调整你的牵张动作。控制下的舒适呼吸对

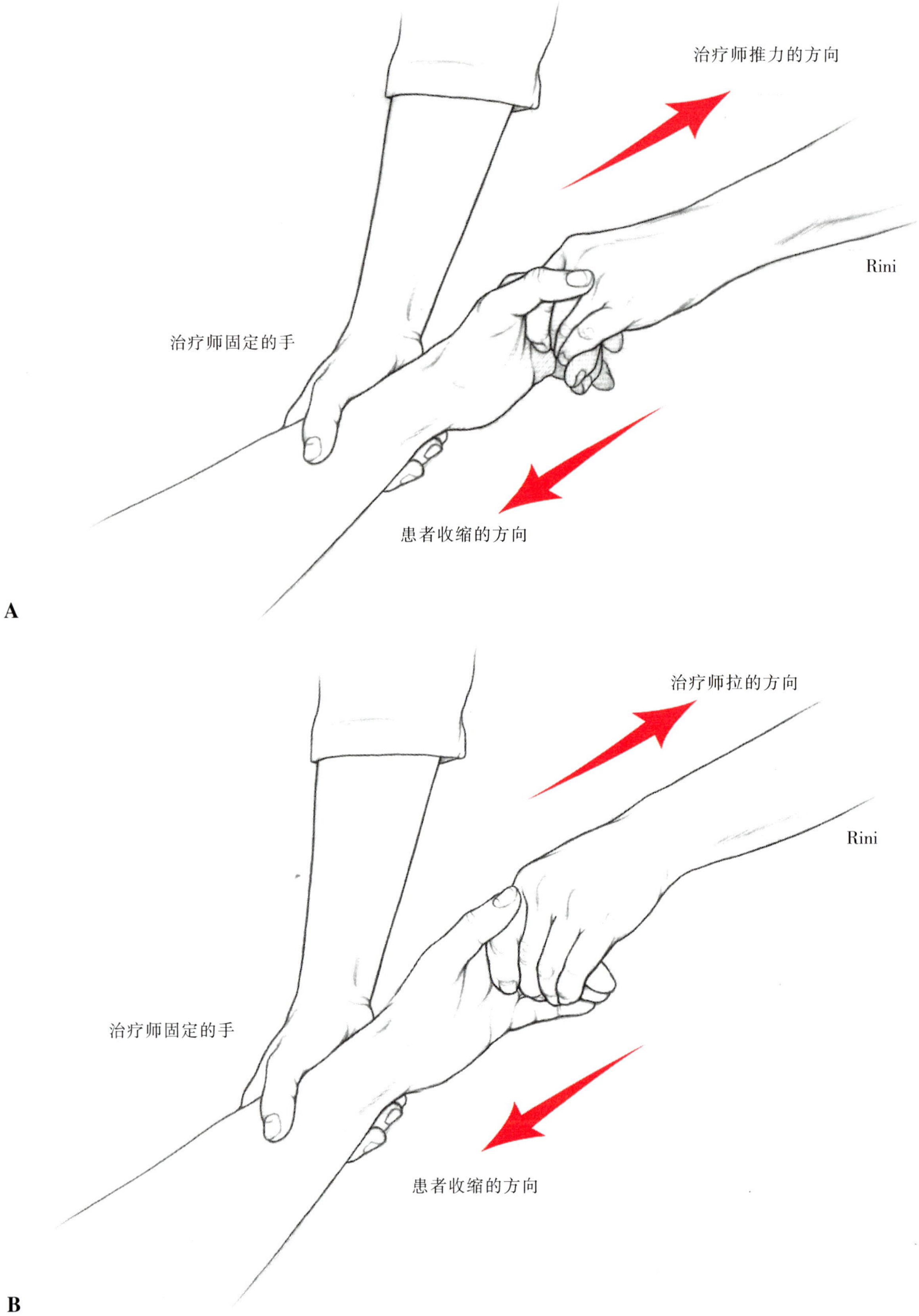

图5-8 **指屈肌的等长收缩后松弛。**将手放在顾客的手指上牵张使他们伸展。说“对抗我”(8~10 秒),随着顾客的呼气进一步伸展。重复 2~3 次。(A)起始位置(顾客)。(B)结束位置(顾客)。

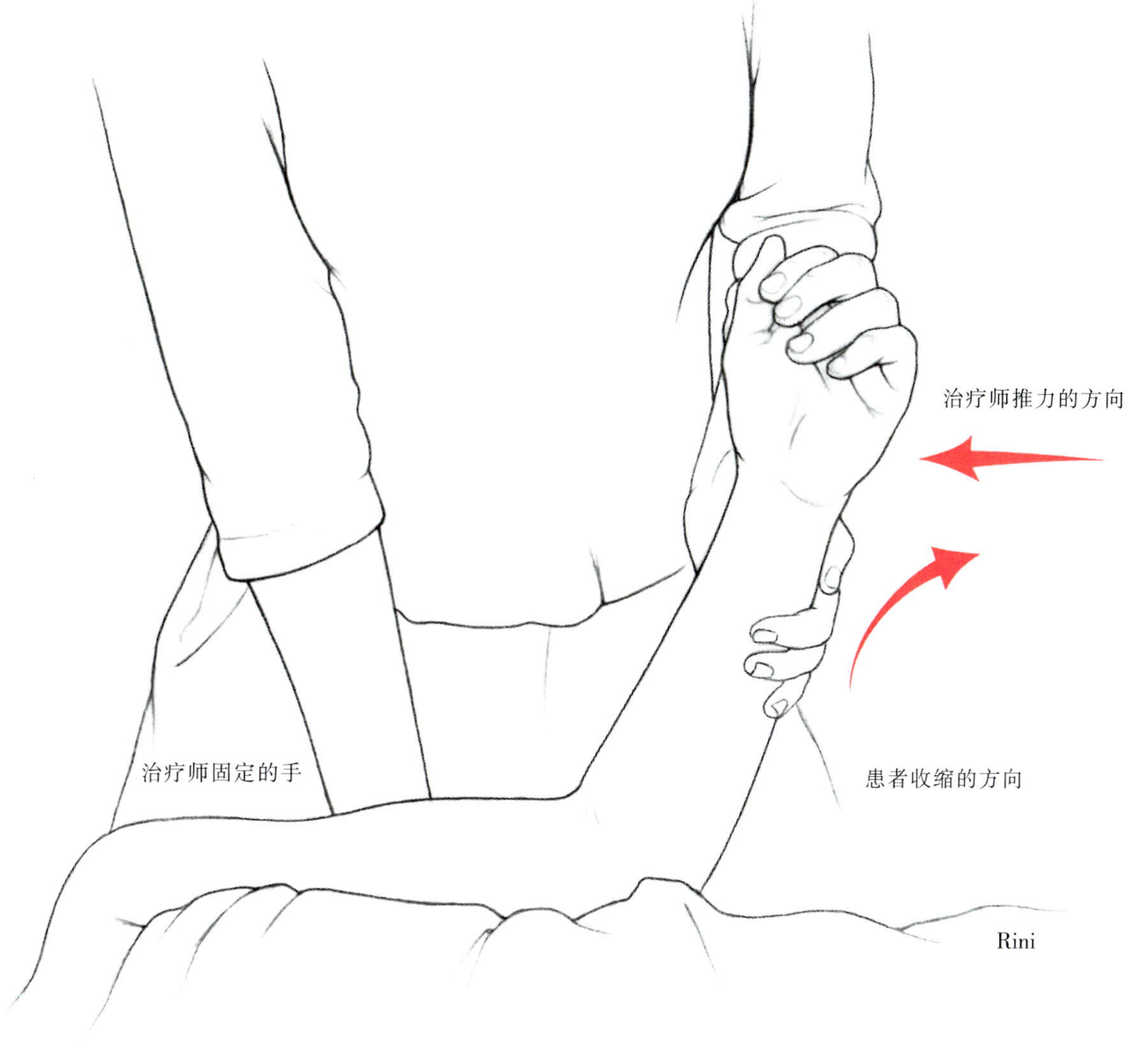

A

图5-9 **二头肌交互抑制法**。推顾客的前臂增加肘的屈曲,说"对抗我"。持续 8~10 秒,然后随顾客呼气放松。重复 2~3 次。(A)起始部位(顾客)。

于随呼吸运动的肌肉(如斜角肌、腰方肌、前锯肌及肋间内外肌)周围的激发点的处理特别有益。

4. 结合第 2、3 条建议的基本原理要求顾客"把气体吸进我的手下面的区域"。
5. 帮助顾客设想你正在治疗的部位。向她展示解剖图谱或教材上该位置的图。这样可以增加知觉与自主康复。顾客将更了解你治疗的部位及原因,并真实地看见没有阻挡的肌肉纤维方向。

体位、铺巾和支撑

实施 MET 牵张可以从顾客的不同角度进行,包括仰卧位,俯卧位及侧卧位。你还可以请顾客放松,按摩时更频繁地变换体位,以保证你可以指导顾客安全适宜地变换程序。

激发点放松最适宜的施行方法是直接接触皮肤,因此遮盖身体其他部位保持隐私非常重要。在进行深部工作,如激发点放松或其他神经肌肉技术期间,必须为顾客铺巾遮盖并保暖,使之感到安全而没有被侵犯的感觉。可参照执行基本瑞典按摩铺巾指南(参看 Fritz,2000)。另外,为作为附加的保护,大腿下最好垫上治疗巾(塞进腿下或不塞进去)(图 5-10)。当为侧卧位顾客铺巾时,记住方法与仰卧和俯卧的铺巾一样,但你的身体必须适应侧位。为一个侧

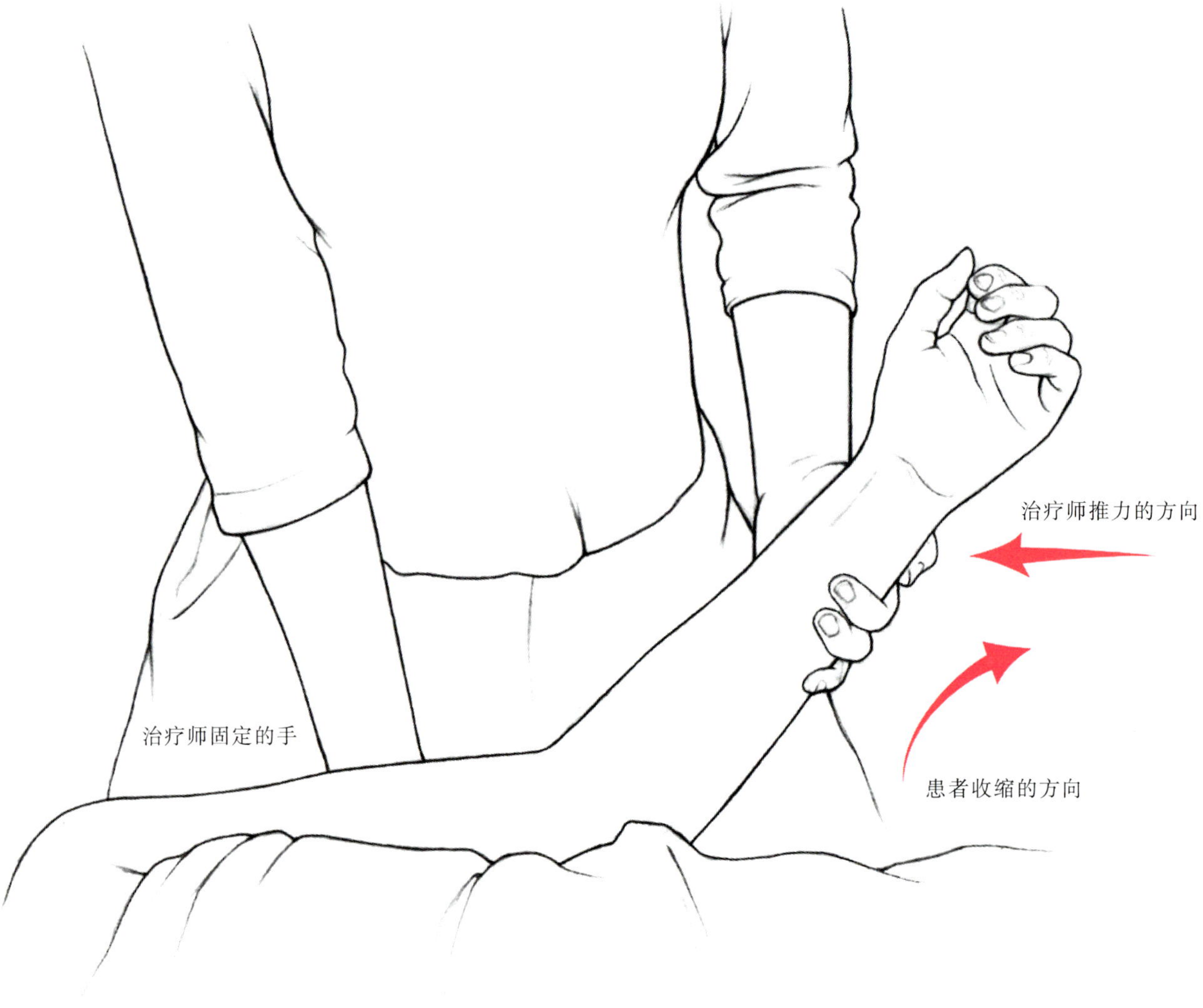

(B)结束部位(顾客)。

卧位的顾客的大腿铺巾时可能有点棘手，如果你把治疗巾的一边放在膝部下方，然后再把它向上方拉会好些。将治疗巾向下折比向上折更容易固定在一个地方。Portland 地区的一位治疗师建议用衣服夹子固定治疗巾的位置。

实施神经肌肉按摩时支撑很重要。向治疗台施加深压力时，可以用一个枕头或垫子加固压迫部位的下方(图 5-11)。通常,枕头比垫子有效,因为枕头可以更好的顺应顾客的体型。与体型轮廓相符合的软垫是侧卧位的最佳用具。当顾客侧卧时,上面的腿用平垫子或几个枕头支持着，下面的腿向后伸而不要让上面的腿压着(即使用枕头分开也不好)。这样可以避免压迫大腿中间的动静脉。

治疗计划及决策

当为一个顾客设计一组或一系列神经肌肉手法时应以顾客的需要为开始，就是通过病史及就诊原因来决定。附录 A 是一个询问病史的样本。利用顾客对每个切入问题的反应作为突破点来获取关于可能的禁忌症、适应证和缓解不适、疼痛或压力需求的详尽和特殊的信息。根据这些信息,你可以做出一个计划(如把大部分时间用于治疗大腿下部,来处理小腿的反复激发点疼痛。)这些工作随着你的治疗过程及对组织的直接触诊而调整。

任何一组动作都不适宜在身体上施行超过 3 次的深部按压。顾客的压力感受器可能超负荷以致不

表5-3	基本肌肉能量技术	
技术	方法描述	应用/目的
等长收缩后放松(PIR)	拉长肌肉直到遇到第一个阻力屏障。然后指导顾客自主对抗拉长 8~10 秒。顾客放松后再次被动拉长。重复 3~5 次,以牵张/松弛结束	拉长缩短的肌肉、筋膜及释放激发点
收缩松弛(CR)	与 PIR 相似,但通过第一个阻力屏障时肌肉不被拉长。在阻力屏障处重复 3~5 次	用于放松高度紧张的肌肉,增加肌肉的感觉及评估无力或疼痛
交互抑制(RI)	拉长目标肌肉到第一个阻力屏障。然后改变手的位置对着拮抗动作推并指导顾客对抗缩短 8~10 秒。随顾客放松再次被动拉长。重复 3~5 次以牵张/放松结束	用于急性病例。如果收缩肌肉产生疼痛 RI 依然可以用,因为收缩的是拮抗肌
收缩放松拮抗收缩(CRAC)	结合 PIR 及 RI 技术,交替施行,以牵张/放松结束	只用于慢性情况。牵张粘连,拉长结缔组织及减低肌肉张力

能正确定位,超负荷将会导致不能产生持续并有效的变化。在我的实践中,我通常根据切入步骤先挑选几个重点部位,然后根据按摩过程中我触诊到的激发点或痉挛来调整计划。顾客反映这样的直接手法比不对任何部位真正专注治疗而只是触摸全身的浅表步骤感觉更完美。

神经肌肉及激发点治疗取决于损伤,因而不适宜(也不可能)规定一个有效而详尽的全身方案。一个好的策略就是重复很多经考验证实好的技巧,直到找到最适合你与你的顾客当时的特殊情况相配合的方法为止。例如,有的顾客适宜用肘部深压;有的人则认为这个步骤具有伤害性;有的顾客在某一天对剥法或深部轻抚法治疗中掴绳肌腱反应良好但第二天又说不好。

下面的指导方针是为患有急性、亚急性或慢性炎症及轻度、中度或重度损伤的神经肌肉疾患的顾

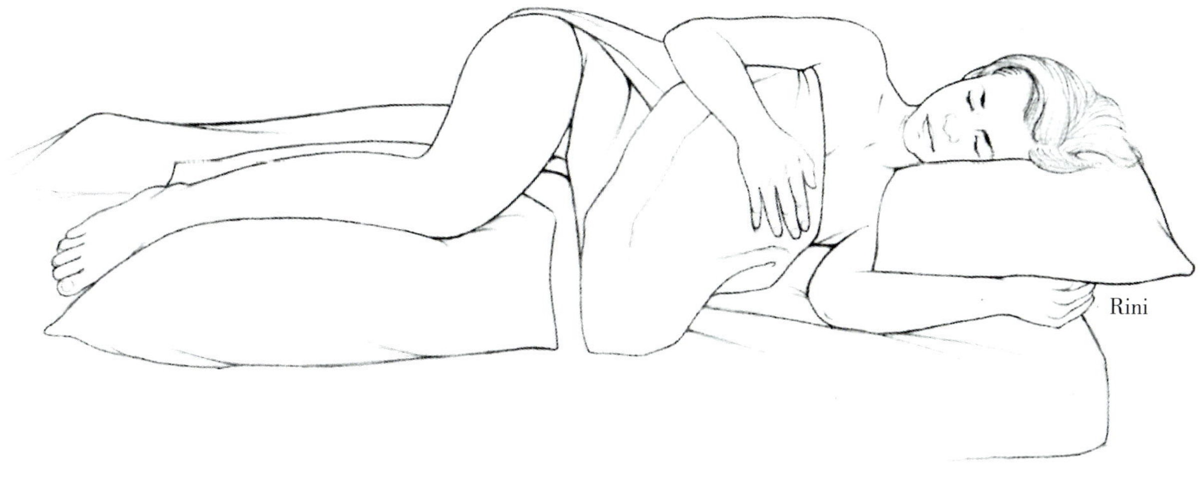

图5-10 用于侧卧位的治疗巾。

一个治疗师的经历：施行神经肌肉按摩的经验

以下是我应用神经肌肉方法的个人经历的报告。希望我的文字可以给学生对于施行深压法放松激发点及其他神经肌肉技术和MET的感觉的更正确的评价。

“神经肌肉手法最吸引我的地方是它需要智力的投入。寻找并放松激发点就像侦探的工作一样。我以分析顾客的肌肉疼痛开始，然后分析一些线索(如，肩深部持续疼痛；不能拿架子顶部的碟子)。我触诊这些区域的软组织寻找证据。手下的感觉指导我收集更多的证据，以及感觉的特征(如，这些组织感觉像拉紧带子，并且中心有一个敏感区域，当我触摸时顾客会因疼痛而叫”哎呀“)。当我按压敏感点并问有否疼痛或不舒服时，我可以简单且系统的随着顾客报告的疼痛牵涉区放松激发点。就像玩连点游戏。听取顾客诉说由激发点引起的疼痛并跟随这些疼痛直到没有再找到压痛点，这样似乎为顾客提供理想的舒缓疼痛并使作为治疗师的我感到满意。为了加深印象及提高效果，我观察并促使顾客的呼吸(呼气)与激发点放松可预见的变化相配合(“想像组织在我的手下随着你呼气而软化”)。我明白激发点释放的效力，实际上，当顾客将呼吸专注于紧张点并将它们填满时，就可以让疼痛释放。有时候我感觉到激发点在将要软化时产生振颤。当我检查顾客的疼痛水平以确定是否该换位时，疼痛已经减轻。

我同时享受MET技术的魔力。在伴有牵张的抵抗收缩后顾客手臂ROM的增加非常明显，而过程则惊人的温和。我还记得几年前的一名AIDS病人称我为天使，主要是因为PIR及RI使他颈部及肩部肌肉的松弛。再次说明呼吸是关键。暗示顾客吸气帮助他放大阻力感受并了解他正尝试放松的感受。暗示他呼气有助于使他进一步放松至更松弛及舒适的状态。”

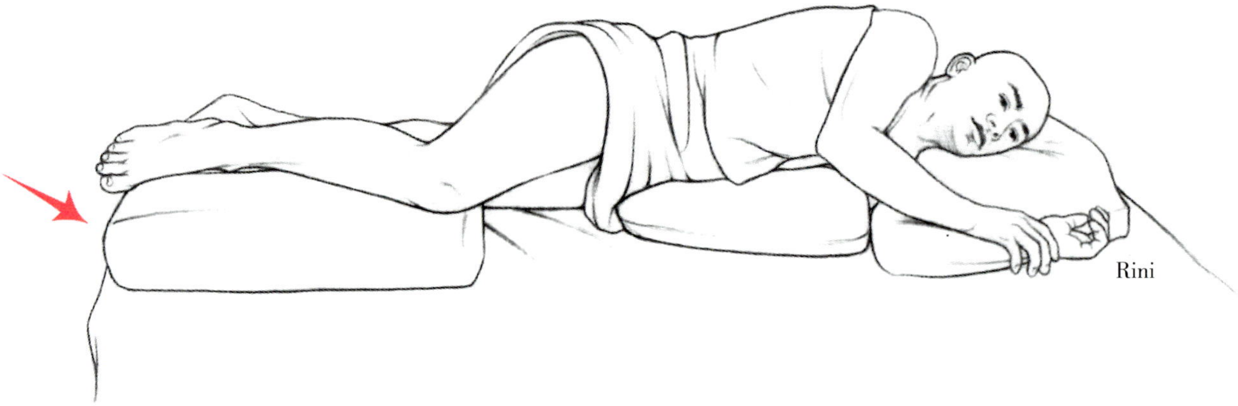

图5-11 **支撑顾客。**顾客处于侧卧位时用枕头垫在上面那条大腿下。

客提供的。

急性炎症区域的典型表现是热、红、肿及疼痛。这是因为血液运输到这个部位帮助愈合创伤。如果在有以上症状的区域内有特殊的位点，这就是典型的肌筋膜激发点。当用神经肌肉手法治疗急性炎症时，坚持用低强度的技术，较轻的压力及间接技术(如附近或对侧的位点)。例如，牵张叩击法在感染区如果必要的话应非常轻的施行。其他策略包括缩短施行时间及间断施行可能导致疼痛的步骤。大部分MET技术较粗暴因为它们牵张患区。如果可以耐受，被动运动是允许的，RI也可以应用，因为两者都不涉及拮抗肌的主动收缩。冷疗法比热疗法更合适作为止痛剂，因为除了止痛效果外，冷疗法还可以减轻发热及肿胀。

亚急性损伤有轻微的红、热、肿及痛。因而，治疗策略可以更直接更深入一些，但是治疗师不应越过疼痛的界线。

慢性损伤是没有治愈的陈旧性创伤。这些组织比周围的组织凉,可能因为缺血而发白发青,可能因为疤痕而较硬,通常不痛。这里适宜用更强烈的手法,如深部轻抚法(或纵向摩擦,也在第 6 章讨论)。MET 技术是慢性损伤的首选策略,因为它们应用牵张和对抗。热疗法有时也用于软化慢性损伤的组织,但是可能导致治疗师错误感觉组织的弹性。同时注意可能遇到的慢性病灶区内包埋的再损伤和目前处于急性炎症的发热点。

严重的损伤像急性炎症一样可以治疗,中度损伤按照亚急性感染的方法治疗,轻度损伤按照慢性感染的指导方针治疗(这些都在前面详述了)。

小结

肌筋膜激发点是局部易激惹的敏感区,按压时可能产生压痛紧张、其他自觉不适或本体感觉改变。激发点被压迫时产生无力并阻止肌肉完全拉长,还可以引起局部痉挛反应。它们可以是主动的、隐匿的或呈放射状的。激发点并不同于敏感点或针刺穴位,而且根据不同的理论模型进行治疗。

神经肌肉手法技术强调激发点、疼痛及痉挛的放松并增加 ROM。它们包括多种不同的技术,如深部按压法、深部轻抚法(剥法)、间断低温(冰按摩)法、呼气放松法、牵张叩击法及振颤法。

肌肉能量技术刺激本体感受器来激发特定肌肉的松弛、拉长或易化肌肉紧张。MET 增加顾客肌肉的自主收缩与对抗神经肌肉方法阻力的牵张力量。基本的 MET 技术包括 PIR、CR、RI 及 CRAC。

神经肌肉技术可以用于身体的任何部位,如果需要的话,也可以联合其他所选的按摩手法与流派来放松激发点。由于此项工作的特殊性,不能提供特定损伤区域施行神经肌肉手法按摩的详尽的样本方案。更详尽的关于激发点及神经肌肉手法的应用(如 Hendrickson,2003;Scheumann,2002;Trevell 和 Simons,1999a,1999b)需要整章篇幅来描述这些草案。在这里,只是概括的描述用于急性、亚急性及慢性炎症或重度、中度及轻度损伤的神经肌肉技术的方案指导方针。

复习题

复习题

1. ________可以产生疼痛及其他自觉不适并传递到身体其他区域的易激惹区域。
   a.敏感点
   b.针刺穴位
   c.卫星点
   d.激发点
2. ________和 Simons 首先区分了激发点、牵涉痛模式及相关因素。
   a. Barnes
   b. Prudden
   c.Simons
   d.Travell
3. 神经肌肉技术不包括__________。
   a.缺血性按压
   b.牵张叩击法
   c.深部按压法
   d.轻抚法
4. 判断题:肌筋膜激发点与人体针刺穴位完全一样。
5. 判断题:肌筋膜激发点与身体中敏感点完全一样。

填空

6. ________激发点在没有外来刺激,如按摩治疗师的按压,也会疼痛。
7. 当该部位再次损伤,潜伏性激发点可以成为________激发点。
8. 自主牵涉现象可包括疼痛,但通常也可能由顾客提供,包括诸如抽搐、________、________和笨拙感。
9. 涉及与顾客主动抵抗相结合的运动技术的总称是__________。
10. 列举并描述 4 种 MET。

参考文献

Alexander D. Soft tissue resistance barriers. Massage Therapy 2003; 42:96–112.
Chaitow L, DeLany JW. Clinical Application of Neuromuscular Techniques. Vol. 1: The Upper Body. Edinburgh, UK: Elsevier Science, 2002a.
Chaitow L, DeLany JW. Clinical Application of Neuromuscular Techniques. Vol. 2: The Lower Body. Edinburgh, UK: Elsevier Science, 2002b.
Danneskiold-Samsoe B, Christiansen E, Andersen RB. Myofascial pain and the role of myoglobin. Scand J Rheumatol 1986;15:174–178.
Danneskiold-Samsoe B, Christiansen E, Andersen RB. Regional muscle tension and pain ("fibrositis"). Scand J Rheumatol 1983;15:17–20.
Ezzo J, ed. Neuromuscular Therapy Update, 1987–1994. Baltimore: St. Johns Neuromuscular Therapy Services, 1994.
Fritz S. Mosby's Fundamentals of Therapeutic Massage. 2nd Ed. St. Louis: Mosby, 2000.
Greenman PE. Principles of Manual Medicine. Baltimore: Williams and Wilkins, 1996.
Hart J. Deep Tissue Massage. Unpublished manuscript, 1999.
Hendrickson T. Massage for Orthopedic Conditions. Baltimore: Lippincott Williams & Wilkins, 2003.
Kellgren HJ. Observations on referred pain arising from muscle. Clin Sci 1938;3:175–190.
Kostopoulos D, Rizopoulos K. The Manual of Trigger Point and Myofascial Therapy. Thorofare, NJ: SLACK Inc., 2001.
Manheim CJ. The Myofascial Release Manual. 3rd Ed. Thorofare, NJ: SLACK Inc., 2001.
Rubik B. Manual healing methods. In: Alternative Medicine—Expanding Medical Horizons. Washington, DC: US Government Printing Office, 1992.
Scheumann DW. The Balanced Body. 2nd Ed. Baltimore: Lippincott Williams & Wilkins, 2002.
Travell JG, Simons DG. Myofascial Pain and Dysfunction: The Trigger Point Manual. Vol. 1: The Upper Extremities. Baltimore: Lippincott Williams & Wilkins, 1999a.
Travell JG, Simons DG. Myofascial Pain and Dysfunction: The Trigger Point Manual. Vol. 2: The Lower Extremities. Baltimore: Lippincott Williams & Wilkins, 1999b.

推荐读物

Dixon MW. Body Mechanics and Self-Care Manual. Upper Saddle River, NJ: Prentice Hall Health, 2001.
Hendrickson T. Massage for Orthopedic Conditions. Baltimore: Lippincott Williams & Wilkins, 2003.
Moore KL, Dalley AF. Clinically Oriented Anatomy. 4th Ed. Baltimore: Lippincott Williams & Wilkins, 1999.
Riggs A. Deep Tissue Massage. Berkeley, CA: North Atlantic Books, 2002.
Schuemann DW. The Balanced Body. 2nd Ed. Baltimore: Lippincott Williams & Wilkins, 2002.

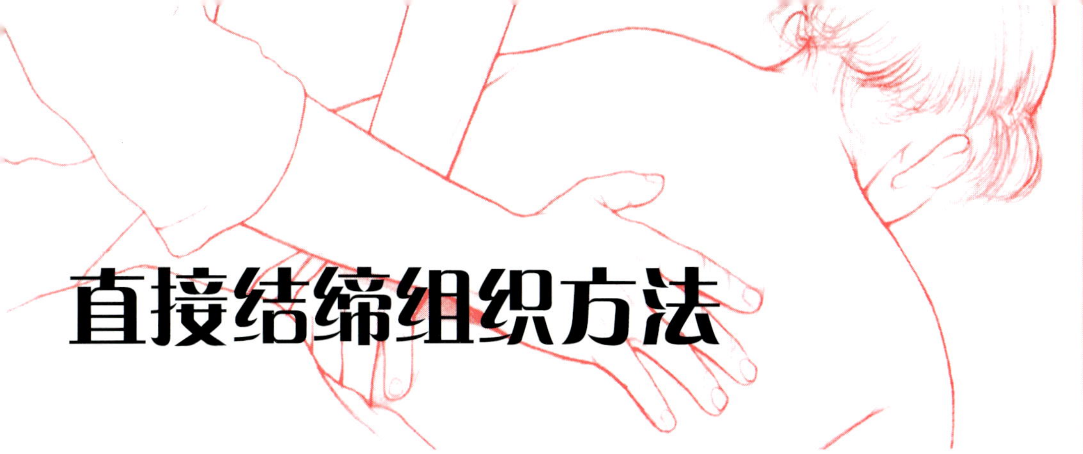

第6章 直接结缔组织方法

目　的

- 介绍直接结缔组织方法的要点
- 描述直接结缔组织方法在浅筋膜的应用
- 描述直接结缔组织方法在深筋膜的应用
- 讨论体位、铺巾及支撑
- 讨论治疗计划及策略

本章大纲

关键词(KEY TERMS)

- **浅表直接结缔组织按摩**:应用于浅筋膜(如皮下疏松结缔组织)的直接结缔组织方法。
- **深部直接结缔组织按摩**:应用于深筋膜(肌肉、肌腱或韧带周围的致密或胶原结缔组织)的直接结缔组织方法。
- **肌肉塑形(纵向摩擦,深部轻抚)**:运用深部轻抚或纵向摩擦法沿肌纤维或包围整块肌肉的肌外膜的平行方向拉长肌筋膜的技术。
- **罗尔夫按摩疗法**:旨在重新排列身体组成结构来增强功能的躯体疗法流派。通常需要10个甚至更多的步骤来重新调整整个身体。
- **结构整合(体位整合)**:与罗尔夫按摩疗法类似的躯体疗法流派,但教员不是由Rolf中心颁发执照。
- **皮肤滚动法**:用于浅筋膜的技术。这一流派的特点是将皮下组织夹在拇指与其他四指之间并提起直到治疗师感觉到筋膜运动。
- **按压法**:用于浅筋膜的技术;把肌肉(及周围的筋膜层)朝骨的方向按压。
- **牵张法**:用于浅筋膜的技术;在你的两手之间机械的拉长肌肉与肌筋膜。
- **刮削法**:用于浅筋膜的技术;用拇指、指关节或手指刮骨或韧带区,想像你正在整平一个平面,好像削冰那样。
- **软组织松动**:较强烈的直接结缔组织方法技术;包括交叉纤维摩擦及J叩击法。
- **交叉纤维摩擦法(横向摩擦,Cyriax摩擦法)**:软组织松动技术,用于防治或软化韧带及下面骨之间可收缩组织的粘连,整平肌腱及腱鞘之间的粗糙平面。施行的时候垂直肌纤维方向移动皮肤。
- **J叩击法**:一个更强烈的软组织松动技术,用于放松对皮肤滚动法效果不好的皮肤限制或粘连。此法只用于局部区域。

细微运动:顾客做出的非常小的有规律运动,通常是对按摩治疗师指导的反应。用于增加拉长和放松顾客的软组织。

直接肌筋膜手法包括第5章讨论的神经肌肉手法及本章的主题,直接结缔组织方法。顾名思义,在直接结缔组织方法中治疗师通过按压结缔组织直接对付顾客身体中的抵抗。这种手法尤其适用于慢性感染组织及慢性疼痛。

本章描述针对浅、深筋膜的直接结缔组织方法的应用。在这里将复习影响用于直接结缔组织方法叩击的筋膜的结构。本章也将描述深部躯体力学的正确应用,还有为促使软组织的放松的体位、铺巾和支撑。关于何时何处施行直接结缔组织按摩的策略也将讨论,并且提供了用于特殊情况的方式的规则。

本章以两个应用直接结缔组织方法的标准化计划来结束(一个10阶段的策略及一个2阶段策略)及一个总结了应用于特殊结缔组织及肌肉区域技术的图表来结束。

直接结缔组织方法的组成

直接结缔组织方法包括顾客做微细关节运动时通过持续按压结缔组织来放松肌肉组织。

施行**浅表结缔组织按摩**时鼓励顾客持续放松地呼吸。呼吸能产生足够的运动协助你通过浅筋膜。伴随吸气和呼气的细微肌肉运动足够应付这个目的。施行持续按压的方法将分别在每项浅表技术中讨论。

对于**深部直接结缔组织按摩**技术来说,持续按压及细微运动更为复杂并将在基础深部直接结缔组织叩击中详细讲解。

用于浅筋膜的直接结缔组织方法

这部分专门讲述应用于浅筋膜的直接结缔组织方法。治疗师选择这种手法来预热组织或软化已经硬化的浅筋膜作为治疗深部筋膜粘连的前奏。也常用于存在于浅筋膜的结缔组织轻度限制。

直接结缔组织方法的原理可以在肌肉塑形、深部轻抚法、罗尔夫按摩法、深部纵**向摩擦法**、**体位或结构整合**及John Latz的结缔组织按摩流派中观察到。

浅筋膜的解剖学

当你观察肌肉骨骼系统的解剖图谱时,筋膜的结构清楚可见(参看第3章)。按照常规,肌肉以红色标记,筋膜以白色标记,通常靠近骨骼,或在骨骼的周围。浅筋膜在背下部、关节周围、颅骨、沿大腿外侧面下行的髂胫带及躯干前正中线容易见到。

正如第3章所讨论,浅筋膜就在真皮下,可以向各方向延伸。Schultz和Feitis(1996)已经识别出几个特殊的浅筋膜区域,在那些区域,由于张力不均衡在体内产生了可见的折叠或张力水平线。他们把这些称为身体的支持带,或结缔组织带。支持带的例子有身体表层的区域骨盆底、膈肌、锁骨及下巴(Schultz和Feitis,1996;Upledger和Vredevoogd,1983)。Shultz和Feitis(1996)也认为分开大腿上部与髋部的腹股沟韧带,围绕腰部的中央带及像眼罩那样围绕眼部的带都是支持带。

因为支持带好像是生理压力的聚集点,躯体疗法治疗师会发现选择在这些区域或其周围开始为有肌筋膜疼痛或不适的顾客施行肌筋膜按摩非常富有成效。(图6-1)。

浅表直接结缔组织技术

浅表结缔组织纤维的方向并不取决于肌肉的方向,因为结缔组织纤维在这层不围绕肌肉组织。因此,浅表直接结缔组织叩击可以沿任何方向施行。

有很多技术可以用于软化、变热及把血液带进浅表结缔组织。有一些与你学过的瑞典按摩或深层组织按摩相同的名字或相似的过程。然而需要注意,浅表直接结缔组织叩击有更特别的目的(软化和活化浅表筋膜)及可以用不同于你以前见过的方法来施行(特别是它们不会导致疼痛)。滚动皮肤法、按压法、牵张法及刮擦法是本章要讨论的浅表叩击法。表6-1总结了这些技术。

考虑这点：直接结缔组织按摩的压电及触变效应

正如第 3 章中讨论的，压电的传播是可以被触及的。躯体疗法治疗师时常感觉到压电反应的最终结果：顾客软组织的软化、柔顺及拉长。有时顾客会说有刺痛感或过电感，但不是麻木，也不像神经反应。压电反应也可以被认为是治疗师自己体内的软化、松弛感或过电感。这些内在知觉通常与顾客报告的生理改变(如放电感觉、舒适、松弛、排除生理阻碍)或精神改变(如笑、哭、放松感、记忆)相一致。

向下按压结合向前牵张的力量使结缔组织产生剪力差可能是压电效应的一个原因，这个在第 3 章讨论过。“得气”现象在针刺中被很好的证实，当治疗师进针并捻转时能感知顾客体内的组织上行并抓住针灸针。这种类似的抓握感在使用深部直接结缔组织叩击时也能体会到。Langevin 等人(2001)提出一种观点，认为在结缔组织上的二维拉力(即一边进针一边捻转)导致这种抓握效应。在直接结缔组织叩击中，这种抓握效应来自按压向量的综合而不是进针及捻转。人体内的信息传递(即通过结缔组织的传递)类型交替开始说明这种转移抓握及放松现象。Juhan(1998)，Oschman(2000)及 Langevin 等人(2001)的论著提出结缔组织网导致了针刺及其他躯体疗法中的抓握及放松现象。经络是假定的处理并改善身体能量流(气)过程中阻力最小的通道。因此，剪刀效应可以部分解释直接结缔组织方法的显著效果及一些不寻常效果(如痉挛、身体弯曲，及顾客报告的过电感)。

因为压电放电需要水分子，筋膜因此变得更长，反应更好且在手指下感觉更柔软。触变感是用于描述物质有时怎样变得更厚更硬，有时又变得更柔顺更软的术语。

皮肤滚动法

皮肤滚动法是用拇指与其他四指夹住皮下组织的一种按摩法(图 6–2)。为了防止你的拇指疲劳或损伤，在进行滚动皮肤法时要保持你的拇指与腕部在同一直线上。让顾客的组织放松(感知你手下的运动)来指导按摩的速度很重要。通常，皮肤滚动法是作为“刮擦和灼热”的技术来教授的，不需要等待或跟随顾客结缔组织的放松。然而从生物学上讲年轻顾客的皮肤移动快而易，许多顾客在筋膜下有一些约束。虽然结缔组织老化的人的确需要皮肤滚动法将血液带给其下面的组织，但是快速简易的皮肤滚动法对他们却是不可行的。对这些顾客正确地施行皮肤滚动法实际上感觉更像皮肤的折叠、弯曲，甚至就像你握住皮肤等待组织放松。

按压法

按压法是治疗师将肌肉(及周围的筋膜层)向骨骼按压的技术(图 6–3)。不是捣、压紧、挤压或冲击。如果正确的应用，将比皮肤滚动法容易耐受。

应用按压法作为一种手段要顺从及跟随组织而不仅是持续地推并释放推力。顺从顾客身体的自然节律，当他的身体有准备时再放松，不要提前或错后。“顺从顾客的自然节律”不是将你的节律强加在顾客身上而是顺从并跟随她的节律。

按压法有两个特殊的优点使它尤其适用于肌筋膜按摩的开始阶段。它可以用来替代轻抚法预热全身组织，并且可以隔着治疗单施行，因而可以保持患者的遮盖。

牵张法

牵张法是另外一种叩击手法，可以用于不能耐受皮肤滚动法的顾客。牵张法就是向相反方向机械地在两手之间(或你的手与另一个屏障之间)牵拉肌肉与筋膜。将你的两手沿你将要牵张处的腱鞘放置并向前倾压，利用身体重力的转移将你的两手(及其下面的浅筋膜)分开(图 6–4)。这种手法为施行自然牵张提供最好的机会。牵张法用手扩展两端来拉长在你手下的筋膜，就像拉橡皮泥或太妃糖那样。

细心觉察在牵张法中也是非常重要的，因为这样可以指导你找到阻力线，用你手(或其他工具)的压力来迎接阻力线，然后等待阻力移开。当你细心觉察时你才不至于牵张或推过组织的限制。

牵张法用于筋膜相当紧或因疼痛而不能施行皮肤滚动法的部位，包括背部的腰筋膜区，肩胛区及胸

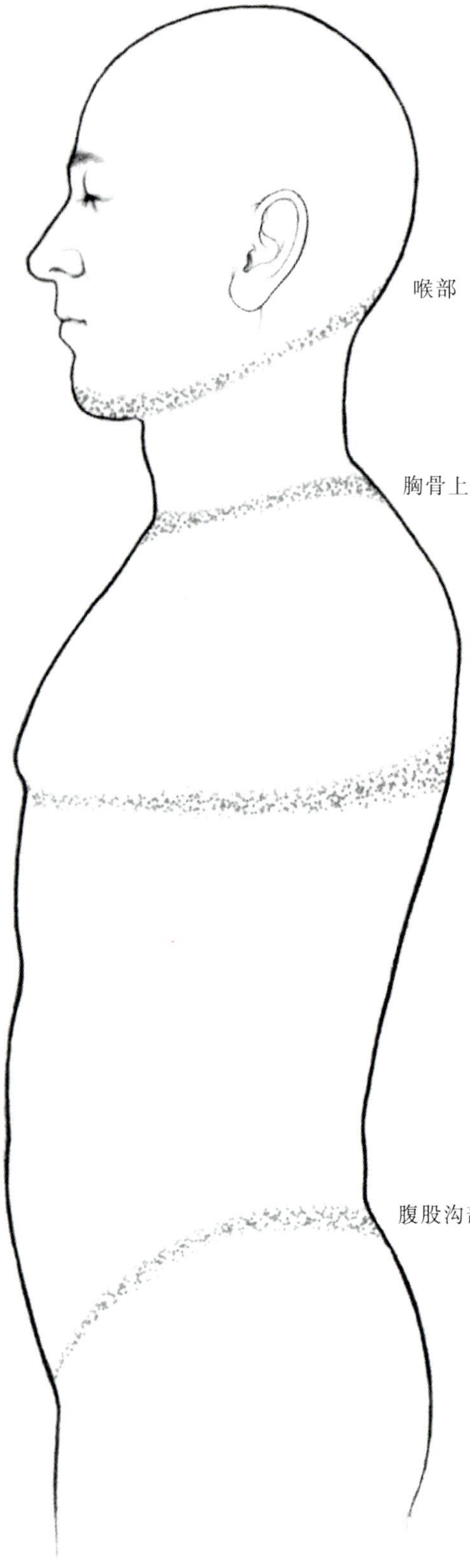

图6-1 **支持带**。从侧面看,你可以看到在腹股沟部、横膈膜部、胸骨上部及喉部的支持带。

骨上的肌肉。当牵张法用于胸骨上时,手指要分开以适应肋骨的走向,这时的手法叫耙法。

刮擦法

刮擦法是一种特殊的叩击手法,要求你用拇指、指关节或手指去刮擦骨或韧带区, 就像你正弄平一个平面,就像在刮冰一样(图 6-5)。这种方法通过结缔组织层下沉来弄平下面组织的肿块。虽然这种手法与 Swedish 手法中的要领背道而驰,但刮擦法可以被直接用于踝关节、膝关节或任何骨关节区。同样可以被用于韧带区如髂胫束区。这里的窍门是主动要求顾客的反馈。问你的顾客刮擦法在你选择的区域是使之舒服还是使之感到不舒服。说,“你觉得这样很反感还是觉得舒服?”顾客的反应是继续或马上停止的清楚的线索。顾客可能喜欢这种技术并回答他们觉得像在释放一些东西,或者说他们觉得不舒服。毋庸置疑,当患者感到不舒服、加重疼痛或无效时都应该停止刮擦法或其他手法。

■软组织松动技术

有一些作者 (如 Barnes,1995;Manheim,2001)提出一种称为软组织松动的附加浅表直接结缔组织技术。大部分软组织松动技术是皮肤滚动法(如用于瘢痕)或牵张伸展法(用于身体的任何部位)的变异。在这里讨论两种技术(J 叩击与交叉纤维摩擦法)。参看表6-1。

交叉纤维摩擦法(横向摩擦,Cyriax摩擦法)

交叉纤维摩擦法用于防止或软化肌筋膜单位与韧带与下面的骨骼的粘连, 以及弄平肌腱与腱鞘间的粗糙的平面。注意 Travell 和 Simons(1999a,1999b)特意拒绝接受交叉摩擦法作为激发点治疗方法。(在第 5 章讨论)。

施行交叉纤维摩擦法时, 在垂直肌纤维的方向上移动覆盖下层组织的皮肤(图 6-6)。做交叉纤维摩擦法前先剪指甲并把边缘磨光滑,以防划伤顾客。同时你会发现当你的手和顾客的皮肤之间没有乳液或油时更容易施行该方法。有效的交叉纤维摩擦法横跨肌纤维并且必须有足够的长度径过整个肌筋膜单位。用触诊紧张带、疼痛反应、捻发音(嘎吱声)或通

表6–1 浅表直接结缔组织技术

技术	描述	应用
基本叩击手法		
按压法	把肌肉压向骨头	可用于预热组织替代轻抚，全身应用，可以隔着治疗单施行
皮肤滚动法	一种揉捏法用拇指和其他四指捏住浅筋膜层的一种按摩手法，先等组织放松再做下一步。	用于全身，常用于背部；由浅筋膜纤维向各个方向走行，所以可以向各方移动。
牵张法	将两手放在顾客的身上并向前压使组织在你的手下分离。	用于特别紧的筋膜区或因疼痛而不能施行皮肤滚动法的区域，如腰区，胸骨附近或髂胫束。
刮擦法	用指关节、拇指腹或其他工具(身体的其他部分)弄平组织，擦掉矿物质沉淀或“嘎嘎响的东西”	用于有骨的部位，或稍加变化用于髂胫束
软组织松动技术		
交叉纤维摩擦法	向下按压肌肉并沿垂直肌纤维的方向移动手指(像乱弹吉他)使筋膜或瘢痕平行排列。	沿平划线方向平整筋膜和瘢痕组织，使软组织更强韧更有弹性
J 叩击	用手指腹通过向各个方向牵拉来评估皮肤的活动性，当遇到阻力或限制时就用对抗力。J 型的钩可以朝任一方向。	用于增加皮肤的松动性并可用于全身

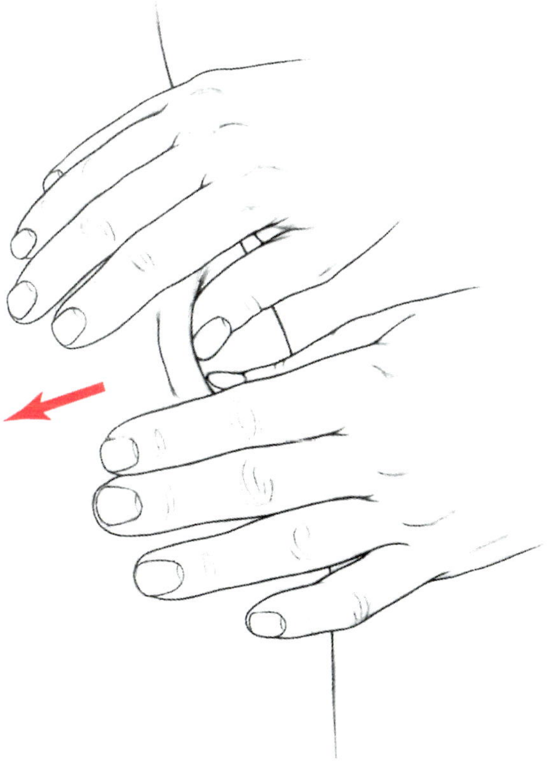

图6–2 **皮肤滚动法。**施行皮肤滚动法时，保持拇指放松并处在神经的位置。

过发现限制运动的区域来定位你想要软化的特殊区域。顾客的皮肤与治疗师的手指必须作为一个单位来运动。

对于慢性损伤，一个推荐的持续时间是 2 分钟的轻松交叉纤维摩擦，紧跟 6~8 分钟的深部按压，并使顾客随着你的手法重复 20~30 次目标肌肉的细微运动。以 5 分钟或更短时间的局部冷敷(用毛巾包裹冰袋)来结束，以防可能出现的治疗相关性局部炎症导致的水肿。对于急性损伤，只要 4~5 分钟的轻摩擦并以冷敷结束。疼痛是应注意的提示。如果你发现顾客退缩或对你的触摸产生紧张，你就应该减少压力。如果顾客仍旧紧张就应该停止交叉纤维摩擦法。

J叩击法

J 叩击法是比较强烈的技术，用于放松对皮肤滚动法无反应的浅表结缔组织限制或粘连。可以用于增加全身任何部位的皮肤的活动性。然而，J 叩击法只用于特殊区域而不用于全身皮肤的放松。如果将 J 叩击法用于激发点可能导致肌肉痉挛，使放松无效(Manheim，2001)。

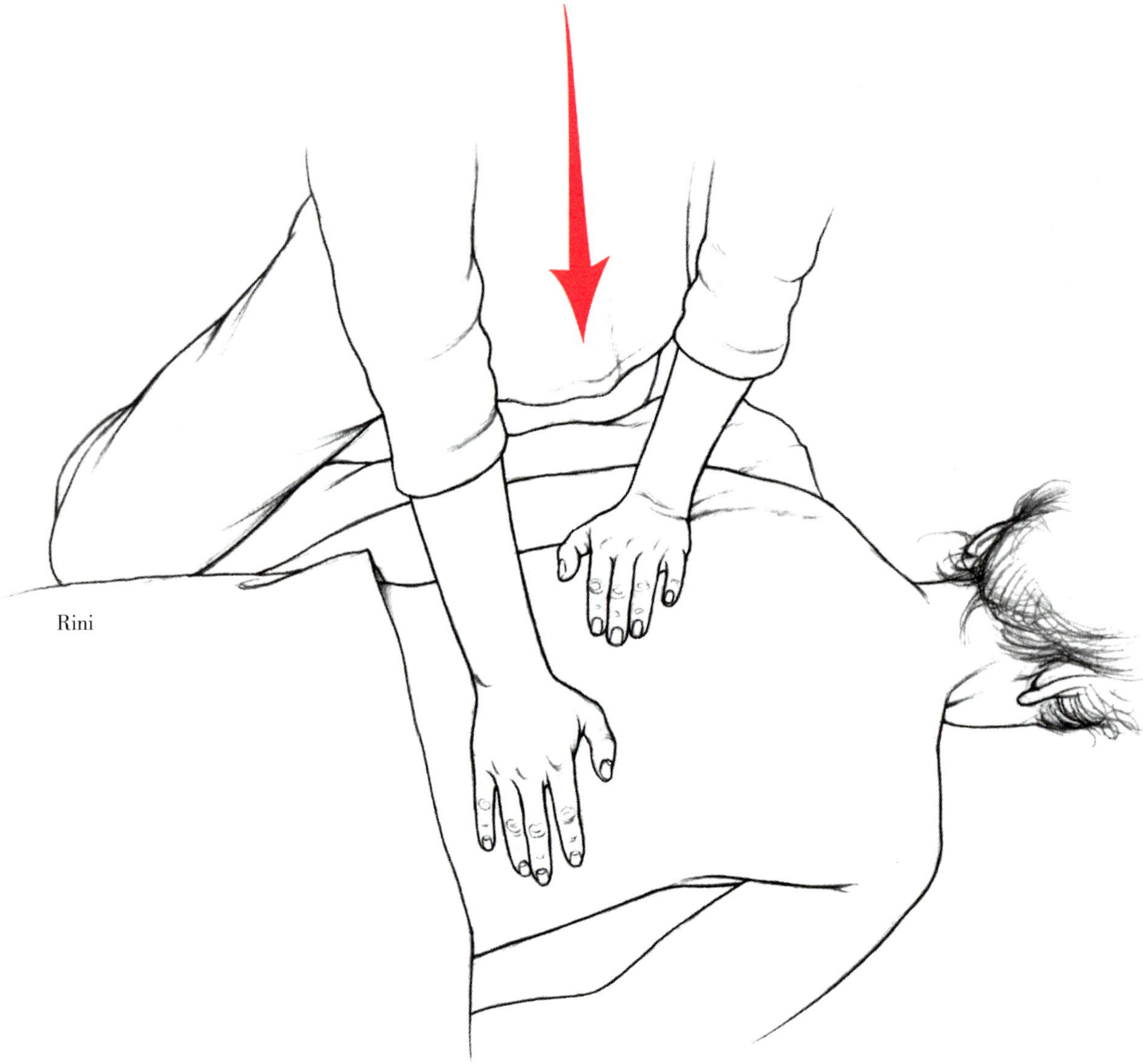

图6–3 **按压法。**施行按压法时，用全身的力量压向顾客的组织而不是用手臂或肩部的力量压。

作为准备，将顾客的目标区域置于最大的松弛体位并保证你的手与顾客的皮肤没有润滑剂。施行叩击法时，用手指腹向各个方向牵拉来评估皮肤活动性。当你感到阻力或限制时，避开限制，以 J 字母钩的动作结束(图 6–7)。这个勾是以迅速、突然的动作通过限制。可以走向任何一边。用你的手掌再次检查各个方向皮肤的活动性。如果限制没有完全放松，在你第一次施行的区域以正确角度再重复 J 叩击法。再检查，如果需要，以星形放射模式重复这个过程直到限制软化。

顾客可能诉说治疗区域有烧灼感。很可能是充血，因为叩击法加重目标区域的炎症。但是，J 叩击法不应该导致损伤或疼痛。指导顾客回家后第1 个 24 小时用冰敷患区 2~3 次，如果需要，第 2 个 24 小时继续用冰敷来减少伴随的肿胀或疼痛。

浅表直接结缔组织技术的最佳应用

以下的建议总结了有效施行所有浅表结缔组织叩击法的重要原理。

1. 保持你的骨盆、肩带、腕及手在同一直线上。这样可以使你的身体以协调的方式工作而不是自我对抗。
2. 不要戳、推或挤组织，在推进之前留一定时间允许

一个治疗师的经验：施行直接结缔组织按摩的经验

在我的直接结缔组织课堂中的一个标准作业就是写一个病例学习报告，这个报告包括顾客的反馈以及在施行直接结缔组织方法时作为治疗师的真实感受。以下是一个学生报告的摘录。这个摘录可能提供关于将直接结缔组织方法与其他按摩手法结合的额外见解。

“学习肌筋膜按摩的直接结缔组织方法真是一个挑战。它要求我站在舒服的地方以外去按摩并要求我提高对顾客及我自己的关注。

在我们的第二阶段学习中，我们关顾客的腿，因为她说她的胫骨夹板有问题……身体的其他部位施行 Swedish 手法……当我们按摩到顾客的腿时，我指导她做细微的运动，交替做背屈与跖屈。很显然，她想做比我们需要更大的动作，但是很快我们就掌握窍门。首先我们从膝部开始放松，向头部的方向进行。第二次开始从踝部上部开始向下移动。她好像有充分的 ROM(活动范围)。我给她一个针对她的背部及肩膀的运动，另一个针对全身的运动(牵张法)。我们一起练习，并确认她知道怎样及为什么这样做。

在第三阶段开始时，顾客说她胫骨的夹板在上一阶段之后就没有问题了。我听到这个非常高兴。这个让我确信我要给她的身体指引，就是她需要重新调整自己的身体。在这个阶段当中，我们的重点在她的肩与胸部。 她诉说有紧迫感。这次，我们真正深入施行。我用直接结缔组织方法按摩前锯肌与胸小肌。同时我用耙法双向按摩胸骨区。我们这在三个区域都用了呼吸运动法。按摩胸骨区域及胸小肌时，两个区域我们说发出“哇”的声音。开始时我觉得过程很顺利且紧凑。当我开始按摩胸小肌时 我想跳出皮肤去感知我触摸的肌肉。顾客发出舒服的叹息并说她没感知哪里有肌肉或哪些肌肉需要按摩。在结束此过程时我告诉她我们确实做了深部的按摩，叮嘱她回去之后要记住用冰敷及喝大量的水。

再回头看这些步骤，我觉得最兴奋的事情是指导顾客关注她自己的身体的同时我也在学习按摩该区域。在这种工作中顾客与治疗师的合作关系让我非常兴奋。我迫不及待地继续探究这种手法。”

组织移动。

3. 通过皮肤表面向下压直到感觉到接近浅表结缔组织。 注意：不同的顾客差别很大。有的顾客不会让你压倒浅筋膜层，他们的皮肤感觉像硬盔甲。其他顾客有较嫩的浅表结缔组织，他们的皮肤很容易移动就像多皱纹的沙皮狗的皮肤那样。
4. 不要在一个地方按住不动超过 1 分钟。如果你不能跟随一个动作，那么改变你手的位置（哪怕是 1.2 厘米），再尝试。如果你尝试几次都不能找到好的方向，那么改用一个较温和的浅表结缔组织技术(如牵张或按压法)。
5. 如果组织一开始就很容易移动那么你就不需要施行额外的浅表结缔组织技术。然而你对组织的处理将会预热组织并使顾客感觉良好。
6. 了解你触诊部位的解剖学结构(如肌肉、腰筋膜、骨骼)并用这些知识指导你的压力及选择浅表结缔组织技术来放松筋膜。例如，据说腰筋膜通常比位于其上方的竖棘肌的筋膜活动性差。你可能得出结论腰筋膜可能对牵张反应好于其对皮肤滚动法。
7. 保持你的双脚比你在瑞典按摩中站得近一些，这样你的身体稳定但不会影响你感知浅筋膜的细微运动。
8. 如果你感到组织的运动，跟随改变的方向。当组织拉长，你会感到好像是顾客的身体将你移动。
9. 如果你感到身体不协调，停下来重新调整你的体位。当你的手移开时，嘱顾客呼吸并以舒服的方式活动该区域。同时利用这段时间你自己也伸展并呼吸。再开始时你会感到完全与顾客协调。
10. 呼吸暗示(如告诉顾客继续舒适的呼吸)增加顾客的意识并减少疼痛。
11. 放松浅筋膜时，不需要动作暗示；呼吸运动就足够。如果你想增加运动暗示，你可以参考本章后面介绍的指导细微运动部分中的指南。
12. 在强烈按摩的部位施行冷冻(或作为提供的肌筋膜按摩服务的一部分)。在该区域上面用冰摩擦 5 分钟(冰摩擦)或将冰包好只放在上面 10 分钟(如果不舒服可以减少时间)。建议顾客在按摩当天至少用冰敷 2 次，第二天用 1~3 次来防止肿胀或疼痛。

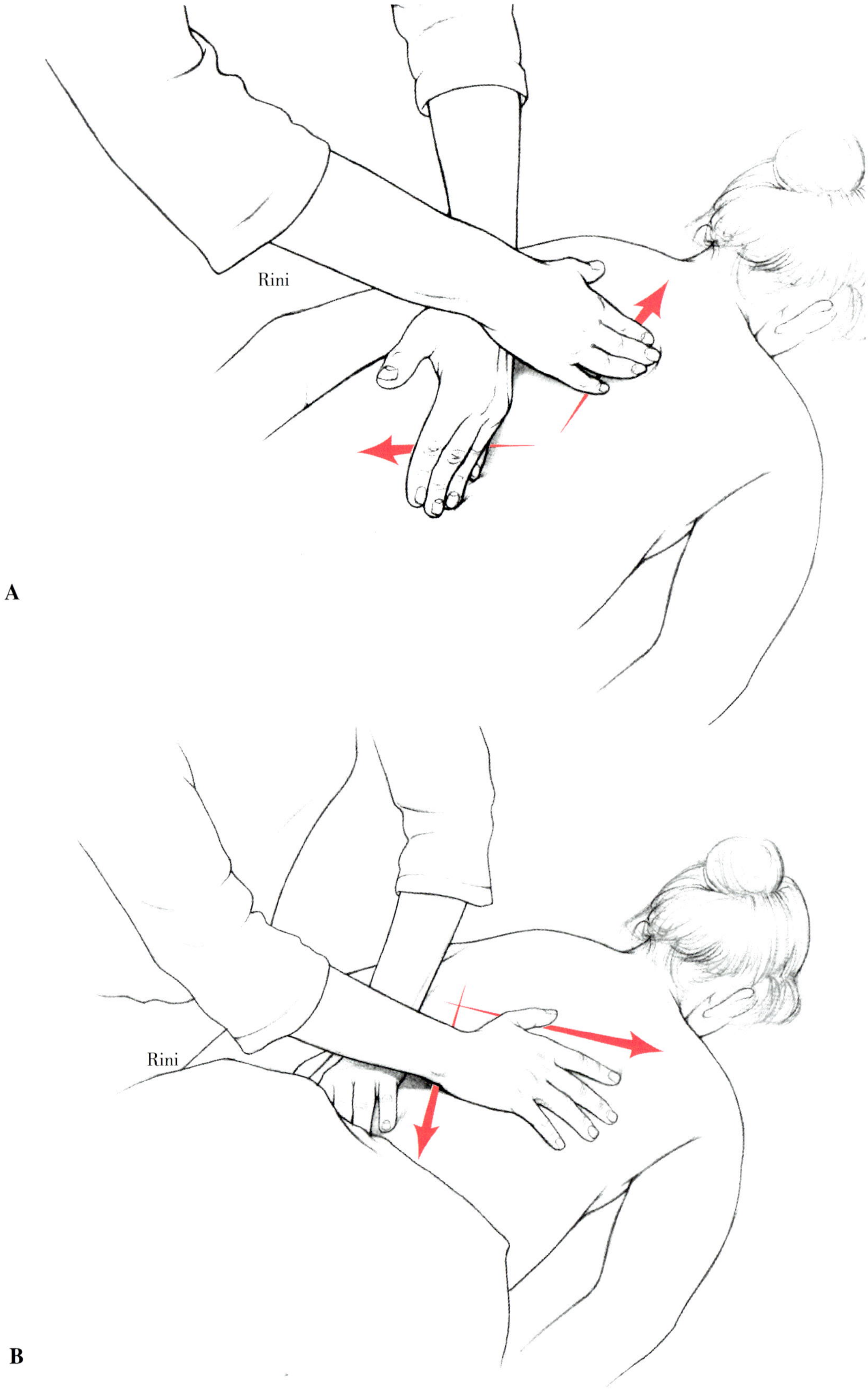

图6–4 **表浅直接结缔组牵张法。**（A）不正确的方法，手保持僵硬并且只是手的侧面接触顾客。（B）正确的方法，手放松并且使自己的躯干位于顾客身体的正上方。

用于深筋膜的直接结缔组织方法

这部分专门讨论直接结缔组织方法在深筋膜的应用。治疗师选择这种手法来处理深筋膜的粘连与慢性炎症组织。要求或需要深筋膜直接结缔组织按摩的顾客通常是患有陈旧性损伤或慢性体位不正，压迫了结缔组织，其可以是局部的或远离原始创伤的部位。

■深筋膜的解剖学

深筋膜层有(至少)三个不同的深度或层次,由占支配地位的肌纤维方向来决定。它们是深筋膜浅层、中层及深层。有时深筋膜浅层与浅筋膜层共存。例如，下背部的腰筋膜被认为是浅层筋膜与深筋膜浅层的结合(图 6–8)。

某些情况下,尤其是骨骼的边界,深筋膜深层往上与其浅层及浅筋膜融合合并于连续(如,踝周围的伸肌支持带,图 6–9)。

正如第 2 章讨论的那样，深筋膜包绕每个肌细胞(肌内膜),肌束(肌束膜)及整块肌肉(肌外膜)。深筋膜壳形成的壁叫膈,在肌肉内及肌肉之间。这些膈在很大程度上决定躯体疗法治疗师怎样有效地调整他们自己的身体来施行深层直接结缔组织叩击法。

必须要记住的是,支持带、韧带、肌腱和肌腱鞘,以及肌内膜、肌束膜和肌外膜都是结缔组织的连续结构。手法治疗师用深部直接结缔组织叩击法来处理包绕软组织的筋膜时要建立肌筋膜方向的概念,在治疗时他们应用的力量要与肌肉和肌腱排列在一个方向上,并通过伸展到达骨骼。没有认识到保护鞘或只关注放松肌肉的治疗师要花更多的时间来达到

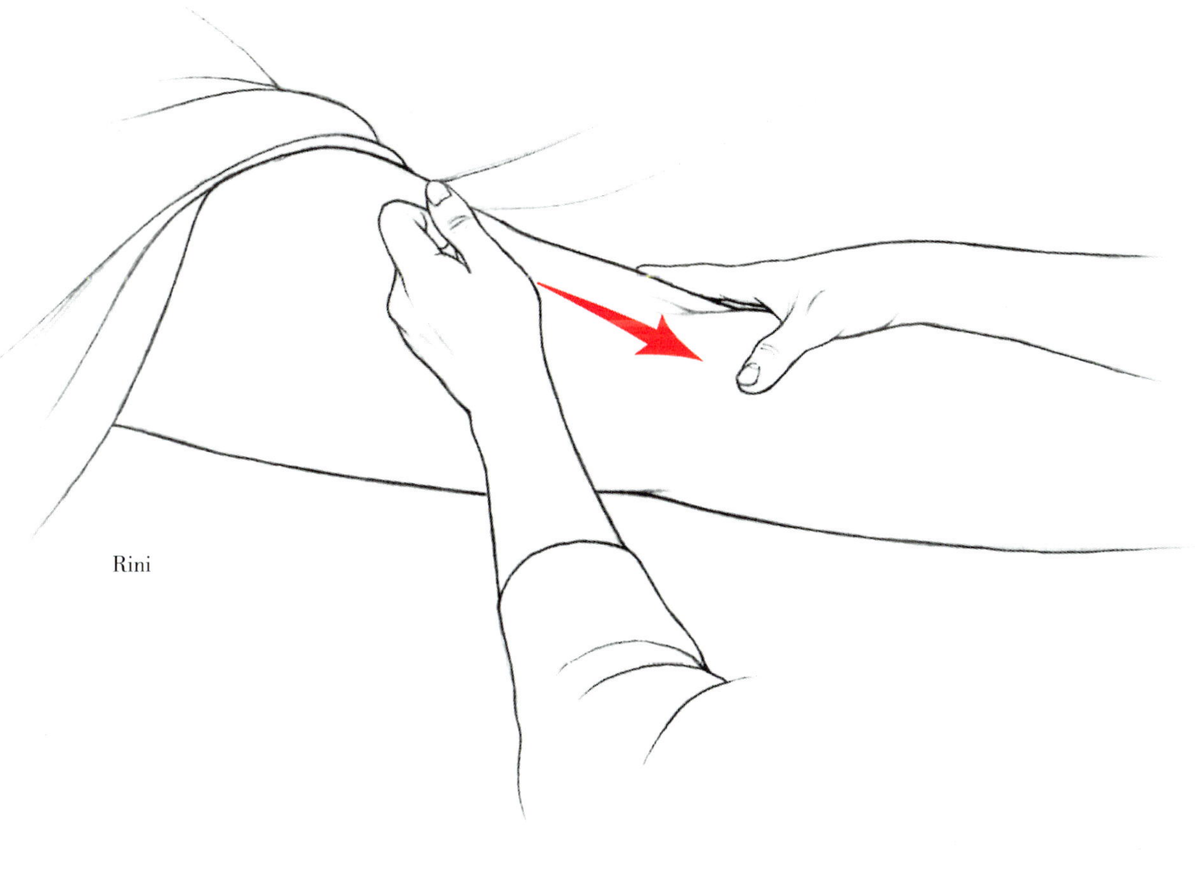

图6–5 **刮擦法**。用固定的频率刮髂胫束。

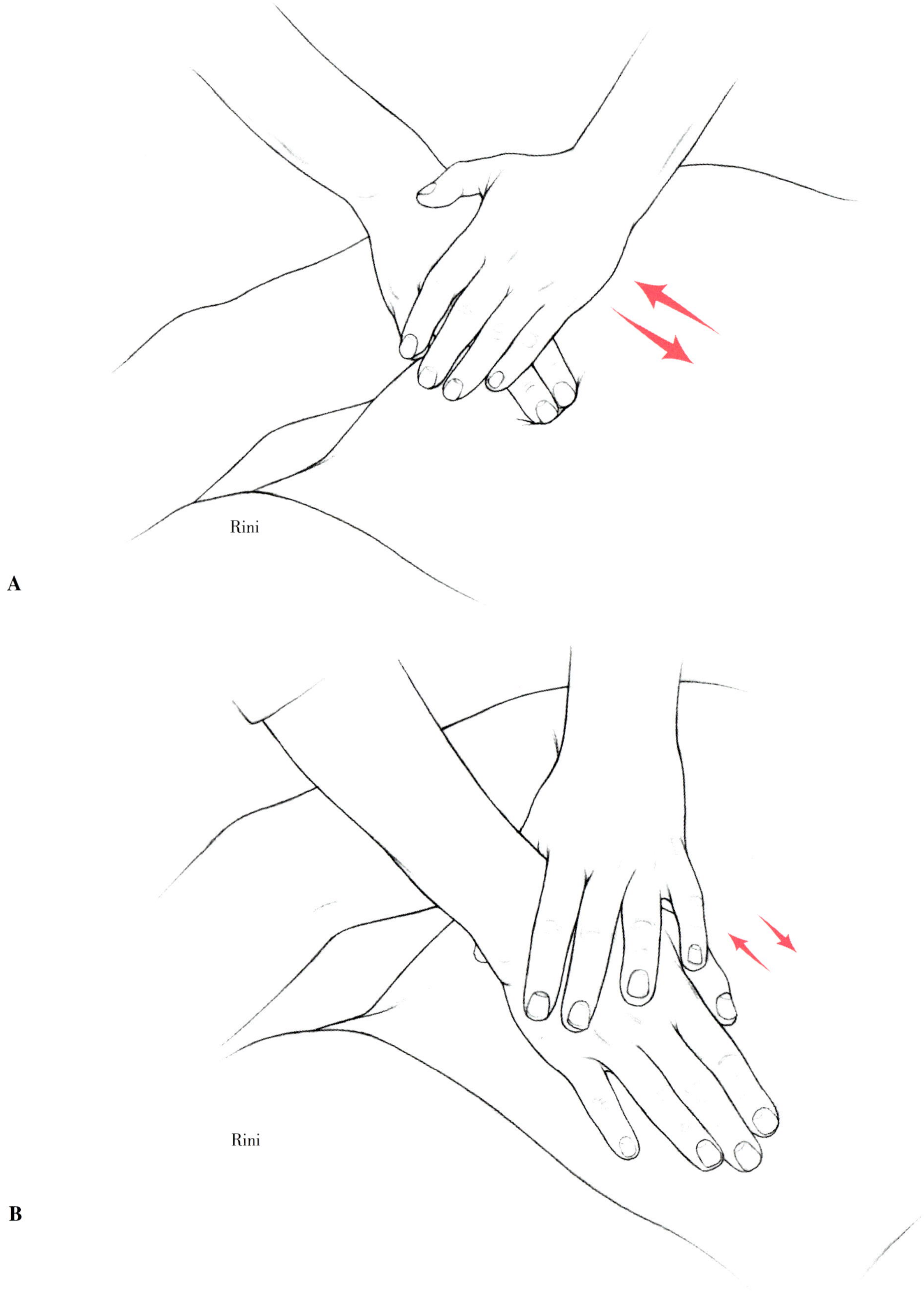

图6–6 **交叉纤维摩擦法**。(A)用手指支撑进行交叉纤维摩擦。(B)用整个手或身体的其他部分来施行交叉纤维摩擦法。

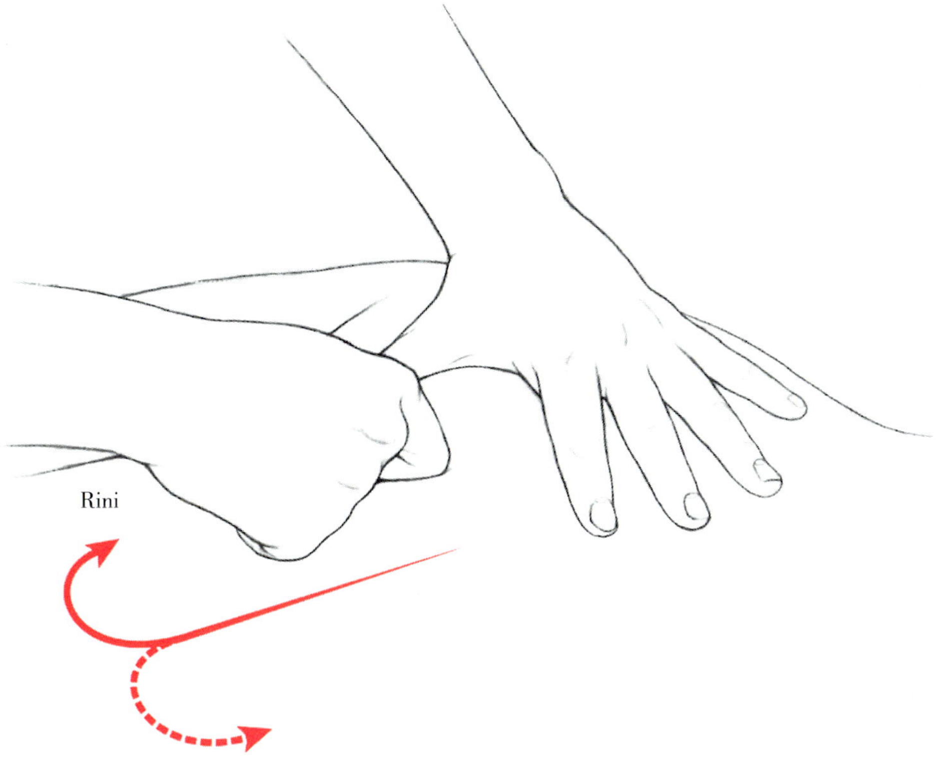

图 6–7 **J叩击法**。使用你有力的手画“J”字，可指向任何方向。

效果；而他们所得到的效果也难以维持。当一块用手法放松了的肌肉被束缚在一个不能移动的紧的结缔组织鞘内时，这块肌肉不可能维持最大的松弛长度。在这种情况下，肌肉更容易恢复到按摩前的缩短、收缩的状态。

■基础深层直接结缔组织叩击法的组成

所有的深层直接结缔组织技术都是由一个基本的叩击方法，就是在精确的方向持续地按压，同时指导顾客做关节附近微细的运动。参看表 6–2，这个表总结了深层结缔组织叩击法准确应用及概括描述。

持续性按压

持续性按压遵循一条由力量及意图两个不同要领组成的原则。其中一个要领是垂直指向骨骼，深达顾客所能承受的深度。这种压力的应用是通过等待顾客的筋膜软化而不是通过力量实现的。另一个力量和意图的要领是沿着顾客的皮肤表面在筋膜方向上（图 6–10）。因为结缔组织包绕着每个肌纤维、肌束及整块肌肉，知道肌纤维的总体解剖结构在施行直接结缔组织叩击法中的价值是无法比拟的。肌纤维的解剖方向为拉长致密的结缔组织提供了基本的路标。

实际的按压路线与被按摩的筋膜的深度有关。因为肌纤维（及包绕它们的结缔组织）的排列方向依据它们的层次不同而有所区别。例如，斜方肌及其筋膜的排列方向与其下面的菱形肌纤维的方向不同。

在肌筋膜中能被触及的小结也会导致治疗师的路线偏离解剖图谱上标准的肌纤维方向。听起来很简单，但是你合力的方向在很大程度上决定于结缔组织更容易移动的方向。为触摸这种运动的松弛需要反复试验及耐性。当你掌握这种跟随运动的松弛的过程（即最简易的移动方向）之后，你会发现这种方法就是出奇的简单地跟随组织想要移动的方向移动。

持续按压的技巧是要学会在顾客的身上施加受

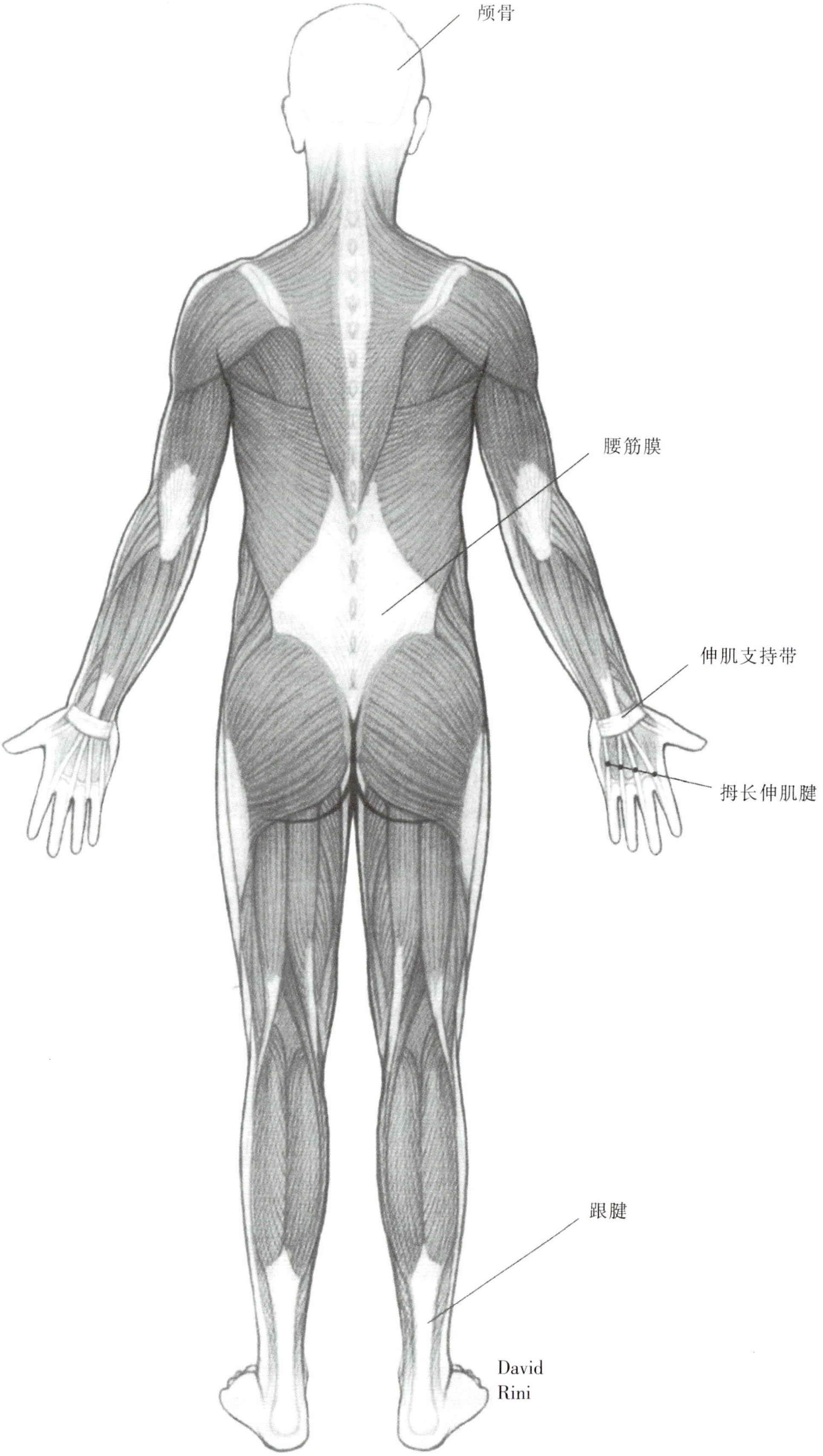

图6–8 **腰筋膜**。在腰筋膜部，你可以摸到深筋膜的浅层及浅筋膜。

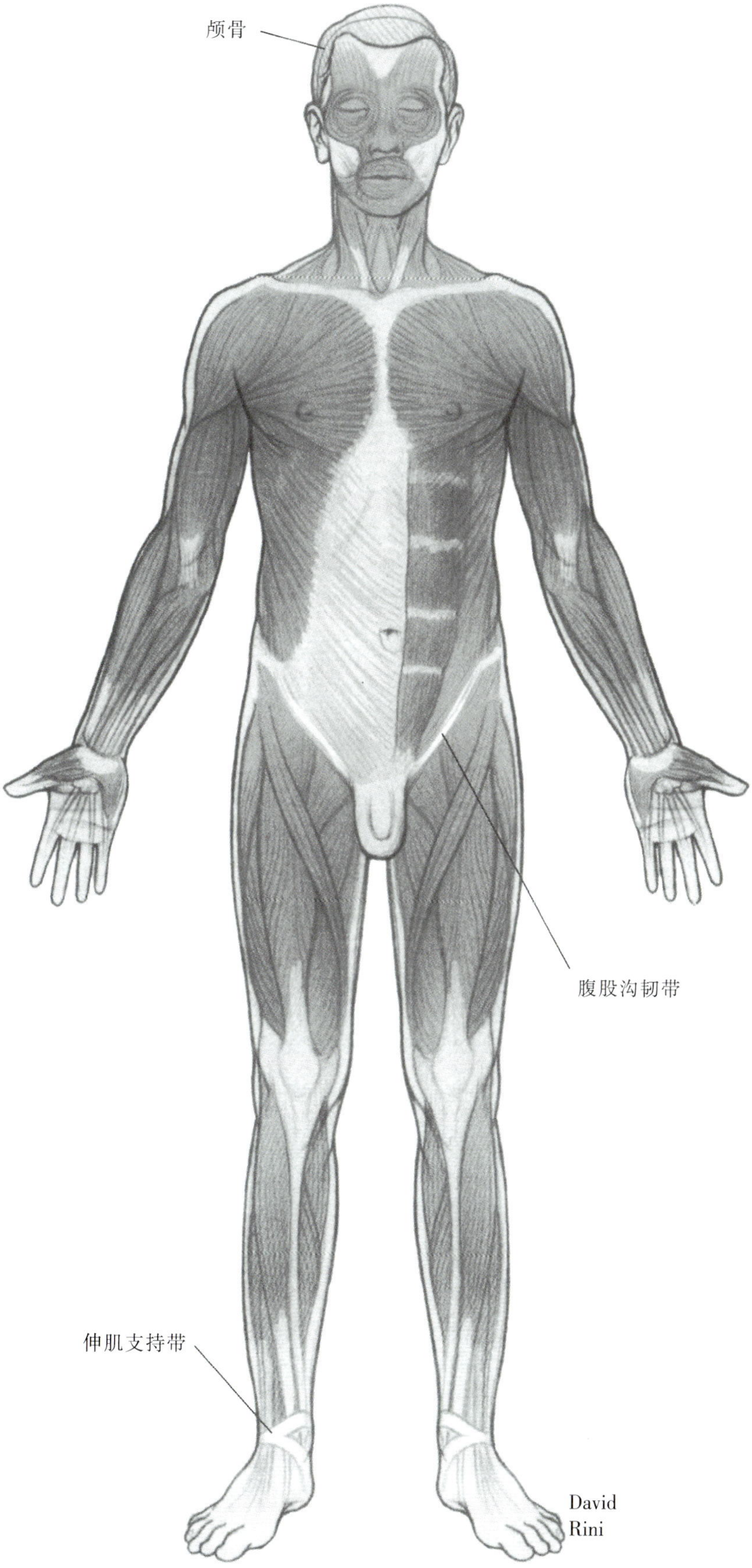

图6–9 **踝伸肌支持带**。你可以在踝伸肌支持带处摸到深筋膜的浅层及浅筋膜。

表6-2 深部直接结缔组织技术

技术	描述	应用
基础叩击法	由两个向量的力量的合成。一个向量向下指向骨骼。另一个向量与第一个向量垂直沿肌筋膜纤维的边缘移动。指导微运动使叩击更有效。在按摩的间歇深呼吸并作较大的运动	是最直接的方法，可用于慢性损伤组织，瘢痕组织或没有并治愈的陈旧性损伤。不要用于红、热、肿或疼痛的部位

控的体重的压力。这样感觉有点像“控制下沉”。施压的深度决定于你身体前倾的角度及所遇到的组织阻力。在遇到阻力的时候才前倾，你所施的压力就不会超过安全及适当的界限，而你的治疗也不会伤害顾客。“控制下沉”不包括肌肉手法。对躯体疗法治疗师来说是没有痛苦的，因为你只需靠重力下沉。另一方面，这样保证你的前倾足以使结缔组织产生变化。

“控制下沉”只有在你的身体直线排列以及你面对按摩的方向时才有效。始终让你的足底与踝、膝、髋、肩、鼻及头顶保持在一条直线上。你的眼睛可以继续观察顾客的非语言放松线索（如：叹气、深呼吸、胃部咕噜声及微笑）或不舒服的暗示（皱眉头、抖动、面色不好），但是你的头应该与纵向按摩的方向保持一致。以一种与顾客软组织拉长协调的方式，你的身体也应该从足底到头顶垂直的拉伸并随着深部直接叩击的运动伸展双臂。根据 Latz（2003）的理论，用你的力量调整你的身体来弄平并拉长缩短的筋膜，像弄平皱褶的被单一样。

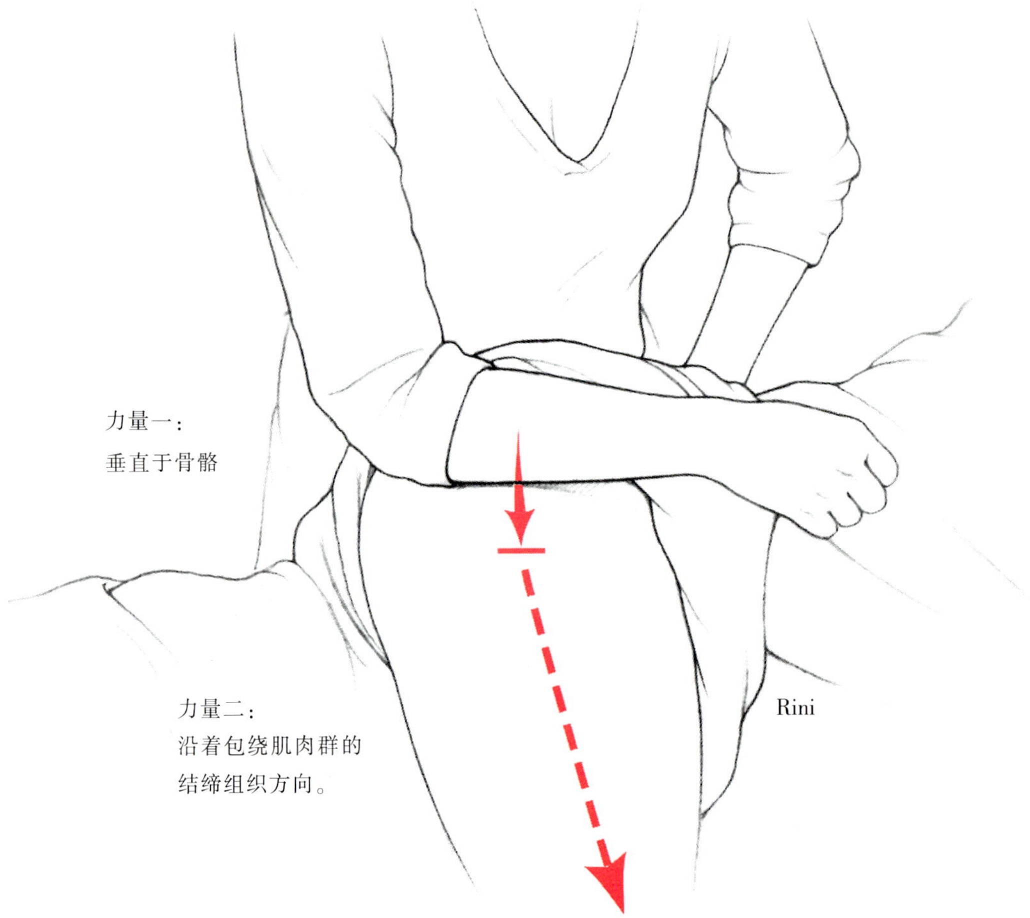

图6-10 **基础深部直接结缔组织叩击法。**显示用于基础深部直接结缔组织叩击的两种类型的力量。

表6-3 深部直接结缔组织技术的应用(按区域)

区域	力量方向	治疗师的身体工具	顾客体位	运动暗示
腿下部(侧面)				
踝骨(伸肌支持带)	向头部	指关节	侧卧位	绷直并屈曲你的踝
胫腓骨间膜	向头部	指关节,手指	侧卧位	绷直并屈曲你的踝压向我的手
跟腱	向头部或足部	指关节,肘	俯卧(可以用你的腿作垫子)	用尾骨向下压(前后动你的臀部)
跖肌	压向骨,没有其他方向的力	手指,肘,工具必须集中	俯卧,屈膝	绷直并屈曲踝部
小腿肌 (腓肠肌和比目鱼肌)	向足部	拇指	俯卧	绷直并屈曲踝部
大腿				
四头肌	向头或向足	前臂	仰卧	屈曲并伸展膝部
四头肌与内收肌间隔	向足部	手指	仰卧	屈曲并伸展膝部,推我的手(放在大腿外侧或内侧)
梨状肌及股二头肌	向足部	在连接处用肘或手指在肌腹用前臂	俯卧	屈曲并伸展膝部 屈曲并伸展膝部
掴绳肌,半腱肌,半膜肌	向头部	在连接处用肘 在肌腹处用拳头	俯卧	屈曲并伸展膝部 屈曲并伸展髋部
大收肌	向头部	在连接处用肘 在肌腹处用指尖	侧卧	推我的手(放在大腿外侧或内侧)
臀部及大腿后外侧				
髂嵴和大转子	向足部	肘,前臂尺侧	侧卧	用你的尾骨向下压向我的手
腰方肌	压向骨头无其他向量	手指,指关节,前臂	侧卧	从髋外展大腿,臂上抬过头
臀中肌或阔筋膜张肌下至髂胫束	向足部	前臂,指关节,全手	侧卧	从髋关节伸展大腿压向我的手
躯干				
腰肌	压向肌肉	手指	仰卧	吸气和呼气
腹直肌	对角地,向头,向中央	手指	仰卧	用尾骨向下压呼气和吸气
腰筋膜	对角地,向头,向中央	肘	俯卧	用尾骨向下压
腰 5 到骶 1(骶骨)	向头	杯形手	俯卧或仰卧	吸气和呼气
骶结节韧带 (坐骨结节内侧)	压向骨头,没有其他向量	手指	俯卧	用尾骨向下压
脊旁筋膜	向足部	手指,指关节	俯卧或坐位	用尾骨向下 压, 足踩地(坐位时)
颈和肩				
斜方肌	向足	前臂	坐位	头向侧转,压向我的手
胸锁乳突肌	向足	手指背	仰卧	头转向侧位
斜角肌	向足	手指,拇指	仰卧	头转向侧位
胸小肌	向头	手指,指关节	仰卧	手臂高举过头
前锯肌	向足	手指,指关节	仰卧	手臂高举过头
肩胛下肌	中间,伸向前面到肩胛骨	手指,指关节	仰卧	用肘部向外伸

在施行基本手法时保持自己的手与身体放松能力是必要的。当组织拉长时如果你身体不能保持柔软与足够的放松，你是不能感受到结缔组织放松的。放松后你很容易感受到组织的放松因为你感觉像向前向下沉了一点。放松的状态还包括恢复继续呼吸并舒适地拉长结缔组织。当结缔组织拉长，你的身体下降时，此时应调整你的体位准备进行下一步的放松。调整体位就是缓解紧张，别忘了深呼吸（并暗示你的顾客深呼吸），或者向前挪一小步。也可以换用你身体的另一部分作为工具，或到治疗台的另一侧以求更好的角度。

两个方向的力量是同时施行的，因此，深部直接结缔组织叩击法只有一个合成的力量。这个合力是以一定角度进入身体的，这个力量使侵犯性接触减到最少，而使结缔组织胶原纤维的牵张达到最大。尽管单独向下的向量使组织固定不动，合成的叩击力量允许筋膜网的边缘保持原位而筋膜网的其他部位从基底部受到牵张。

指导细微运动

细微运动是根据治疗师的指导顾客做关节周围的非常微小的运动。这些运动促进顾客的软组织拉长及放松的能力并使结缔组织更容易吸收直接按压的机械牵张。细微运动需要治疗师的精确指导，以防止顾客过快过大地运动。过强过快的运动会产生相反的效果，因为这些运动会将治疗师的手（或其他工具）从治疗部位推开。

指导顾客作特殊的细微运动有助于调动治疗师手（肘、指关节或前臂）下的组织。同时，当顾客做非常微弱的动作时可以帮助治疗师更好地感知结缔组织阻力的方向。（运动停止的部位很容易感知）。此外，要求顾客与治疗师的动作保持互动可以增加顾客的控制感觉。要求运动可以帮助增加顾客结缔组织改变的自觉意识，并且可以促使顾客采用能维持持续改变的自我锻炼。总体来说，指导顾客在按摩的间歇做细微运动及主动的牵张将激发凝结的结缔组织，并使它们更易变更柔软。

■深部直接结缔组织技术的最佳应用

以下建议总结了涉及用深部直接结缔组织叩击法进行有效的持续按压的重要原理。

1. 慢慢将你的身体置于筋膜阻力平面之后。保持你的骨盆、肩带、腕及手在同一直线上。这样可以使你的身体协调有效地工作而不至于对抗你自己。
2. 不要戳、推或挤组织。相反，慢慢的沉入组织并在这个方向上感觉摆脱限制的途径。
3. 让你的手通过皮肤表面向下压向骨骼，直到你感觉已经到达结缔组织。注意：这个过程不同的顾客可有很大的区别。有的顾客只允许你进入到筋膜的浅层，仅仅到达皮肤的下面。有的顾客会允许你深入到深层筋膜并螺旋式前进直到骨骼。
4. 待你沉到适当的深度后，在直角方向上施行第二个按压（像纵向按摩）。包绕肌肉的结缔组织将决定精确的方向。所以，你施行的第二个按压将取决于肌纤维的方向。详细地控制肌肉（和结缔组织）纤维方向的描述请参看表 6-3。因为结缔组织会扭曲，可能不总是跟肌纤维的方向一致，你必须触摸最容易引领你摆脱限制的方向。
5. 每个位置所花的时间不要超过一分钟。 如果你不能跟随运动，更换手的位置（哪怕是 1.2 厘米），再尝试。如果你尝试几次仍找不到适用于这个组织的好的方向，那么换到别的地方。
6. 深层及浅层筋膜在包绕骨骼的肌肉附着处融合。这种结构使得骨边缘成为按摩开始时寻找阻力筋膜绝好的位置。
7. 了解你触摸部位的解剖学结构（即肌肉、韧带、肌腱、血管、骨骼）并用这些知识来指导按压和运动。
8. 将你的双脚比在 Swedish 按摩中靠得更近一些。就好像你在组织中施行“控制下沉”。
9. 如果你觉得你感觉到了组织的放松，那么相信并跟随这种改变。
10. 你正在寻找按摩区域的变化或拉长的部位。随着组织的拉长，你将感觉到好像顾客的身体正在随着你移动。
11. 如果你感觉身体不协调，那么停下来并重新调整你的体位。当你的手离开顾客的身体时，指导顾客呼吸并以舒服的方式移动位置。你自己也利用这段时间伸展和呼吸。当你再开始时，你将会感觉完全与顾客协调而不是半途而废。
12. 呼吸暗示（就是告诉顾客保持舒适的呼吸）增加顾客的知觉并降低疼痛水平。
13. 运动暗示（后面将描述）调动粘连的组织并使之容易无痛地松解限制。
14. 让患者用冰敷接受深按摩的位置（或作为肌筋膜

按摩服务的一部分)。在该部位用冰摩擦 5 分钟(冰摩擦法)或将冰袋放在该部位 10 分钟(如果不舒服可以缩短时间)。建议患者在按摩的当天用冰敷至少 2 次,第 2 天敷 1~3 次来预防水肿和疼痛。

以下针对如何最佳应用运动提示的建议总结了基础深部结缔组织叩击法应用细微运动的主要方面。这些建议的大部分都是摘自 Shea(1995).Shea 进行一项罗尔夫按摩师训练，现在正在教授一种流行的肌筋膜技术。

1. 要求顾客在施压之前练习运动。顾客选择做细微运动的方式可能提供寻找不动或粘连结缔组织的位置的线索。细微运动练习还可以确定运动不连续或困难的部位。
2. 要求顾客进行轻而慢的运动。开始时顾客多数倾向于做太快太大的动作。顾客需要训练以作出足够小但恰好能激活粘连组织的运动；及足够慢以维持这种运动的准备状态。太大太粗暴的运动会使治疗师的按压脱离到浅层筋膜层之外。
3. 应用比喻帮助顾客想像他们即将受到的治疗。指导更慢更小运动的建议包括:“将运动减到一半让我看看”,“只做一英寸的运动”,和“只是想像做这个运动”。
4. 一次只要求顾客做一个运动直至你认为正确为止。正确的运动就是可以激活组织并让你感觉到在手下运动的那种。一次要求顾客做多于一种的运动会使顾客感到迷惑，除非他们已经感觉到在按摩中做运动很舒服。当你和顾客对按摩期间的运动感到自信时（即当你们同时感到移动的好处时,包括拉长,释放,增加松弛,增加对身体粘连区域的感知)你才可以要求顾客做第二个运动。
5. 选择一个能活动最接近于你要施压的部位的关节的细微运动。例如,如果你正在从膝向上到大腿按摩腘绳肌内侧,开始时要求患者“轻轻地弯曲和伸展膝部”。随着你向股部按摩,会有一个点在此你丧失向前移动的感觉并且被顾客膝部的微细运动带领着向前。如果是这样,通过指导顾客“屈曲和伸展臀部”将重点转移到臀部腘绳肌附着的部位。
6. 另一个有关运动的好的建议是告诉顾客用自己的节律舒适地呼吸。舒适地呼吸对于处理包绕随呼吸运动的肌肉的筋膜来说尤其重要(例如,肩胛下肌、腰方肌、前锯肌、肋间内肌和肋间外肌)。
7. 另一个好的暗示是指导顾客用细微运动推向（或推离)你的手。你可以这样有效的指导顾客“向我的手移动”或“让你的骨头向我这边来”。
8. 结合第 6 和第 7 条建议的原理,告诉顾客“将气吸进我的手下”。
9. 帮助顾客想像正在治疗的区域。给他们看解剖图谱或教科书上的该区域。这样可以调动治疗过程中的顾客的知觉及自主治疗。顾客将会更好的了解你正在治疗的区域并可以看见该区域观察不到的肌纤维走向。
10. 用一面镜子向患者展示他们的筋膜的固定和紧张。在一个疗程之前及之后做这件事可以让顾客了解肌筋膜按摩之后及疗程之间的改善情况。
11. 让顾客行走,观察在疗程前后的情况是多么容易(或困难)。告诉顾客他们可以做什么比告诉他们不能做什么更有好处。如果他们专注于运动的放松而不是粘连点或困难，那么你的评价是可以更好。这样做并不是忽略困难,而是强调在当前情况下所取得的成果。

关于深部直接结缔组织技术的描述及正确应用的小结请参看表 6–2。

体位、铺巾和支撑

直接结缔组织方法涉及从多个角度来给顾客按摩,包括仰卧位、俯卧位和侧卧位。你可能要比在神经肌肉手法中需要顾客更多的更换体位，因此你要保证指导顾客安全、舒适地转换体位的方法。而且，对于直接结缔组织方法来说，直接的皮肤接触是最好的,所以,保持身体其他部位恰当的遮盖和隐私非常重要。在深部治疗过程中,必须保持顾客的遮盖及舒适保暖,以保证顾客不感觉按摩是侵犯性的。

应遵循瑞典按摩中的铺巾原则（参看 Firtz 2000),并保证应用治疗巾来做进一步遮盖。为一个侧卧位的顾客的腿铺巾时，将一个治疗巾塞在膝部下面,慢慢向上拉过来,然后将治疗巾下折固定,如果你喜欢也可以用别针来固定(图 5–10)。当向侧卧位顾客施行直接结缔组织技术时，注意要调整你的身体来适应不同组织的方向。

支撑对于直接结缔组织方法来说是必要的。在直接结缔组织技术中力量的一个成分总是向下压向按摩台。因此,在你要施压的骨性区域下面放一个垫子是必要的。总体来说,枕头比垫子更适用因为它们更舒服并适应于顾客的体形。一个适应于顾客身体轮廓的垫子是侧卧位患者的最佳的选择。当顾客处于侧卧位时，注意保证她上面那条腿不压在下面的那条腿上。让顾客下面那条腿伸直，并将垫子放在向前弯曲的上面那条腿的下面。以这种方法垫好上面那条腿，而不是将垫子放在两条腿之间，这样可以避免压迫腿内侧的动静脉（图 5-11）。

治疗计划和决策

当设计一系列按摩计划时，总是根据顾客的需要开始，即根据病史和就诊的原因来决定。请顾客回答一些标准化的问题可以提示更多的详细信息，如困难的禁忌症、适应证、不适和疼痛。根据这些信息决定一个治疗计划（如，对于胫骨夹板固定而将大部分治疗步骤用于按摩下肢。），然后根据触诊来调整后续的按摩步骤。

深部直接结缔组织按摩手法特别适用于减轻由于没有良好愈合的陈旧性损伤引起的慢性炎症。慢性炎症区域很容易被识别，因为这些区域较冷、僵硬、浅而白或发青（这些相关的颜色改变甚至可以在有色人种中见到）。慢性炎症组织如果不是直接触摸一般不会疼痛。

基础深部结缔组织叩击法可以应用于身体任何一个需要治疗的部位。关键是必须知道肌肉在哪里分隔并知道你手下肌纤维的走向。记住你所施行的深部结缔组织叩击法决定于肌纤维的方向，因为你的目标是拉长包绕肌肉的结缔组织鞘。

你的接触工具取决于身体的目标区域和组织的情况。前臂提供一个很宽阔的接触面，而肘部提供一个点状的集中接触面（图 6-11）。前臂的桡侧（肉多的一侧）提供一个宽阔且弥散的接触面，而尺侧（骨

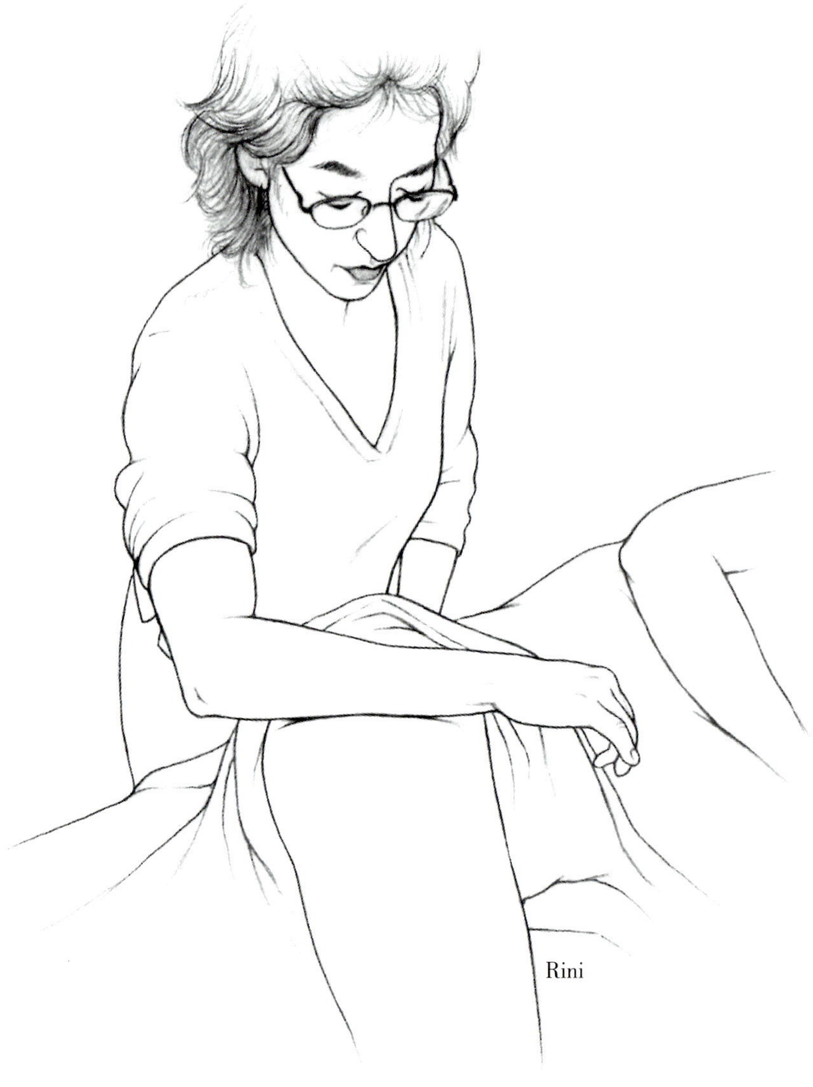

图6-11 **用前臂和肘作为接触工具。**（A）使用前臂的内侧或尺侧作为工具。

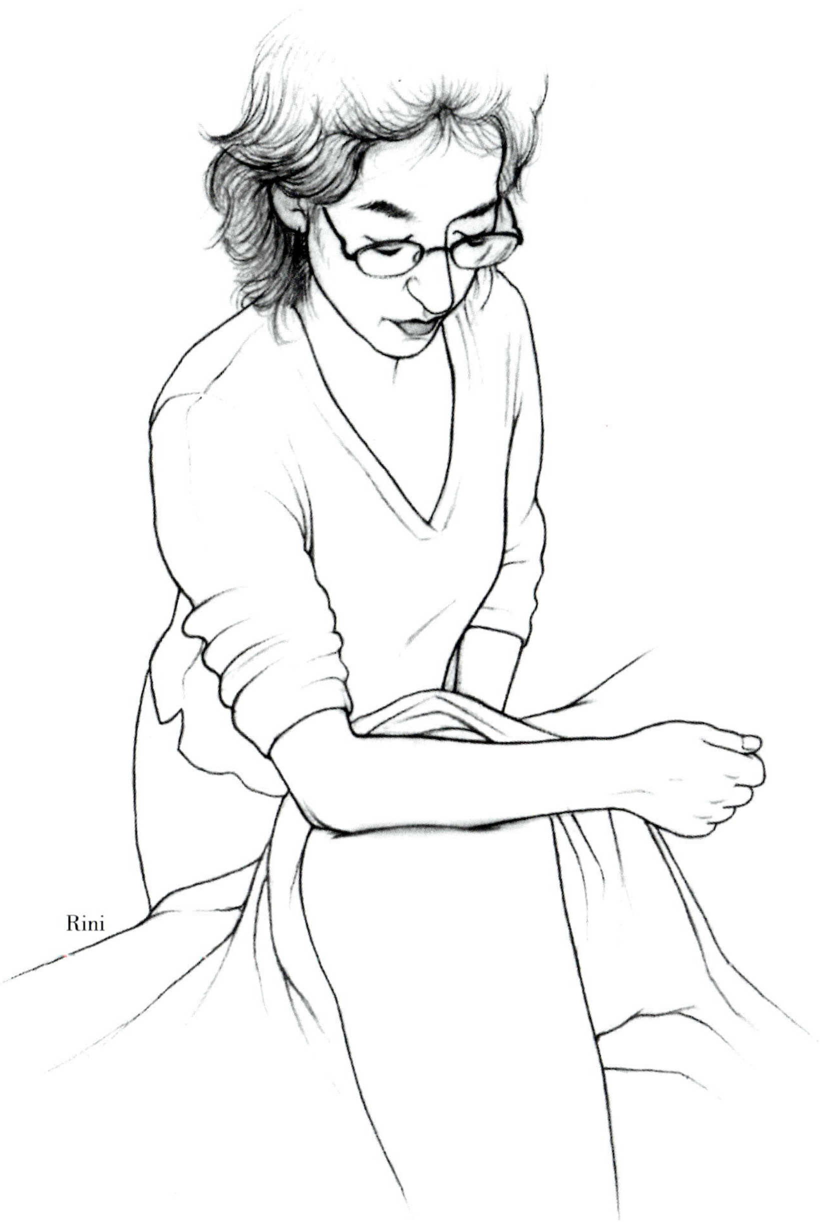

图6–11 **用前臂和肘作为接触工具(续)**。(B)使用前臂的外侧或桡侧作为工具。

侧)提供一个宽阔但更集中的接触面。

总体上来说，屈曲你的手臂可以使你的工作更加连续，使你在特定的区域更专注地施行更敏锐的按压。

表 6–3 提供了一个一览表，包括你自己和顾客的体位，在顾客身体需要深部结缔组织手法按摩的区域你用哪些特殊的身体部位作为接触工具。记住这些图表只是给你一个开始应用深部结缔组织手法按摩的方向而已。你自己不适的身体知觉将会帮你调节按摩手法,因此这对于你来说非常重要。你的身体姿势在“游移”实际你的心在想肌筋膜按摩手法。就是说调整你的身体来迎接将要遇到的阻力，这样可以帮助你更有效的跟随顾客的身体。

在任何一个疗程中对多于三个身体部位施行深部直接结缔组织方法都不是一个好主意（最好是两个部位)。压力感受器可能会超负荷,以致于不知该

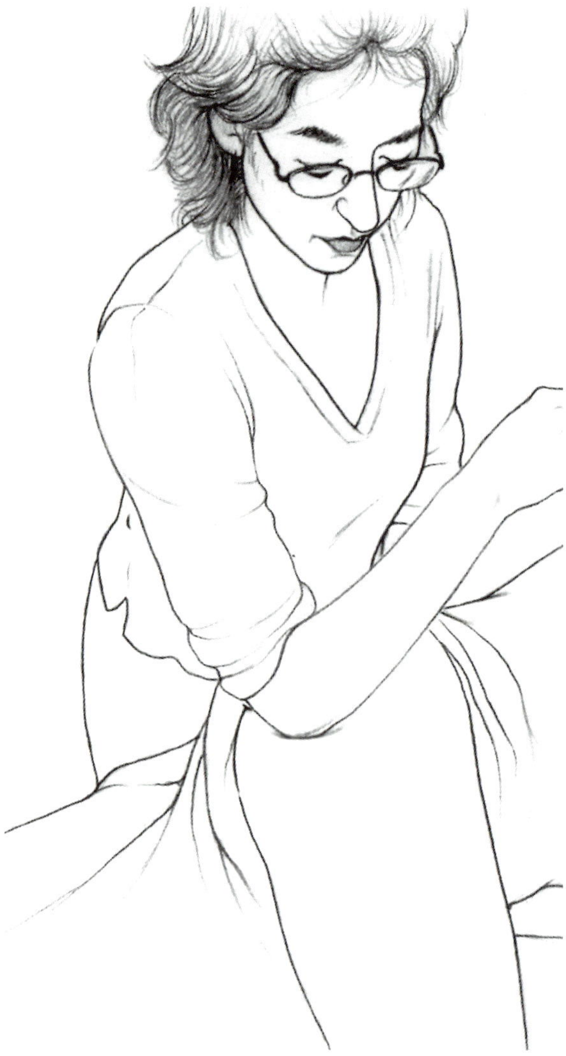

图 6–11 用前臂和肘作为接触工具(续)。(C)屈曲肘部使治疗师在较小区域能聚焦更大的压力。

在何处聚焦持续和有效的改变。在实践中,我通常在接诊时确定几个主要的疼痛点或目标部位，然后将大部分的按摩步骤施行在这些区域或者沿着这些疼痛区域的筋膜方向按摩,就像解开乱毛线的结一样。记住不要忘记通过握持、按压或其他接触,注意身体的其他部位(除了按摩重点以外的其他部位)。(在第 8 章讨论的间接结缔组织手法与直接结缔组织手法可以很好地结合。)直接结缔组织方法需要更多的耐性，你需要比在瑞典按摩手法中花更多的时间和精力来确定重点部位。需要花时间来叩进结缔组织层并注意它将你的手引向何方;然而患者的反馈是,这种直接手法感觉比触及全身但没有特别注意特定部位的浅表手法更完美。

你可以选择一个 10 疗程的像罗尔夫按摩手法的计划来重塑身体(参见 P108)。(用表 6–3 来决定在每一个区域施行深部结缔组织手法时你和顾客的体位。表 6–3 还建议了在接触每个特定的目标区域时应选择身体的哪一部分作为工具以及应该选择哪个方向。)

Shea(1993)还为那些偏爱不合习俗的全身疗法的治疗师提供了一个 2 疗程的替代方案。

十步方案

1. 第一步：重点在背部和主要不适部位的浅表直接结缔组织按摩。
2. 第二步：重点在足部和小腿外侧的深层直接结缔组织按摩。
3. 第三步：重点在背部和小腿内侧的深层直接结缔组织按摩。
4. 第四步：大腿的后部和内侧到臀部肌肉。
5. 第五步：躯干、臀部和股部的外面。
6. 第六步：躯干前面和背部。
7. 第七步：围绕躯干和臀部深层肌肉的结缔组织（腰肌、梨状肌和其他外旋肌；腰方肌）。
8. 第八步：上肢、胸部和肩部。
9. 第九步：颈部。
10. 第十步：坐位按摩整合整个脊柱（颈和背）。

注意：虽然结构整合和罗尔夫按摩师手法的标准 10 步治疗中通常包括口内的躯体疗法，但是在本章中没有涉及口内的工作。因为口内的工作属于肌筋膜按摩手法进一步的应用，超出了本书的范围。参看 Shea(1993) 可以看到有关口内的深层直接结缔组织技术的描述。

小结

直接结缔组织方法对于慢性炎症和疼痛区域的处理尤其适用。这种手法被认为比其他按摩手法对这些组织有更迅速和持久的疗效。直接结缔组织手法包括运用持续的按压和配合指导的细微运动。

直接结缔组织方法的原理在肌肉重塑、深部轻抚法、罗尔夫按摩法、深部纵向摩擦、体位或结构整合，以及John Latz 风格的结缔组织按摩中观察到。

直接结缔组织方法可以瞄准浅层筋膜，这是皮肤下面的疏松结缔组织。浅层筋膜可以很容易地在肌肉图谱上被识别，就是骨骼周围最白的部分（即下背部的腰筋膜，踝周围的伸肌支持带）。浅表直接结缔组织叩击法包括皮肤滚动法、按压法、肌筋膜牵张法和重塑韧带法，例如髂胫束或骨骼上的结缔组织。

两步方案

1. 第一步（浅层按摩）：顾客侧卧位，躯体疗法的重点是踝外侧、骨间膜、大转子和髂胫束；背部和颈部。
2. 第二步（深层按摩）：顾客俯卧位，躯体疗法的重点是跟腱、腘窝、坐骨结节、背部和颈部。

直接结缔组织方法还可以瞄准深筋膜。至少有三层深筋膜。深筋膜的浅层可以在浅层肌肉周围找到，如斜方肌，还可以在只有结缔组织的大片的区域找到，如腰筋膜。中层深筋膜围绕较深一层的肌肉，如菱形肌和四头肌。内层深筋膜围绕更深一层的肌肉，如内收肌和腰肌。在身体的特定区域（如踝周围的伸肌支持带），所有三层深筋膜和浅筋膜都能摸到。筋膜层的深度及该层肌纤维的走向决定深层直接结缔组织叩击法的最佳方向。

基础的深层结缔组织叩击法被认为是两个向量的融合。这种融合增加了斜线接触的效果，就是将向下的向量转化为一个更向前的牵张动作，这样对组成致密结缔组织的胶原纤维的伸展最大化，将侵袭或按压的接触最小化。

花时间来调整你自己，结合间歇来鼓励顾客呼吸和主动牵张，并暗示顾客做细微运动来达到最佳的深层结缔组织叩击法的按摩效果。

如果有必要，你可以将深部结缔组织叩击法运用于身体的任何部分，也可以在任何按摩手法中加入某些直接结缔组织技术。你也可以用 10 步的直接结缔组织技术来治疗全身。同时，你也可以用 2 步的计划来治疗浅层和深层筋膜。

复习题

1. 肌筋膜按摩的直接结缔组织方法以______为例。
   a 罗尔夫按摩，深层纵向摩擦和体位整合
   b 摇摆，滚动和滑动
   c 激发点放松，肌肉能量技术和牵张叩击
   d 轻抚法，揉捏法和叩抚法
2. 哪一个不是放松浅筋膜的直接技术？
   a 牵张法
   b 按压法
   c 耙法
   d 基础深层直接结缔组织叩击法
3. 直接结缔组织方法主要用于______炎症。
   a 急性

b 亚急性
c 慢性
d 所有类型

4. 直接结缔组织方法涉及持续______伴随运动。
5. 命名三种用于解决在直接结缔组织躯体疗法中顾客经历超负荷的生理改变（以治疗过程中出现颤抖或嗤笑作为证据）的策略。
6. 命名一种(除了颤抖或嗤笑的其他改变)你在顾客没有足够时间来整合他或她的压力变化的时候观察到的生理改变。
7. 判断对错：在肌筋膜按摩的直接结缔组织方法当中维持有效的躯体力学的一个好的原则是，保持你的双脚向外而且比在瑞典按摩中更展开。
8. 判断对错：在直接结缔组织方法中保持接触是指在按摩期间你的一只手一直放在顾客的身上。

参考文献

Barnes JF. Myofascial Release Handbook. Paoli, PA: MFR Seminars, 1995.

Fritz S. Mosby's Fundamentals of Therapeutic Massage. 2nd Ed. St. Louis: Mosby, 2000.

Juhan D. Job's Body: A Handbook for Bodywork. Barrytown, NY: Barrytown, Ltd., 1998.

Langevin HM, Churchill DL, Cipolla MJ. Mechanical Signaling through Connective Tissue: A Mechanism for the Therapeutic Effect of Acupuncture. Burlington, VT: Department of Neurology, University of Vermont, 2001.

Latz J. Key elements of connective tissue massage. Massage Therapy 2003;4:44–53.

Manheim CJ. The Myofascial Release Manual. 3rd Ed. Thorofare, NJ: SLACK Inc., 2001.

Oschman JL. Energy Medicine: The Scientific Basis. Edinburgh, UK: Churchill Livingstone, 2000.

Schultz RL, Feitis R. The Endless Web: Fascial Anatomy and Physical Reality. Berkeley, CA: North Atlantic Books, 1996.

Shea M. Myofascial Release: A Manual for the Spine and Extremities with Intra-oral Supplement. Juno Beach, FL: Shea Educational Group Inc., 1993.

Travell JG, Simons DG. Myofascial Pain and Dysfunction: The Trigger Point Manual. Vol. 1: The Upper Extremities. Baltimore: Lippincott Williams & Wilkins, 1999a.

Travell JG, Simons DG. Myofascial Pain and Dysfunction: The Trigger Point Manual. Vol. 2: The Lower Extremities. Baltimore: Lippincott Williams & Wilkins, 1999b.

Upledger JE, Vredevoogd JD. Craniosacral Therapy. Seattle, WA: Eastland Press, 1983.

推荐读物

Myers TW. Anatomy Trains: Myofascial Meridians for Manual and Movement Therapists. London: Churchill Livingstone, 2001.

Riggs A. Deep Tissue Massage. Berkeley, CA: North Atlantic Books, 2002.

Rolf IP. Rolfing: Establishing the Natural Alignment and Structural Integration of the Human Body for Vitality and Well-Being. Rochester, VT: Healing Arts Press, 1989.

Schultz RL, Feitis R. The Endless Web: Fascial Anatomy and Physical Reality. Berkeley, CA: North Atlantic Books, 1996.

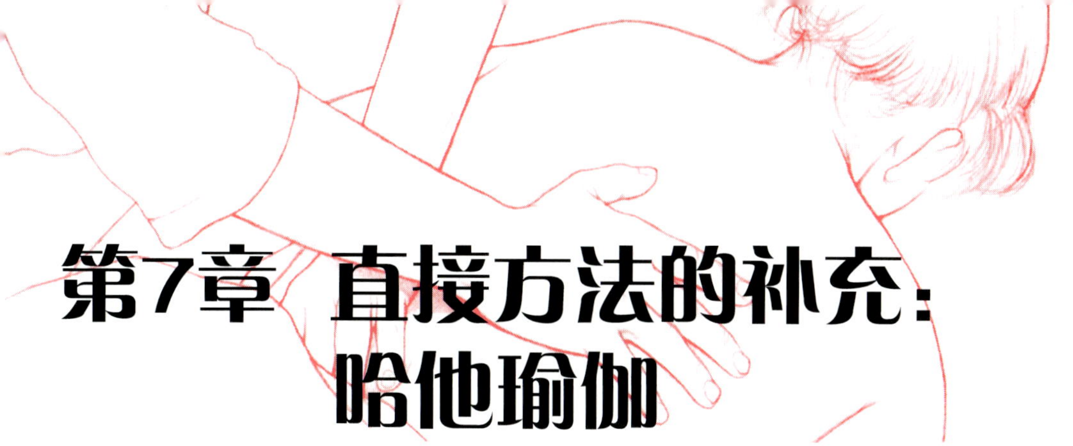

第7章

第7章 直接方法的补充：哈他瑜伽

目 的

- 讨论哈他瑜伽怎样成为直接肌筋膜按摩方法的重要补充
- 介绍哈他瑜伽的背景和历史
- 介绍有关哈他瑜伽的研究、风格和目的
- 演示一些基本哈他瑜伽技术
- 讨论如何通过鼓励安全地练习哈他瑜伽来增强直接肌筋膜按摩的效果

本章大纲

关键词(KEY TERMS)

- 瑜伽：梵文的词语，来自词根瑜吉(加入、结合、集中在一起)。一种寻求把身体、思想和自我(灵魂)或个体的自我和超凡的自我联结在一起的方法或修炼。
- 养生：梵文的词语，意思是关于生活方法的知识或长寿的知识。一种综合的医疗保健体系，强调身体、思想和精神的相互联系，并且寻求回归个体先天的调和。疗法包括食物、草药和生活方式的改变，同时针对一个病人的独特体质做姿势训练、应用呼吸和吟诵圣歌以获得集中。
- 哈他瑜伽：瑜伽的分支，强调称为体式训练的身体姿势的练习和称为调息的呼吸练习。
- 体式：应用于哈他瑜伽中的身体姿势，包括站立姿势；身体向前、向后、向侧弯曲；脊柱的扭转；坐姿、斜靠姿势和倒转姿势。
- 调息：一种呼吸运动，可增强流动、效力和姿势训练的平衡。有时被认为是一种冥想练习。
- 气：一种自由穿行于整个身体的生命能量。

第5章和第6章介绍了两种不同的肌筋膜按摩的治疗方法。虽然方法多少有点不同，神经肌肉技术和直接结缔组织技术都用直接的反作用力应对在组织中遇到的阻力。正如我们讨论过的，对于肌筋膜治疗师来说感受所接触的软组织阻力的大小是一门艺术。反过来，接受按摩的顾客应主动学会对压力作出放松反应，而不是抵抗和进一步紧张肌肉。通过加强软组织抵御阻力和在那里等待放松自己的自我护理程序，可以进一步增强顾客的知觉。这种运动觉的学习正是哈他瑜伽练习所要传达的。

去除抵抗力的艺术不是通过在按摩期间给顾客一系列牵张动作来加强的。有意识地呼吸和将思想集中在有抵抗的部位，对于帮助顾客在身体上和心理上理解如何放松是十分重要的。因此，本章提出哈他瑜伽的训练原则包括临床应用、目标和技巧，可以作为肌筋膜按摩直接方法的补充。

哈他瑜伽可以帮助顾客在没有到达疼痛屏障的情况下，感觉并应付软组织中的抵抗力。举例说，考虑简单的“颈侧弯”，你将头弯向一侧，直到感觉一些支撑再回来。这种挑战并不跨过支撑迫使肌筋膜拉长。相反它的任务是耐心并等待去体验一种不用试图对抗或改变的力量。要刚好有这种抵抗力的感觉并保持。当你不逃避它也不对抗它，而是等待、呼吸并应对它时，一会儿，身体会变柔软并且你可以将头进一步侧弯向一边。在哈他瑜伽中，被呼吸运动所激发的微弱的运动在不需要额外的、过度的力量的情况下，会和持续牵拉的重力一起作用使身体的一些限制变柔软。这个过程模仿的正是顾客细微运动和被直接结缔组织治疗师应用的软化肌筋膜限制的受控按压的结合。

重要的是要记住诊断和开处方是在按摩治疗师业务范围之外的事情。因此，任何哈他瑜伽的常规工作都应该由有执照的、有资格的专业人员（例如，瑜伽治疗师、理疗师、健身教练或者运动生理学家）来执行。然而，对于哈他瑜伽伸展动作的目的和利益的理解以及如何介绍并指导适当的应用它们，将会大大地提高直接肌筋膜按摩方法的临床实践。

背景和历史

在瑜伽佛经（一本有2000多年历史的关于瑜伽哲学的论著）中，印度的圣贤帕坦伽利把**瑜伽**定义为“抑制思考过程并使思想宁静。”瑜伽已经在印度流传了几千年并且按传统地被心灵的探求者作为净化身体和心灵的自我发展的系统而一直使用至今(Feuerstein,2001)。从业者将瑜伽描述为预防方法，同时也是对身体、思想和精神健康有治疗作用的系统。

瑜伽和印度传统的医疗保健系统的**养生**有关。养生是瑜伽的治疗方面，而瑜伽是养生衍生出的精神传统。通过养生，人可以通过保持身体和思想的平衡和健康状态来修炼瑜伽。养生疗法包括食物、草药、改变生活方式，并且针对每个病人的独特体质做姿势训练、呼吸练习和吟诵圣歌。

有关养生的经文描述了8个包含生命哲学的组成瑜伽的成分：

1.Yama（自我控制）
2.Niyama（遵行）
3.Asanas（体式训练）
4.Pranayama（调息法）
5.Pratyhara（控制感官）
6. Dharana（执持）
7. Dhyana（禅定）
8. Samadhi（入定）

本章只介绍与肌筋膜按摩实践相关的姿势训练和应用呼吸获得集中。并不打算讲解整套8个途径。想更完整了解瑜伽系统请查阅相关瑜伽的经文。

哈他瑜伽强调一种被称为**体式(asanas)**的身体姿势练习和一种被称为**调息(pranayama)**的呼吸练习。姿势训练包括站姿；身体向前、向后和侧弯；脊柱的扭转；以及坐姿、斜靠姿势和倒转姿势。呼吸练习增强流动感、效果和姿势平衡。身体姿势和呼吸练习一起可以促进运动系统和自我保健，从而对肌筋膜按摩直接方法的使用是一个补充。

临床应用和作用机制

哈他瑜伽的正规从业者宣称姿势平衡的练习将促进神经、肌肉、腺体和内脏器官的生理功能(Farrell等,1999)。从传统上讲哈他瑜伽相信配合呼吸的工作有益于吸收、消化和自由运行于全身的生命能量的运动。呼吸被认为是身体和大脑连接的关键，是躯体和心理健康的关键(Sovik,2000)。从业者认为它消除体内的毒素、清醒大脑、提供机体能量、松弛肌肉张力、增加肌肉的韧性和强度(Feuerstein,2001)。瑜伽能通过缓解肌肉和矫正紧张和松弛度来增加强度,否则会造成韧带撕裂和拉伤(Globus,2000)。

有关瑜伽的精确机制仍不明。一般认为瑜伽使自主神经系统更加平衡,从而减轻身体能量的需要。初步的研究证明其具有明显增强心血管系统和呼吸系统的功能。(Mishra 等,2001)

有关瑜伽的研究

自从 20 世纪 20 年代起开始科学地研究瑜伽,将近 2000 例关于瑜伽的报道(包括体式、调息和冥想)已经出版,主要在印度(Achterberg 等,1994),大部分的研究支持瑜伽关于缓解多种疾病症状和促进其他生理改变的作用。然而关于瑜伽的大部分研究是小范围的、缺乏设计、缺乏控制,有许多干扰因素可能影响结论的精确性(Luskin 等,2000)。

研究表明瑜伽对身体许多系统有广泛的生理心理效应,瑜伽训练后,心血管系统功能效率更高,表现为增加耐氧和需氧能力,改善血流,降低收缩压和舒张压,并且降低心率(Pandya 等,1999)。一个重要研究是由心脏学专家 Dean Ornish 和他的同事们完成的(1983),结果显示瑜伽训练加饮食改变降低血胆固醇水平(在 3 周内平均降低 14%)并且增加心脏工作的效率。另一项研究发现降低血压、心率、呼吸频率和体重，这些人是健身教练，他们在接受 3 个月瑜伽训练前平均有 9 年的运动史 (Telles 等，1993)。

瑜伽已被发现可以给呼吸系统带来良性改变，包括提高胸廓膨胀度、肺活量和潮气量 (Kant 等，2000;Sovik,2000;Udupa 和 Singh,1972)。还没有明显的证据表明瑜伽能改善哮喘症状，虽然已经有一些发表的研究致力于这一主题 (例如:Ernst,2000;Holloway 和 Ram,2001)。

有记载的其他关于练习瑜伽后的生理学改变包括：更好的处理压力的能力(Baldwin,1999;Schell 等,1994)；降低血清内皮质醇水平和提高脑内 α 波的活动性(Kamei 等,2000);大脑活动力的改变,如:改善皮层活动性和抑制脑边缘的活动度(Pandya 等,1999);提高新陈代谢功能(例如:提高脂肪的氧化作用以及改善合成代谢作用;Pandya 等,1999);提高精神和身体能量水平(Wood,1993);提高脊柱和胭绳肌腱柔韧性(Baldwin,1999);明显地降低非胰岛素依赖型糖尿病人的血糖水平(Jain 等,1993)。某些生理学改变如降低交感神经兴奋度被猜想是通过改善植物神经系统的调节来实现的(Pandya 等,1999)。

某些养生学教科书中已注明，单独练习哈他瑜伽或与其他养生疗法同时练习能够治疗某些疾病或症状,如:高血压症、支气管哮喘、焦虑症、抑郁症、神经衰弱症、胃肠功能紊乱、头痛和失眠症。印度有文献报道，哈他瑜伽对于控制急慢性疼痛有很好的作用(Farrell 等,1999)。通过各种瑜伽姿势引发的提高灵活度和力量、减小僵硬程度、提高机体意识和减小压力能够缓解疼痛(Udupa 和 Singh,1972)。

Garfinkel 和同事们评价了瑜伽对于手部的骨关节炎和腕管综合征的治疗效果。在 1998 年的研究中,在 8 周内,瑜伽组与接受腕部夹板或没有治疗的小组比较明显改进了握力和疼痛。对驾驶员的研究发现:明显减轻疼痛,而且瑜伽组明显增加手指的活动范围。

另外，美国卫生部已经投资了下列关于瑜伽的研究项目,结果还没有公开发表。

1. 瑜伽对 COPD 中呼吸困难自我管理的作用(Virginia Carrieri –Kohlman, University of California, San Francisco)。
2. 瑜伽治疗失眠 (Sat Khalsa, Brigham and Women's Hospital, Boston, MA)。
3. 瑜伽对提高乳腺癌患者生活质量的作用(Alyson Moadel, Yeshiva University, New York, NY)。
4. 瑜伽对慢性腰背疼痛的价值(Karen Sherman, Center for Health Studies, Seattle, WA)。
5. 瑜伽与妊娠哮喘的发生率 (Judith Balk, Magee Women's Health Corp., Pittsburgh, PA)。
6. 瑜伽对哮喘的作用(Prem Kumar, Tulane University, New Orleans, LA)。
7. 冥想和瑜伽对青春期溃疡性结肠炎的作用(Lonnie Zeltzer, UCLA, Los Angeles, CA)。

哈他瑜伽的风格流派

在美国流行的哈他瑜伽流派包括:

- Ashtanga 或力量瑜伽,强调增加力量、耐力和韧性。
- Birran 或热瑜伽，包括在 37°~38℃或较温暖的环境中做 26 种姿势。
- Iyengar 瑜伽(由 yogi BKS Iyengar 创建的),一种技术性精密系统,强调用支持物,如一个垫子、一块枕头或皮带来帮助人们维持适当的姿势。

一个人的经历：练习哈他瑜伽的经历

15 年前，我在我们国家首都一所大学里教授瑜伽气功。课上一个标准的作业就是写一篇关于在常规基础上练习瑜伽的感觉的报告。下面是一个学生报告的摘要，这份报告有助于更好地了解那些用哈他瑜伽的技巧来辅助他们的直接肌筋膜按摩疗程的患者。

"瑜伽帮助我与我自己的身体联系起来，知道它如何工作，更爱惜身体。一天花 10~20 分钟伸展我的身体和放松我的精神让我有时间享受生活和欣赏生活。它帮我更清楚地认识自己的学校作业和我的人际关系。瑜伽让我了解人体每一块肌肉、关节和韧带是如何工作的，它们紧张起来该如何应付。经常当我没有时间独处的时候，我进入玛文中心的浴室，伸展开来，做 10 个深呼吸。如果感觉良好，我休息一会儿然后散步 5 分钟。我确实感觉当我吸气时空气进入我的身体，当我呼气时所有的有害气体离我而去。

瑜伽帮我更有效地集中精神于工作中。我以前在考试前一天的晚上经常不耐烦和紧张，而现在不会这样了。在练习瑜伽之前，我和我的许多朋友和同学一样，永远在忙碌、紧张地忙于工作，担心自己的论文和考试。我一直花费大量的时间学习，但我的精神无法集中下来。瑜伽让我有机会跳出疯狂的学院生活而享受简单的生活。现在我需要属于我自己的时间超然物外去创造性地工作。瑜伽对于我是一个别人触摸不到的世界。"

- Jivamukiti(ashtanga 的变异)，强调精神训练，包括吟诵圣歌、冥想和阅读。
- Kripalu 有时叫"意识瑜伽"。
- Kundalini 瑜伽，结合了经典的牵张姿势和呼吸练习，用音乐和冥想刺激能量的释放。
- Sivananda 瑜伽，以 yogi 命名，他将其带到西方并在全世界流传，主张精确地运用姿势、呼吸练习、放松、素食和学习经文。
- Vini 瑜伽(Feuerstein, 2001)，主要强调脊柱健康和每个姿势的功能，而不是执行者怎样准确地执行某个姿势，强调用特殊的呼吸技巧与姿势结合来使他们集中在脊柱，并从内部感觉身体对姿势运动的反应。

训练瑜伽的目的

Swami Rama(1979)将基本的瑜伽传授形容为"人类的本性是神圣的，通过这种方法可以实现把所有的人从瑕疵中解放出来。"

显而易见，自我实现的目的比通过应用直接按压和细微运动放松肌筋膜的目的包含更多内容。然而瑜伽和肌筋膜按摩直接方法的目的是一致的。应付身体抵抗和让它消除的经验反映了发现精神、情绪、智力或其他可能遇到的和演变成的障碍的经历。

此外，在治疗台工作时使用的直接压力好像是在哈他瑜伽练习中所采用和维持一种姿势，同样会面对身体的阻力。直接结缔组织技术的"指导"或有意识的细微运动类似于哈他瑜伽练习中有意识呼吸和身体运动的配合。

下一部分将探索哈他瑜伽的特殊技术。

哈他瑜伽技术

以下介绍一些哈他瑜伽的基础技术，这仅是高度发达的复杂的训练中的一小部分。因此建议对瑜伽训练感兴趣的学生要找一位合格的老师并读一些书。也建议瑜伽的开业者在推荐瑜伽姿势和伸展作为自我保健方法时和顾客一起表演和练习。一些关于练习哈他瑜伽有价值的书籍请见本章最后的推荐读物。

呼吸

控制呼吸是练习瑜伽的关键。事实上，学习控制呼吸节律有直接和即刻放松的作用。为了简化，呼吸的方法在本章中与姿势合并介绍，而呼吸方法不作为单独技术在本章描述。

冥想状态

冥想状态通过协调颈部和躯干来平衡身体。它提供一个垂直的、稳定的姿势。这个姿势将在“身体放松，思维敏捷”的意念下达到最大限度的放松。冥想状态被认为是促进呼吸和电冲动通过神经系统传导和能量流的最佳通路（可能通过运行于结缔组织的经络）。

简易坐是冥想状态的基础，腿向前伸如图 7-1 所示双腿交叉舒适而坐。

摊尸式(Savasana)是另一种很重要的放松姿势。我的很多学生和顾客都非常喜欢这个姿势。练习这种姿势应该躺在垫子上，手掌心向上双臂平放在身体两侧或稍微离开身体(图 7-2)。闭上眼睛，清除全身的紧张。放松你的面部、肩部、腹部以及全身任何紧张的部位。

■训练的各种姿势

拜日(Surga Namaskar)是瑜伽的一系列动作，据说这可以使全身伸展和柔软，尤其是脊柱和腿。每一个姿势都是与下一个姿势相互平衡的。每一个姿势

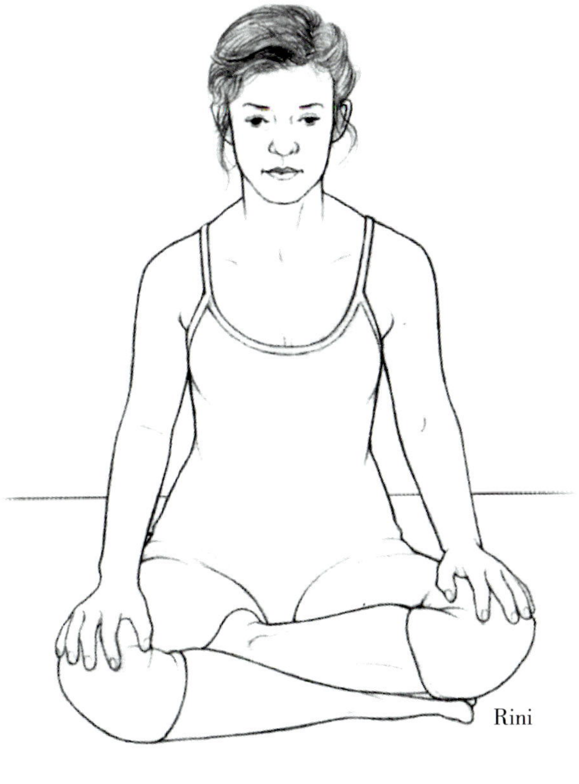

图7-1 简易坐(Sukhasana)。双腿交叉而坐是基础的练习姿势。

都可以单独或者和其他动作配合练习。在摊尸式中，重复 2 次系列练习后，轻松地呼吸并至少休息 1 分钟。

1. 祈祷式(图 7-3A)：双脚与肩同宽站立，双臂划弧举过头顶，慢慢地放下手臂置于胸前，手掌相对，均匀的呼气。想像你的整个脊柱在拉长，在向后旋转肩部时吸气，肩部放松时呼气。接着慢慢地呼吸，让你的身体放松，使肌肉松弛。练习祈祷式你感觉空气进入你的鼻子而吸入，在呼气时你坚挺地站在地上(强壮得像山一样)。
2. 展臂式和前屈式(图 7-3 B 和 C)：双臂直接举过头顶再放回，从腰部向前屈，腿部保持直立，背部稍呈弓形。保持你的后背成一条直线，双手向下直到脚趾，使膝部稍微弯曲，尽量达到舒服的状态。
3. 骑马式(图 7-3D)：把手掌置于地板上，把右脚置于你的双手之间。将左腿向后伸展把膝部置于地板上，在你伸腿的时候吸气并感觉左腹股沟部在伸展。
4. 顶峰式 (图 7-3E)：将右脚撤回与左脚平行并呼气，提起你的髋部和臀部，使其高高抬起，你的头部和眼睛保持直对着你的脚趾，让你的双臂充分伸展。
5. 八体投地式：按膝、胸、前额和腹的顺序向下至地板(图 7-3F)慢慢呼气。
6. 眼镜蛇式(图 7-3G)：俯卧位脚趾并拢，前额在地板上，手掌向下放在腋窝旁，肘部悬于空中。开始吸气，抬头，接着抬胸，然后是上腹部，蜷曲你的脊柱而不是用你的双臂推。主要使用你背部肌肉而不是用双臂去抬高，双臂用于平衡和支持。保持这个姿势一会儿，轻轻地呼吸(像条眼镜蛇)开始呼气，并慢慢复原。你的上腹先接触地面，接着是胸部，最后是头部。
7. 重复顶峰式。
8. 重复骑马式，但用另一只脚。
9. 重复展臂式和前屈式。
10. 回到祈祷式。

尽管拜日这个动作可以自己正确地练习来屈曲和放松整个身体，但一些顾客可能想要集中在特殊区域即在神经肌肉方法或直接结缔组织法中存在抵抗的区域。可以使用下面的方法作为身体特殊部位自我保健的建议。

三角伸展变化式(Trikosana 的变异：为背阔肌、内斜肌和外斜肌以及髂胫束)：以山式起始，然后使你动作舒展。举起右臂将手一直高举过头部。旋转头

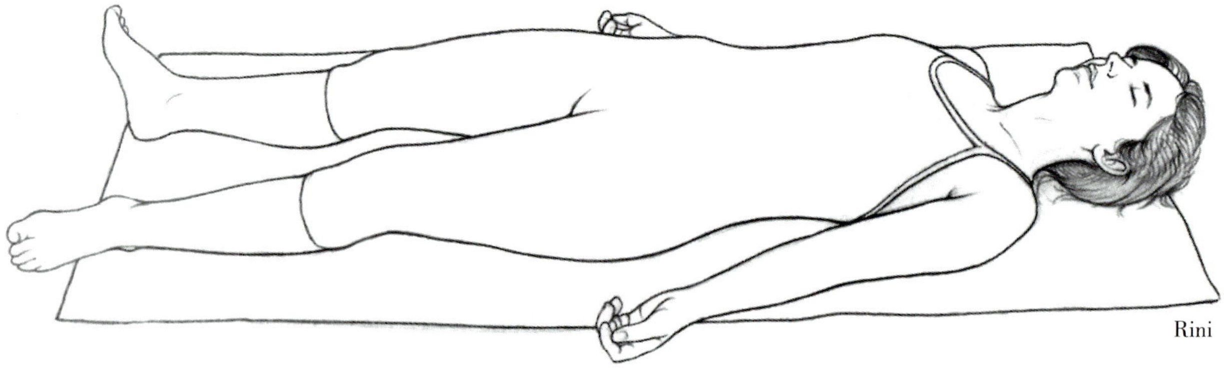

图7–2 **摊尸式(Savasana)**。在练习这个姿势时,仰卧位(像一具僵尸),双手掌向上,放松你注意的任何紧张。

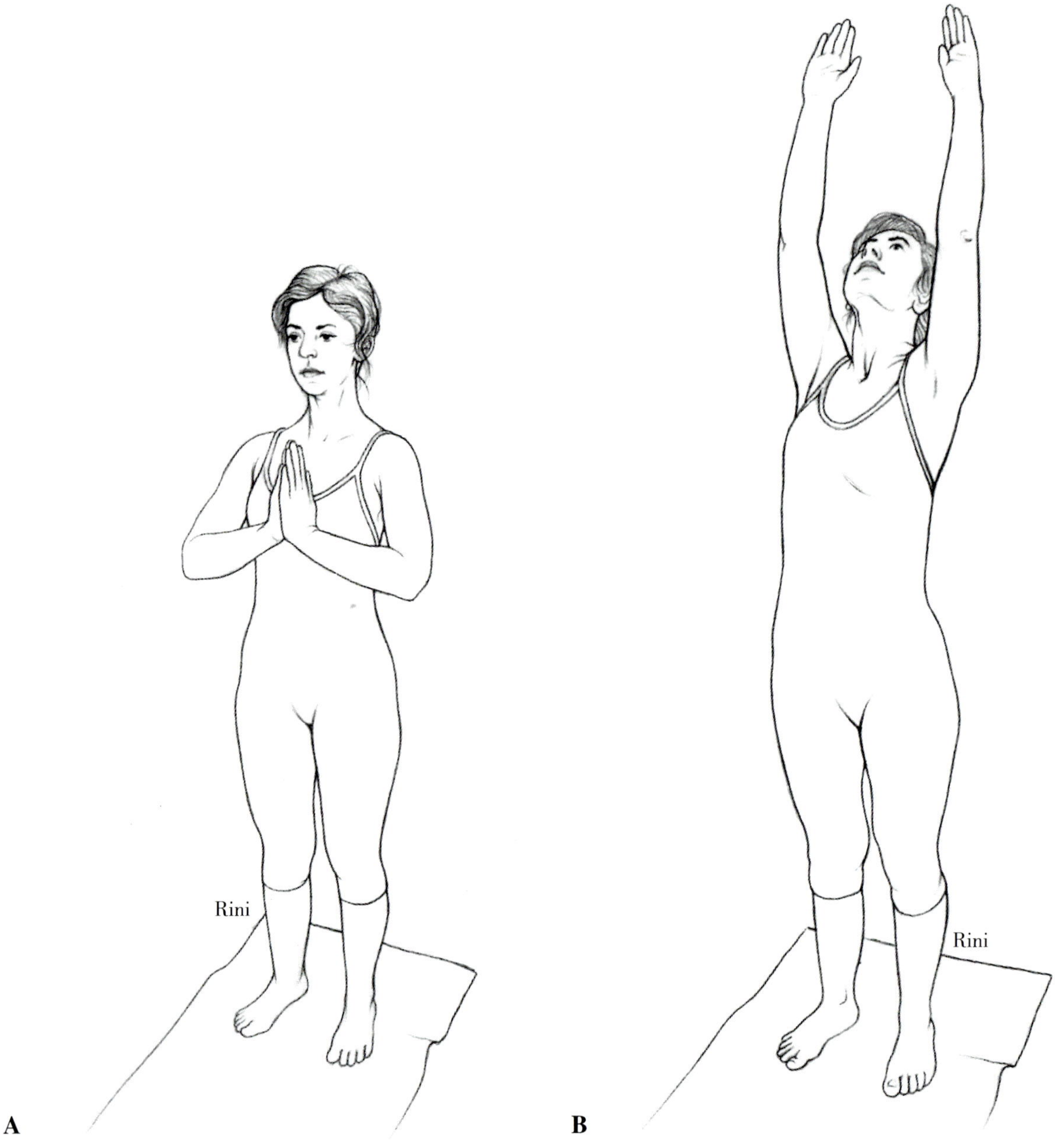

图7–3 **拜日(Surya Namaskar)**。(A)祈祷式。(B)展臂式。

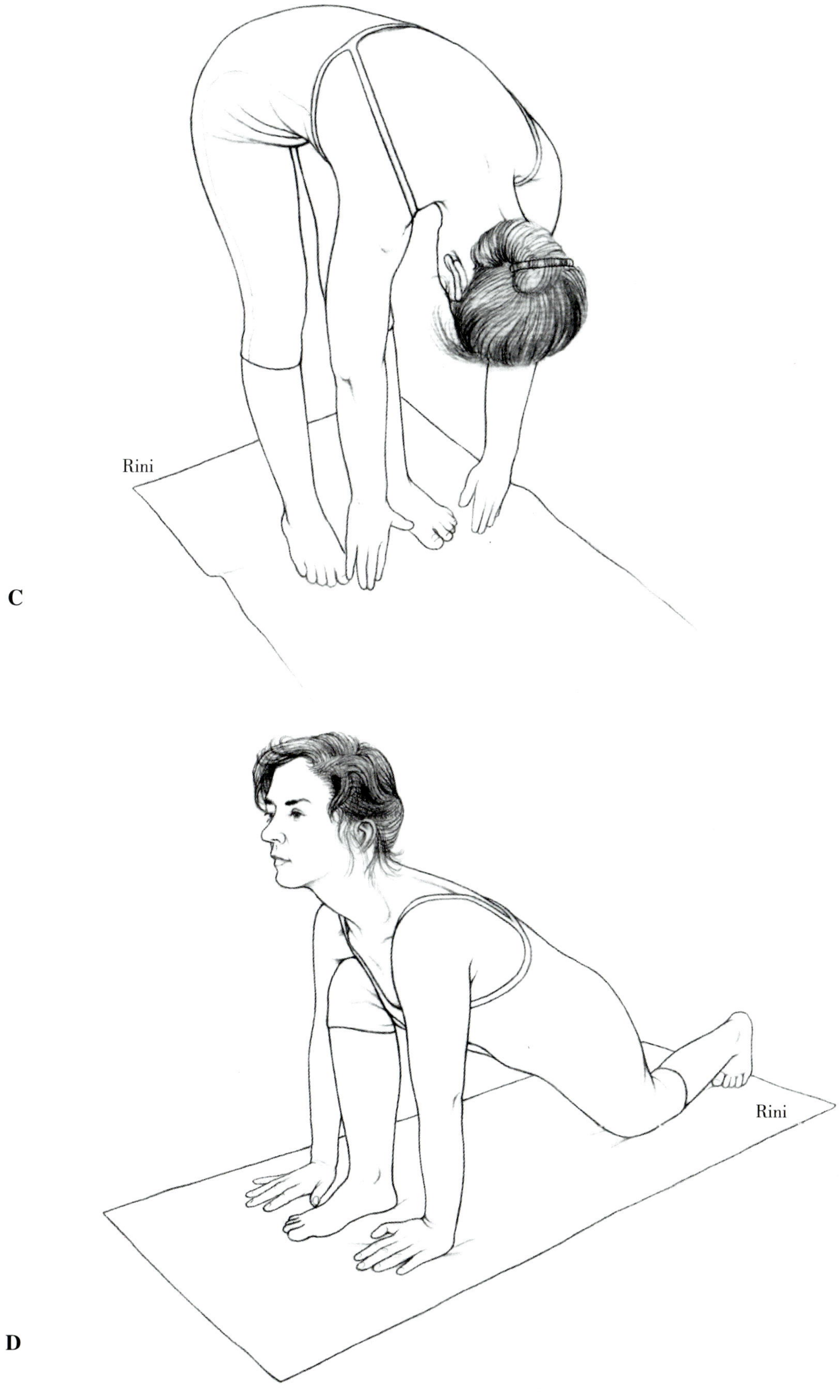

图7-3 拜日(Surya Namaskar)(续)。(C)前屈式。(D)骑马式。

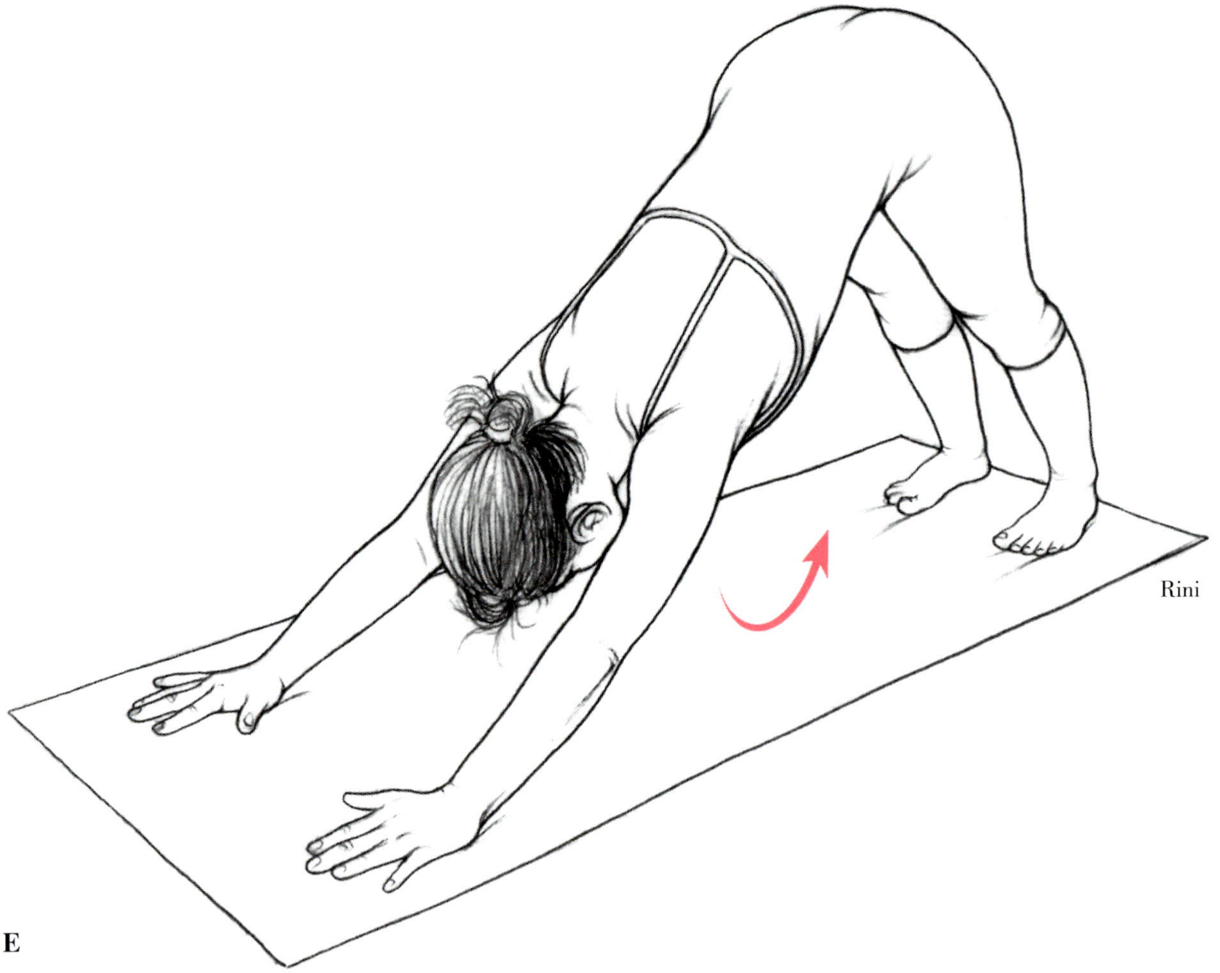

E

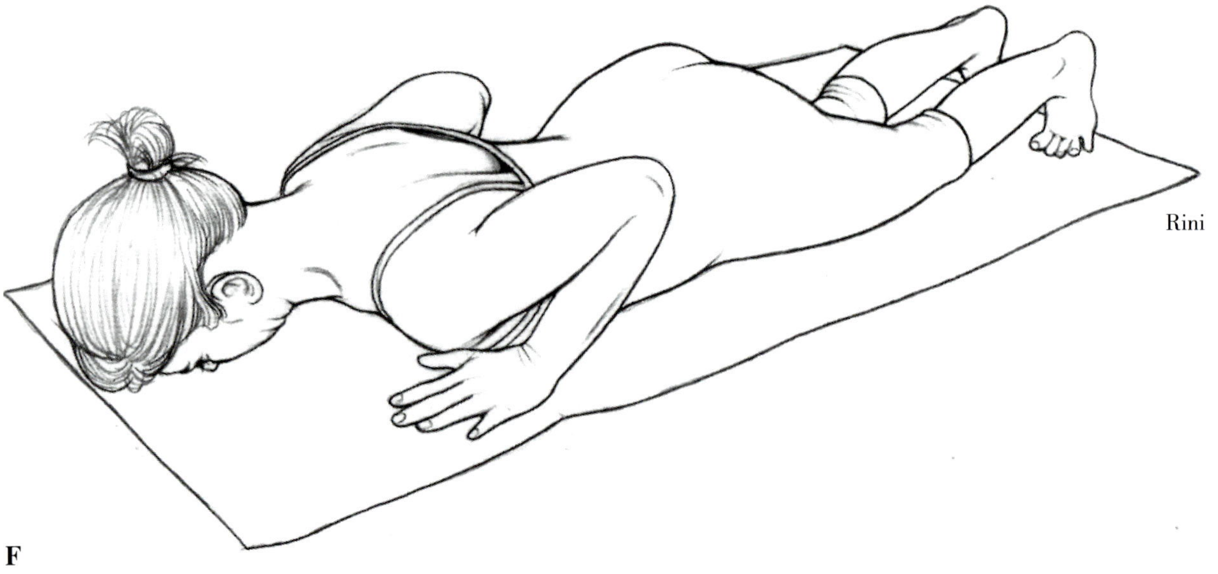

F

图7-3 拜日(Surya Namaskar)(续)。(E)顶峰式。(F)八体投地式,将膝、胸、前额和腹部向下至地板。

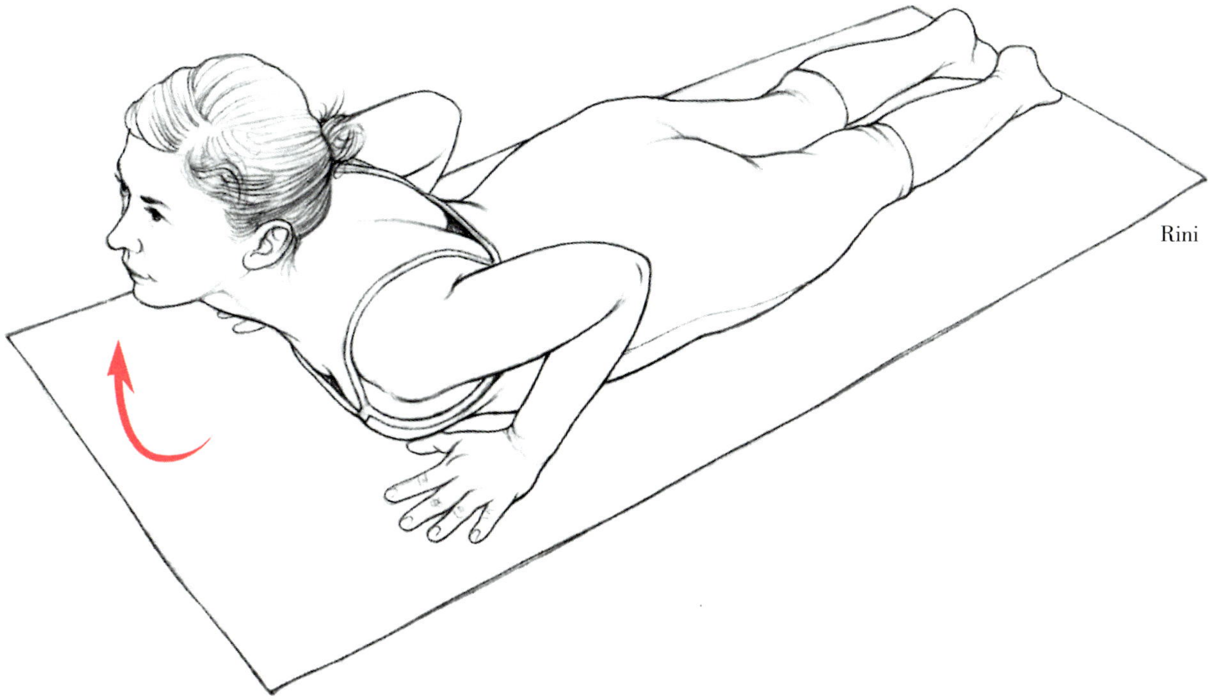

G

图7–3 拜日(Surya Namaskar)(续)。(G)眼镜蛇式(Bhujanangasan)。

部注视右臂。腰部侧弯伸出左臂,手向下至你的左踝(图 7–4)。当你到达下方时,向外旋转你的左脚保护你的膝部。随着你慢慢达到正确时,吸气并保持这种张力的感觉 8~10 秒钟,呼气并感受在没有过分牵张的情况下舒适牵张的感觉。在每一侧重复 2~3 次。

适当的侧弯(为背阔肌):从站立姿势,用左手从脑后拉住右肘部,膝部微弯,当身体向左侧弯时拉你的右肘高过头部。图 7–5 做所有的伸展动作时吸气同时完成动作,当固定在一个姿势并感受肌肉放松时呼气。在另一侧重复以上动作。

适当的牛面式(Gomukhasana;为三角肌和三头肌):双脚与肩同宽挺直脊柱站立。以左手于头后抓住右肘并轻轻拍打背部(图 7–6)。这一整套伸展动作过程中,在动作进行中吸气,而在保持这一动作时呼气,并感觉肌肉的拉长。在另一侧重复以上动作。注意是否有一侧肌肉比另一侧紧张。

适度的双手背后式 (Araha Chakrasana; 活动胸部肌肉):伸展你的胸部和肩部,双手紧握于后背(图 7–7)。伸直你的肘部,从耳边向下压肩。伸展你的胸部并向上抬,好像在你的双肩之中压挤一个想像中的柚子。这会使你的双手在身后抬起,当你伸直双臂时向中间转肘。不要向前弯腰(也可选择:当慢慢将手抬过头时向前倾)坚持 8~10 秒。这对你旋转肩部有帮助,给你一种立即有力的感觉。当你抬举紧握双手时呼气,当你放松和回到站立位时吸气。

合趾坐(Bandha Konasana):坐在垫子上开始时双膝弯曲, 双脚掌相接触。当你的髋部向外旋转时(你的两膝彼此移开)吸气,完全放松时呼气(图 7–8)。这种舒适的姿势牵张腹股沟的肌肉。通过重力而牵张,坚持 8~10 秒,重复 2~3 次。

适当的大腿伸展: 坐在垫子上双腿向外侧伸展,当你的臀部提起时吸气(你的腿向外伸展),轻轻向前倒(图 7–9)。这种动作牵张长内收肌。当你坚持牵张 8~10 秒时呼气,你会觉得肌腱在耻骨联合或膝关节伸展。如果你期望得到更大的放松,可以按摩这个连接部位并保持这个姿势和轻松呼吸。也可以与你的同伴彼此面对面手牵手地做类似的这种牵张,当一个人向后倒时(倒向脊背)另一个人被拉向前而受到牵张。在 8~10 秒钟后到达直立的休息姿势。互换位置并重复以上动作。

伸展式(Uttibitisan):躺在垫子或蒲团上,双腿伸直,双臂伸直高于头。当你手指或脚趾点地时吸气,

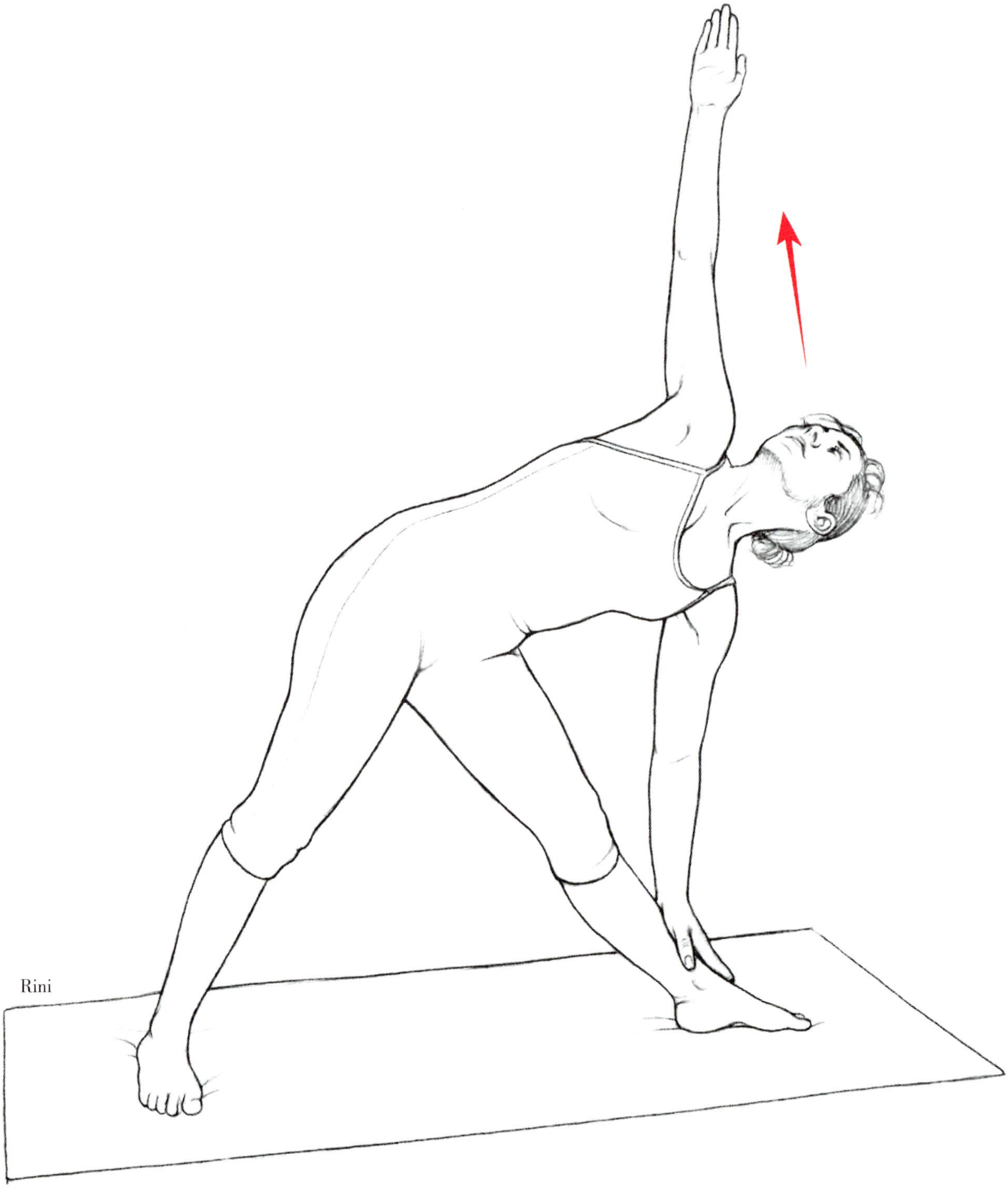

图7–4 三角伸展变化式(Trikosana的变异):侧弯增强稳定脚、腿、髂和脊柱的肌肉,并通过逐渐拉长较短一侧的脊柱旁肌肉或掴绳肌有助于鉴别出差别。

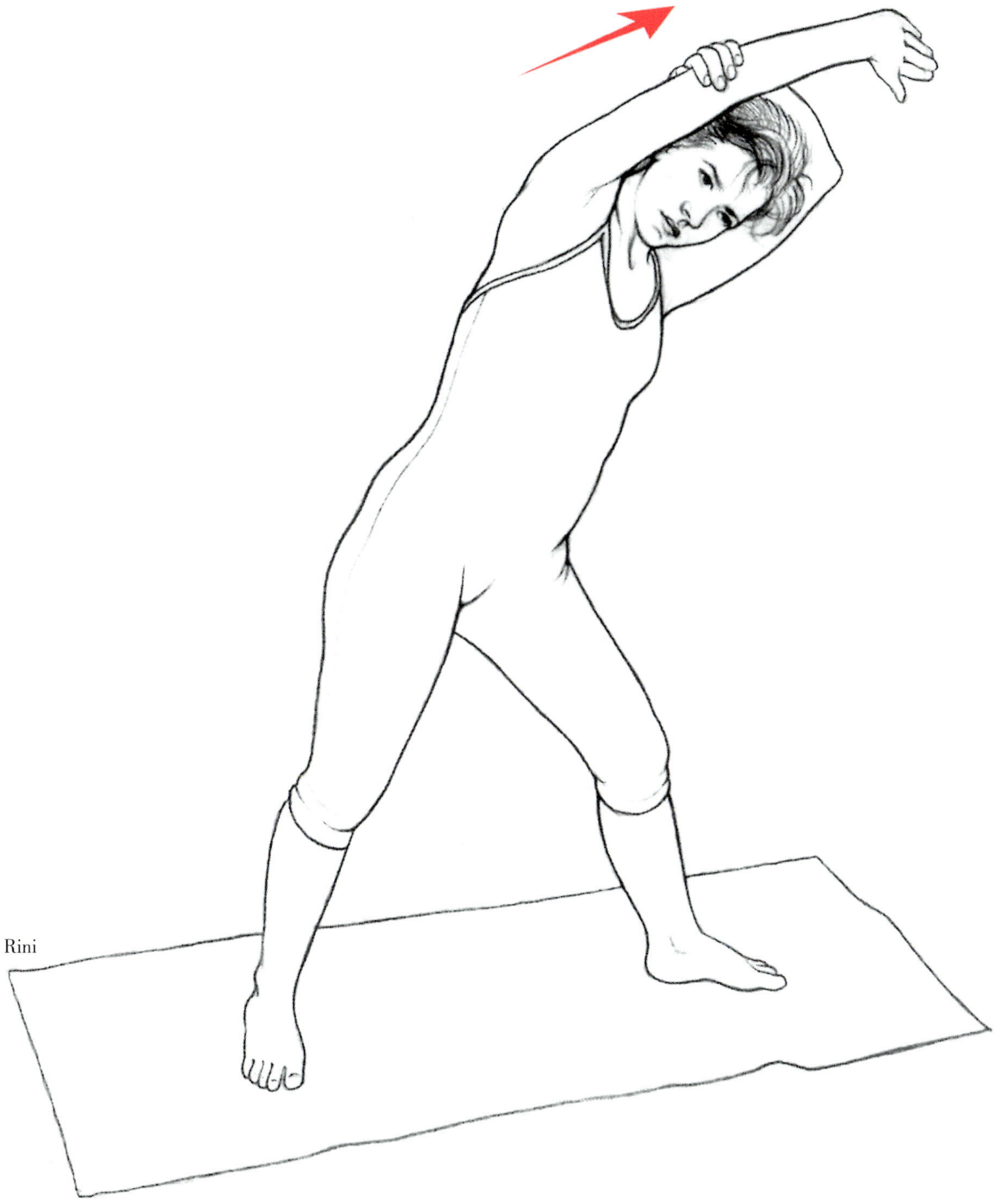

图7–5 **适当的侧弯**：站立姿势，当向左侧弯曲脊柱时，用右手从脑后拉住右肘部。

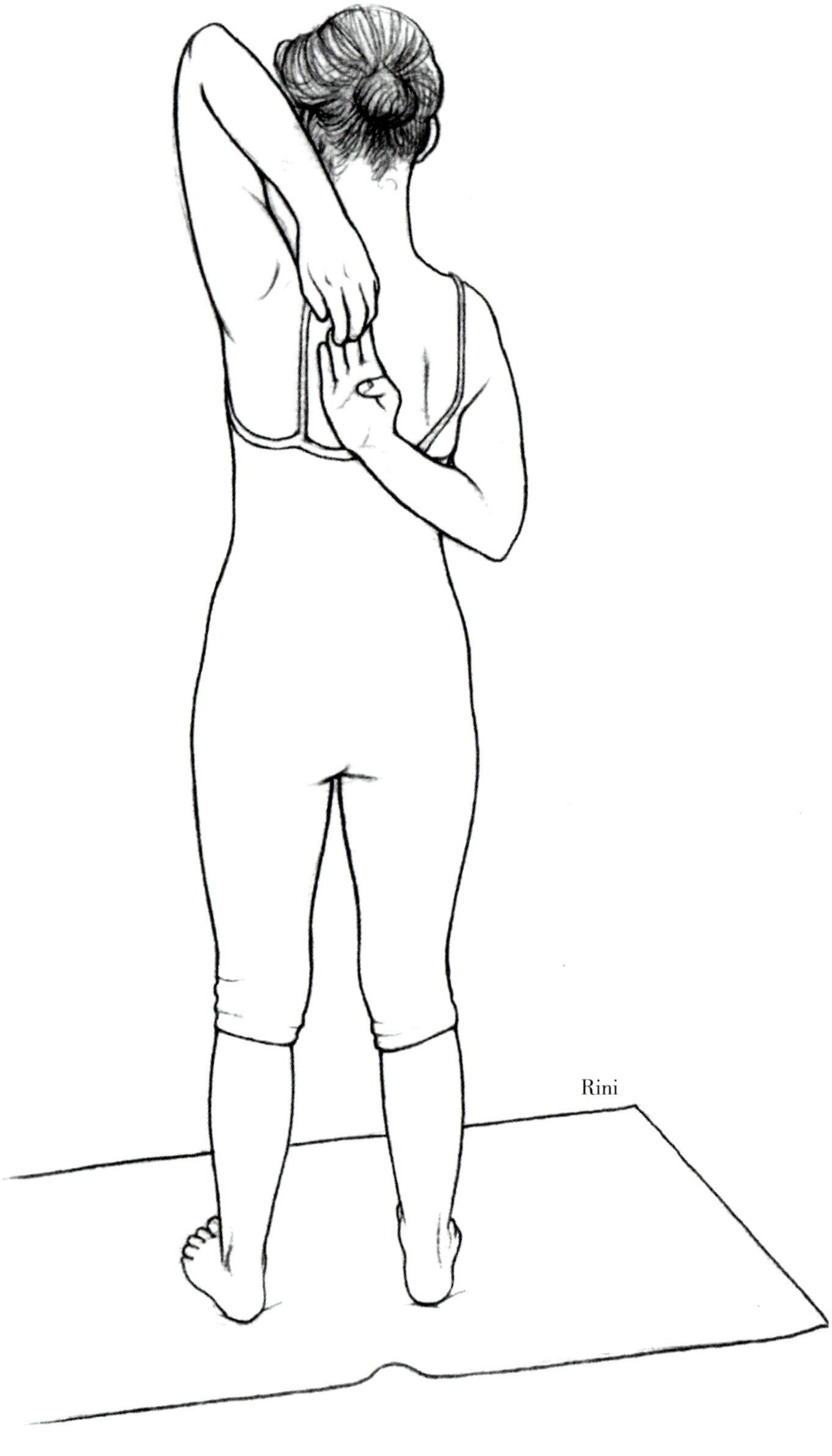

图7-6 适当的牛面式(Gomukhasana)。左手从头后抓住右肘并拍打自己的背部。

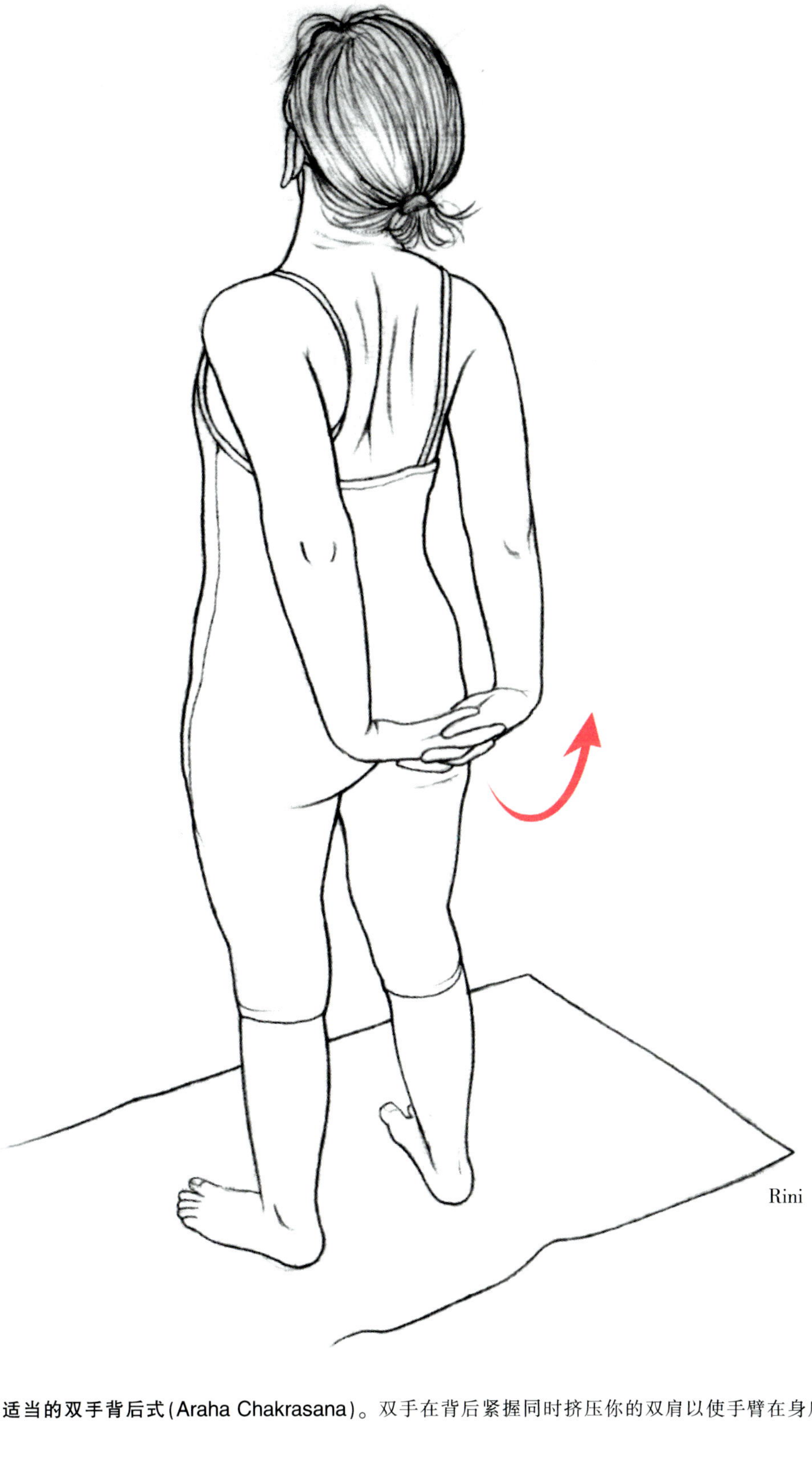

图7-7 **适当的双手背后式(Araha Chakrasana)**。双手在背后紧握同时挤压你的双肩以使手臂在身后抬高。

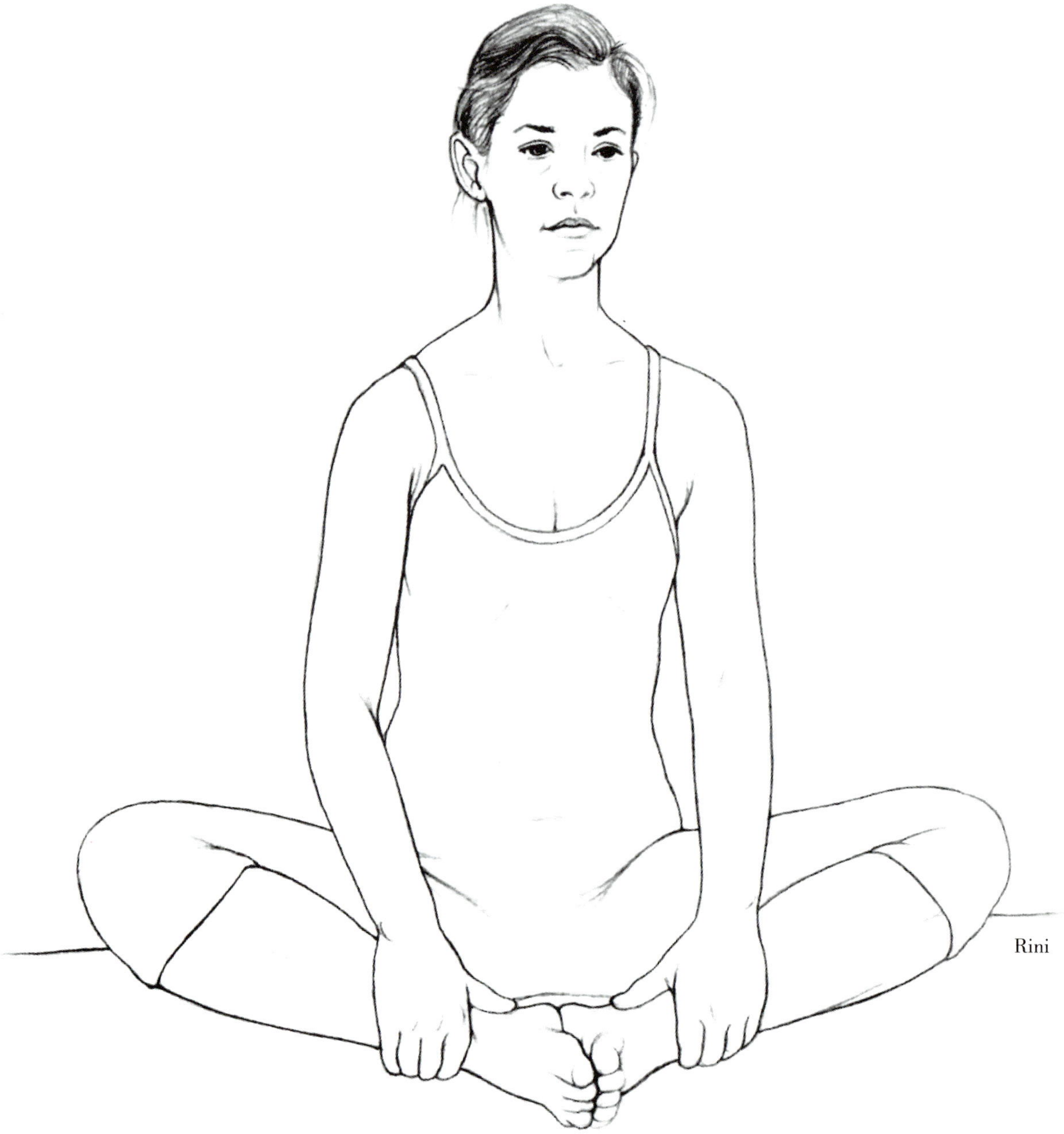

图7-8 **合趾坐(Bandha Konasana)**。双膝弯曲、双髋关节外旋、双脚掌相接触而坐。这样可以利用重力拉长髋部的短内收肌。

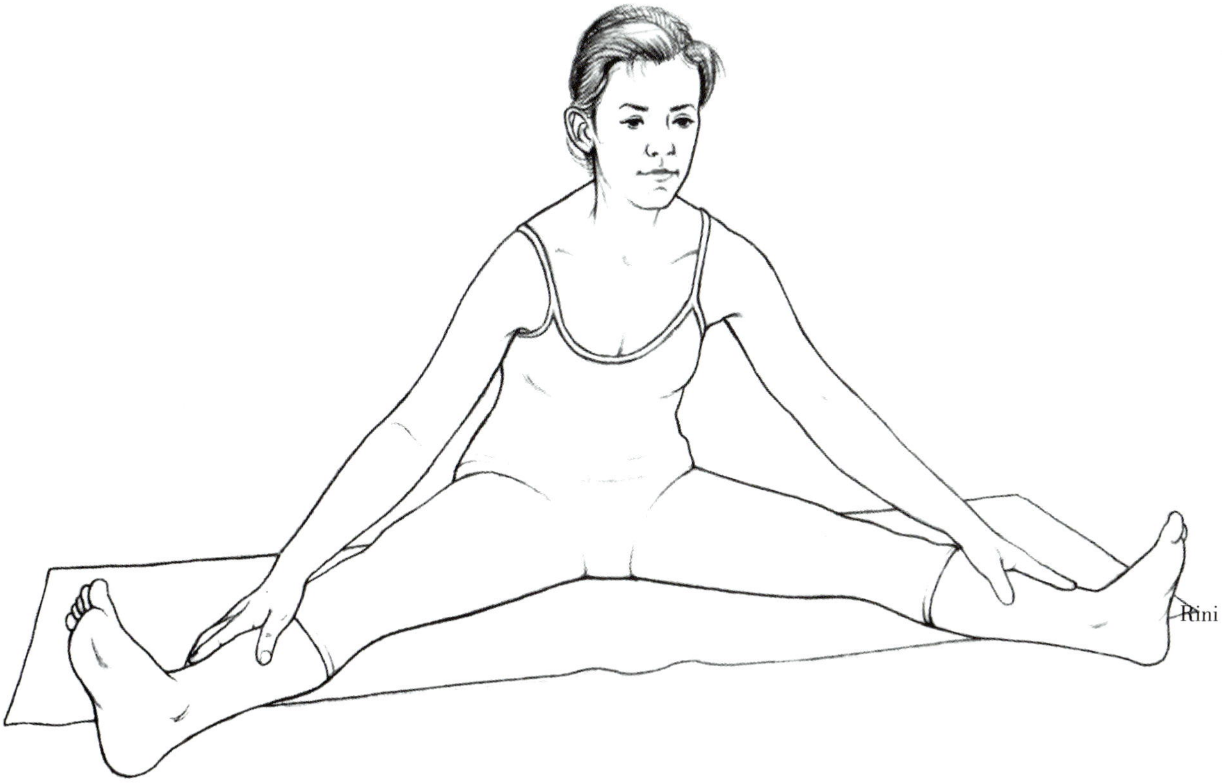

图7-9 **适当的大腿伸展。**双腿向外侧伸展而坐，以拉伸髋部的长内收肌。

当你的腿和臂向相反方向伸展到最舒服的位置时呼气(图 7-10)。为了让腹部受牵拉，双臂和双腿从身体中心向外侧伸展成 X 形。交替练习，首先伸展你的左臂和左腿，然后是右臂和右腿，接着是对角线左臂和右腿以及右臂和左腿。现在再做四个方向伸展，当你伸展时吸气，当你坚持这一动作 8~10 秒钟时呼气，重复这个动作 2~3 次。

祛风式(Pavanamuktasana；减轻后背疼痛和加强腹部肌肉)：平躺在垫子上双手置于两侧。(你需要放一块毛巾在腰部支撑一下。)当你抬起右膝到胸时吸气，吸满气时双臂抱住你的膝部(图 7-11)。屏住呼吸并压膝到胸部，呼气并慢慢放松，伸直你的左腿。每一条腿重复 2~3 次。

适当的躺式体前屈（躺，而不是坐；Pasdhimottanasan；为腘绳肌腱)躺在垫子上一条腿伸直另一条腿弯曲放在地上，抬起伸直的腿成一个直角，把手置于大腿后(图 7-12)。如果你的手够不到你的腿部，放一条毛巾在手中并钩住大腿，(注意：避免把压力放在膝后部）保证你的腰背部肌肉在地板上始终是平的，当你感到大腿后部的牵张时呼气。注意张力是否集中在髋部或膝部的肌腱连接处。如果你愿意，可以按摩这些连接处取得更好的放松。记住保持你伸出的腿要直，限制高度来保持伸直。现在向胸部屈膝和踝使其放松。在休息一会后，再次伸展你的腿，这次允许其伸的更远。放松，再弯，接着伸得更远。

适当的脊柱扭转(Ardha Matsyendrasan；为整个背部)：开始坐在垫子上双腿左膝部向前弯曲，右腿在左腿下面，右膝紧贴地板，右足紧靠左臀部，左脚在右膝外边(图 7-13)。你可以抬起腿向后旋转，左臂从左腿上越过用左手抓住右腿外侧，伸直你的脊柱，向前看吸气，呼气时向右转，保持头部直立，眼睛盯在你能舒服看到的右侧尽量远的与眼同一水平的一个点上保持这个姿势 8~10 秒慢慢呼吸，然后放松并换做另一侧。

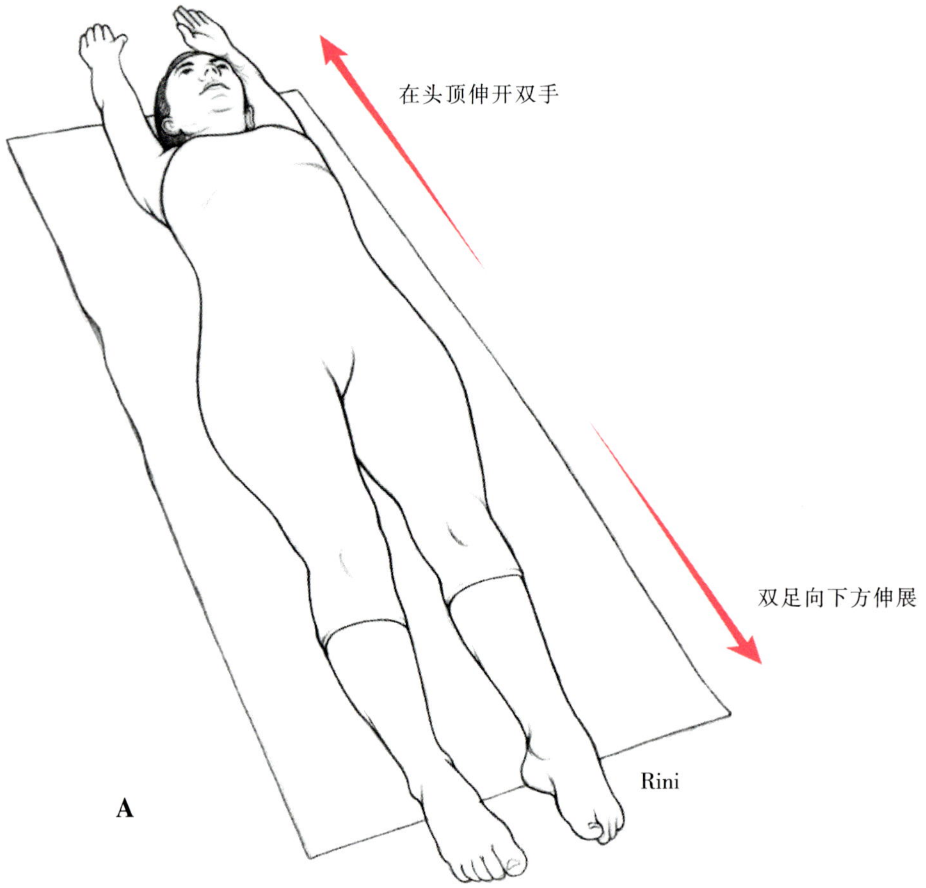

A

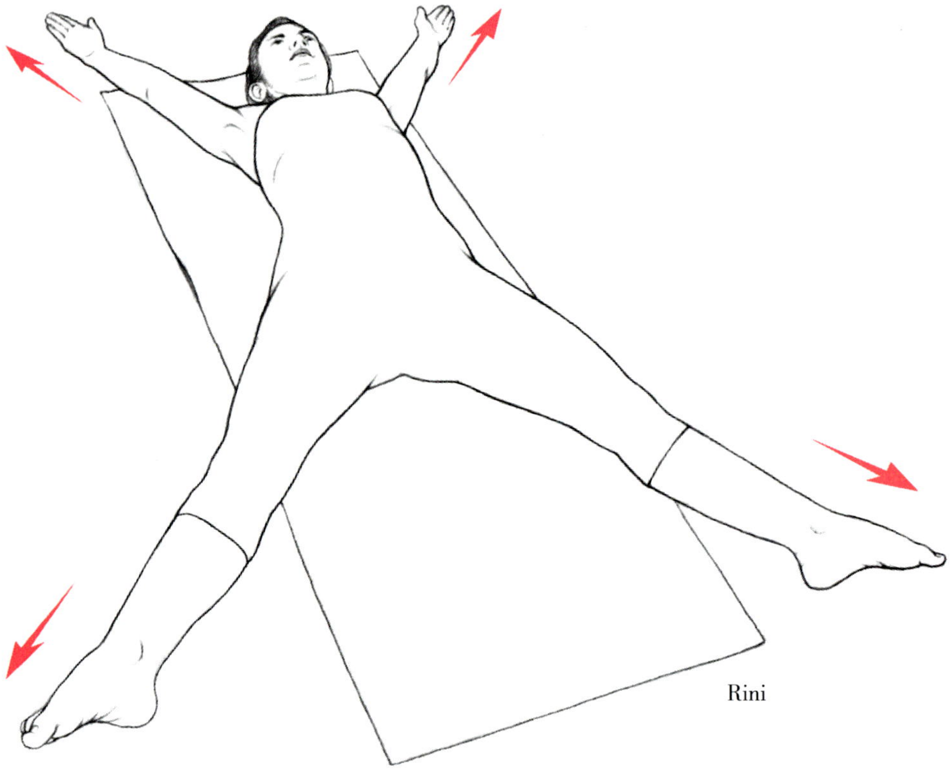

B

图7–10 **伸展式(Uttibitisan)**。仰卧并尽量使手臂和腿部外伸呈 X 型。可以选择每次伸展一只手臂和腿部或是同时向四个方向伸出四肢。(A)开始姿势。(B)结束姿势。

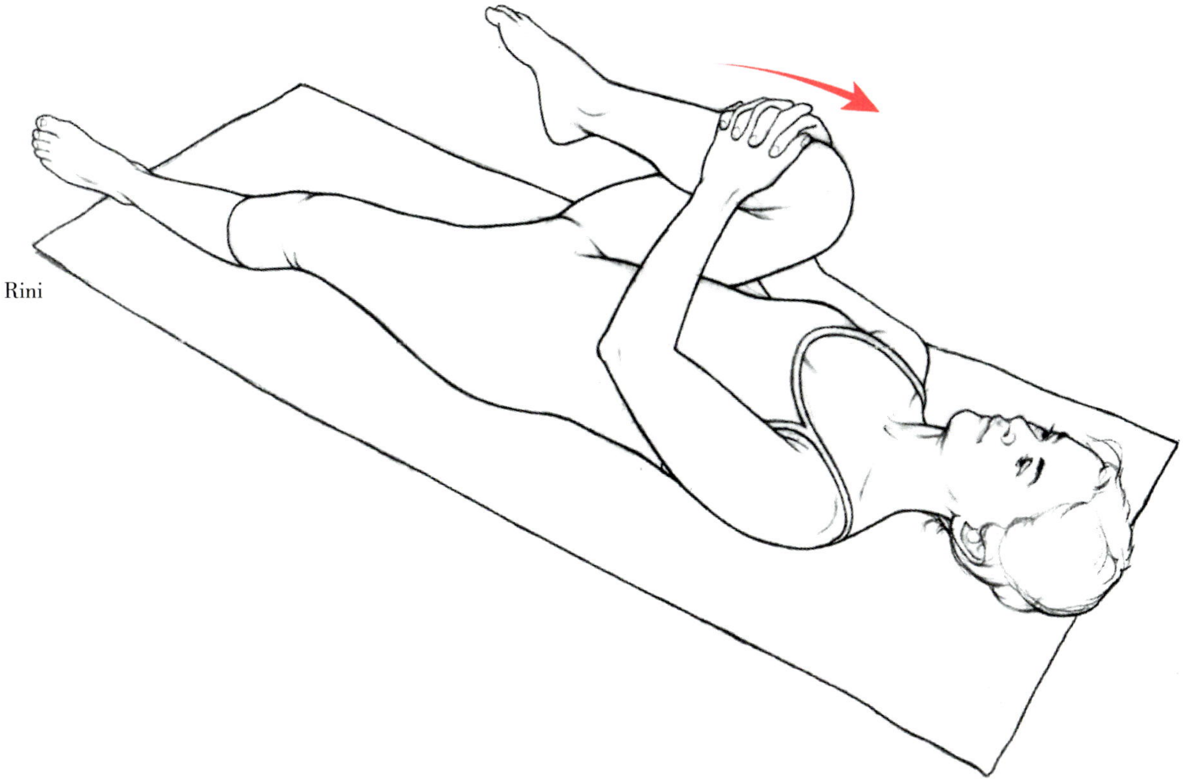

图7–11 **祛风式(Pavanamuktasana)**。当你吸气的时候向胸部挤压一侧膝关节。而呼气时伸直。换对侧重复该动作。

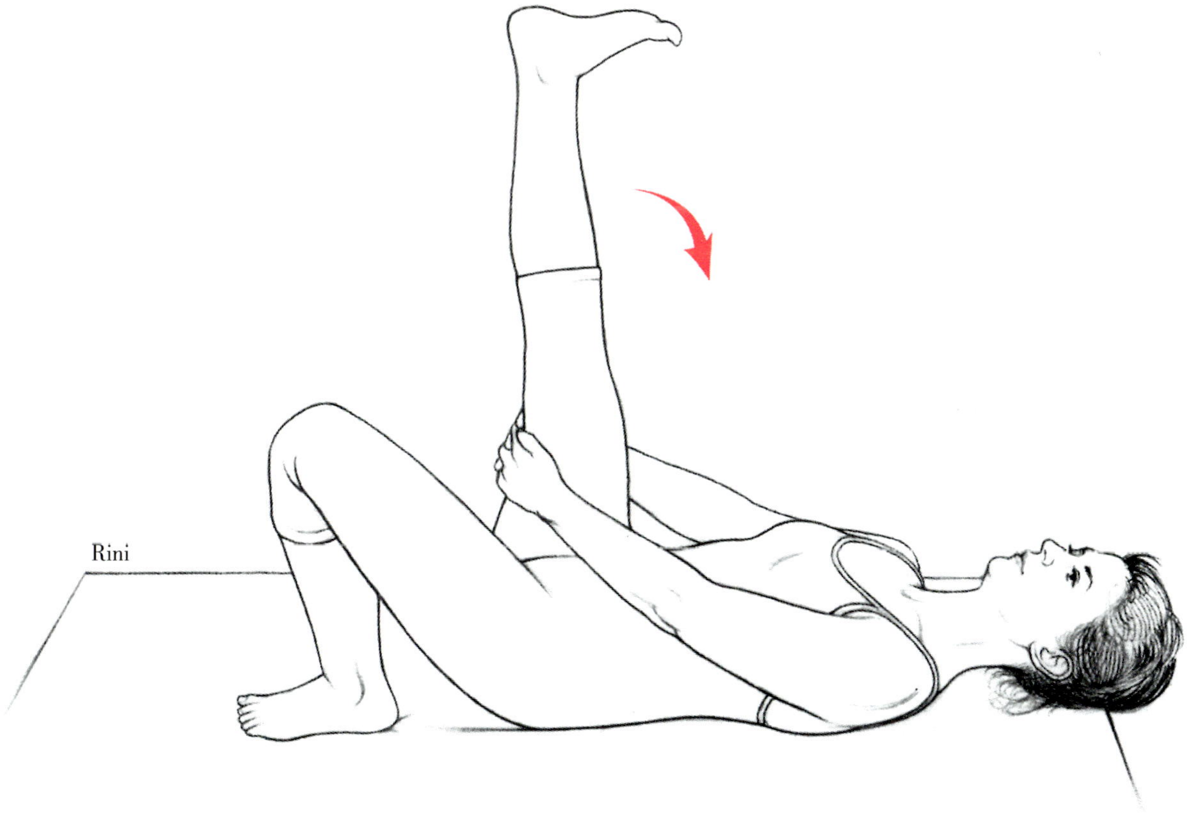

图7–12 **适当的躺式体前屈(躺;Pasdhimottanasan)**。仰卧在软垫上，伸直腿部，当你向后扳起大腿的时候呼气。用毛巾套住足部会使伸直腿部变得容易。

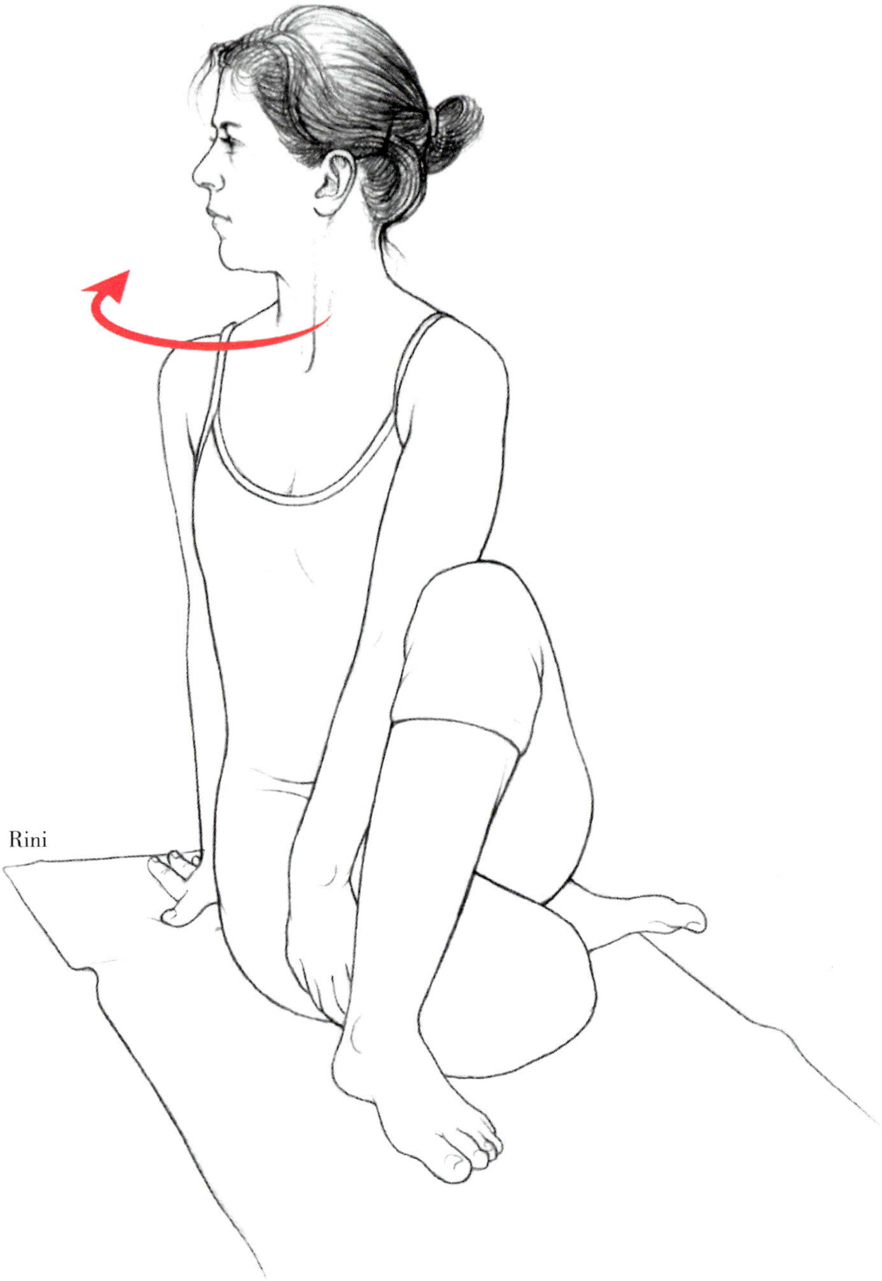

图7-13 **适当的半鱼式(Ardha Matsyendrasan)**。取坐位,将右腿盘于左腿之下,右膝关节平放在地面上。绕过左腿用左手抓住右侧大腿。在呼气的时候转向右侧,保持这一姿势并轻轻的呼吸。换另一侧重复该动作。

■最佳练习的建议:

你可以把这些建议放在一个文件夹里作为顾客自我护理的方案。当推荐特殊的瑜伽动作时可以分发复印件。

1. 不要越过轻度抵抗的水平。伸展应该觉得舒服,像一只猫在打盹后伸展。我们很多人不正确地把疼痛与身体的改善联系到一块,认为越疼越好。那种“没有疼痛,没有收获”的论调是一种神话,实际上疼痛是做错了的指征。
2. 聆听你身体的信号。锐痛是立即停止你现在做的活动的警告,如果 4~5 天疼痛不消失的话应该去寻求医疗帮助。
3. 如果你觉得在组织中有一种阻力,首先吸气感觉气体进入紧张的地方(比如颈部、腰背部或是膝后面)。然后呼气,有意识随着呼气让张力释放,想像紧张区域松弛并释放出去。
4. 如果你感觉身体不协调,重新调整你的位置。呼吸并且移动到舒适的位置。当你回到瑜伽姿势训练时,你会充满自在而不是将就地做。
5. 几个动作或者三次拜日动作后,在垫子上舒适地平躺休息。
6. 有意识地呼吸可以增加注意力,调动肌筋膜层,使其更容易松解限制。总之在伸展时吸气,在收缩或屈曲时呼气。
7. 记住每当你认为身体需要时,你就是专家。你比任何人都确切地知道自己的身体在什么时间、什么地点到底有多大抵抗力,没有人像你一样清楚地感觉自己。
8. 当身体温暖时练习瑜伽,会做得更容易,感觉更好,对你身体更有益。没有热身的伸展会伤害身体并且增加肌肉损伤的机会。
9. 活动时每次练习仅伸展一点,但要多练习。瑜伽的作用是累积的,每天 2 次每次 5 分钟放松地伸展比在周末使劲的练一个小时更有效。
10. 不要反弹!越过身体损伤的那个点(冲击性牵张)会使肌肉紧张并激活牵张反射。这些有害的做法会引起疼痛和损害身体,因为可造成在显微镜下才能看到的肌肉纤维的损伤。损伤导致肌肉和软组织中瘢痕的形成,且弹性逐渐消失,形成瘢痕的肌肉变得更加坚硬。
11. 试着前后移动,左右移动动作。

在哈他瑜伽训练中学习

尽管规律的瑜伽练习可以改善人体注意力,仍然需要一些对疼痛的敏感性。一定使顾客懂得不要越过觉得舒服的那个点。这是有轻度阻力的点,也是伸展效果最大的地方。当伸展合适的时候,在 10 秒之后,伸展的张力开始退去(Anderson,1980)。如果感觉还没有消失或者强度反而增加了就是牵张过度了。

肌肉被一种叫做牵张反射的内在机制保护。正像第 2 章描述的那样,肌肉纤维被拉得太快太长时,如跳起或过伸,这种反射被激活,一个信号传到肌肉,告诉它收缩,这可防止肌肉受损伤。这个反应和当你摸到一个热炉上的反应一样;不用思考,你的身体便离开了热炉。当你的肌肉伸展太长,最终的结果是使你想拉长的肌肉紧张。

坚持哈他瑜伽训练的最主要障碍是工作太忙并且把疼痛和体力活动联系起来。一些顾客想要训练到痛的时候或者认为如果不痛会没有效果,这不是增强肌筋膜按摩的直接 CT 手法的方法。事实上,过力和扭伤可以损伤肌肉和 CT。当顾客伸展到一个姿势时,确认他们仅仅做到合理的舒适的极限。帮助顾客懂得保持平衡和维护轻松呼吸的重要性。

下面是训练哈他瑜伽的一个简单的方案供参考。

记住任何瑜伽的方案仅作为顾客教育和自我保护的一个起点。建议你的顾客做练习要少而精,这要比做得太多还要好。根据你肌筋膜的姿势来练习。在肌筋膜按摩期间,你和你的顾客也可能希望采用合

哈他瑜伽方案:练习样本

以下是本章所描述的所有姿势训练操作步骤。记住按你所愿在完成几个姿势或每个姿势训练后返回放松姿势(如 corpse 姿势)。另外,每段瑜伽动作总以放松姿势结束。

1. 拜日式
2. 山式
3. 适度的双手背后式
4. 侧弯或适度的侧弯
5. 半鱼式
6. 祛风式
7. 尽情地伸展式
8. 摊尸式

适的姿势来练习发现软组织中有阻力的区域。对于神经肌肉和直接 CT 手法有效的实施合适的身体姿势是关键,而在瑜伽练习过程中这并不困难。顾客的躯体意识(在治疗台上发展的那种意识)帮助他调整最适宜有效的运动。你的顾客实践的越多,这种意识建立的越强,反过来这种意识力的改善使练习更有期待,去实践,并产生一个正反馈循环,从而使你的顾客更加健康。

小结

本章呈现的哈他瑜伽作为调整性的练习来补充和加强肌筋膜按摩的直接方法。哈他瑜伽既是运动又是自我护理。

哈他瑜伽是一种古老的康复系统的一部分,它的重点是体式(Asanas)和调息(Pranayama)。科学研究已证明其作用并提供了可能的机制。

直接肌筋膜按摩师可能建议特殊的身体姿势训练。拜日式可以用于全身的加强和健康。其他的姿势可以用于补充这个动作也可以用于身体特殊部位的康复。

最佳应用哈他瑜伽的建议是确信不要越过轻度抵抗,使呼吸和运动相协调,并且保持动作平衡。

哈他瑜伽,当根据本章中的概念或在一位有资质老师指导下练习时,对肌筋膜按摩的直接方法是一个补充。通过加强和增进顾客对肌筋膜限制与释放的认识可使直接肌筋膜按摩工作更有效。

复习题

1. Pranayama 指________练习。
   A.宗教
   B.深的
   C.呼吸的
   D.活动的
2. __________指进入哈他瑜伽的姿势或动作。
   A.Prana
   B.Asanas
   C.KRipalu
   D.Kundalini
3. _________是被设计成伸展或控制整个身体一系列的动作,尤其是腿和脊柱。
   A.向太阳致敬
   B.平卧动作
   C.轻松地扭转脊柱
   D.斜靠太阳姿势
4. 正确或错误:一般来说,当你完成一个姿势时,最好是吸气。
5. 正确或错误:平卧动作是一个休息姿势。
6. 正确或错误:一般来说,最好经过最轻的抵抗完成一个姿势。
7. __________是最基本的冥想姿势。
8. __________是一个健康系统,其使用草药、食物、生活方式改变、姿势、呼吸动作、吟诵圣歌等来维持健康。
9. 瑜伽寻求用反作用力对付和追随软组织的抵抗,与_________肌筋膜按摩方法相似。
10. 描述哈他瑜伽练习对于肌筋膜按摩顾客的益处。

参考文献

Achterberg J, Dossey L, Gordon JS, et al. Mind-body interventions. In: Alternative Medicine: Expanding Medical Horizons. A Report to the National Institutes of Health on Alternative Medical Systems and Practices in the United States. NIH Pub No. 94-066, 1994(December): 3–43. Rockville, MD: National Institutes of Health.

Anderson B. Stretching. Bolinas, CA: Shelter Publications, 1980.

Baldwin MC. Psychological and physiological influences of hatha yoga training on healthy, exercising adults. Diss Abstracts Intl 1999; 60(suppl 4-A):1031.

Ernst E. Breathing techniques—Adjunctive treatment modalities for asthma? A systematic review. Eur Respir J; 2000;15:969–972.

Farrell SJ, Marr Ross AD, Sehgal KV. Eastern movement therapies. Physical Med Rehab Clin North Am 1999;10:617–629.

Feuerstein G. Yoga and Yoga Therapy. Lower Lake, CA: International Association of Yoga Therapists, Yoga Research and Education Center, 2001.

Garfinkel MS, Schumacher HR, Husain A, et al. Evaluation of a yoga based regimen for treatment of osteoarthritis of the hand. J Rheumatol 1994;21:2341–2343.

Garfinkel MS, Singhal A, Katz WA, et al. Yoga-based intervention for carpal tunnel syndrome: a randomized trial. JAMA 1998;280:1601–1603.

Globus S. What yoga can do for you. Current Health 2000;27:30.

Holloway E, Ram FSF. Breathing exercises for asthma [Cochrane Review]. In: The Cochrane Library, Issue 2, 2001. Oxford: Update Software.

Jain SC, Uppal A, Bhatnagar So, Talukdar B. A study of response pattern of non-insulin dependent diabetics to yoga therapy. Diabetes Res Clin Pract 1993;19:69–74.

Kamei T, Toriumi Y, Kimur H, et al. Decrease in serum cortisol during yoga exercise is correlated with alpha wave activation. Percept Mot Skills 2000;90:1027–1032.

Kant S, Bhattacharya S, Pandey US, et al. Evaluation of effect of yogic breathing exercises on pulmonary functions, free radicals and antioxidant status on healthy individuals. Chest 2000;118(suppl):240.

Luskin, FM, Newell KA, Griffith M, et al. A review of mind/body therapies in the treatment of musculoskeletal disorders with implications for the elderly. Altern Ther Health Med 2000;6:46–56.

Mishra L, Singh BB, Dagenais S. Historical perspective and principles of the traditional healthcare system in India. Alternative Therapies in Health and Medicine 2001;7:36–42.

Ornish D, Scherwitz LW, Doody RS, et al. Effects of stress management training and dietary changes in treating ischemic heart disease. JAMA 1983;249:54–59.

Pandya DP, Vyas VH, Vyas SH. Mind-body therapy in the management and prevention of coronary disease. Compr Ther 1999;25:283–293.

Schell FJ, Allolio B, Schonecke OW. Physiological and psychological effects of hatha-yoga exercise in healthy women. Int J Psychosom 1994;41:46–52.

Sovik R. The science of breathing—the yogic view. Progr Brain Res 2000; 122:491–505.

Swami Rama. Lectures on Yoga. Honesdale, PA: Himalayan International Institute of Yoga Science and Philosophy, 1979.

Telles S, Nagarathna R, Nagendra HR, Desiraju T. Physiologic changes in sports teachers following 3 months of training in yoga. Indian J Medical Sciences 1993;47:235–238.

Udupa KN, Singh RH. The scientific basis of yoga. JAMA 1972;220:1365.

Wood C. Mood change and perceptions of vitality: a comparison of the effects of relaxation, visualization and yoga. J R Soc Med 1993;86:254–258.

推荐读物

Christensen A. The American Yoga Association Beginner's Manual. New York: Simon & Schuster, 1987.

Christensen A, Rankin D. Easy Does It Yoga. Cleveland Heights, OH: The Light of Yoga Society, 1979.

Satchidananda YSS. Integral Yoga Hatha. New York: Holt, Rinehart and Winston, 1970.

Schatz MP. Back Care Basics: A Doctor's Gentle Yoga Program for Back and Neck Pain Relief. Berkeley, CA: Rodmell Press, 1992.

III

第3部分 肌筋膜按摩的间接方法

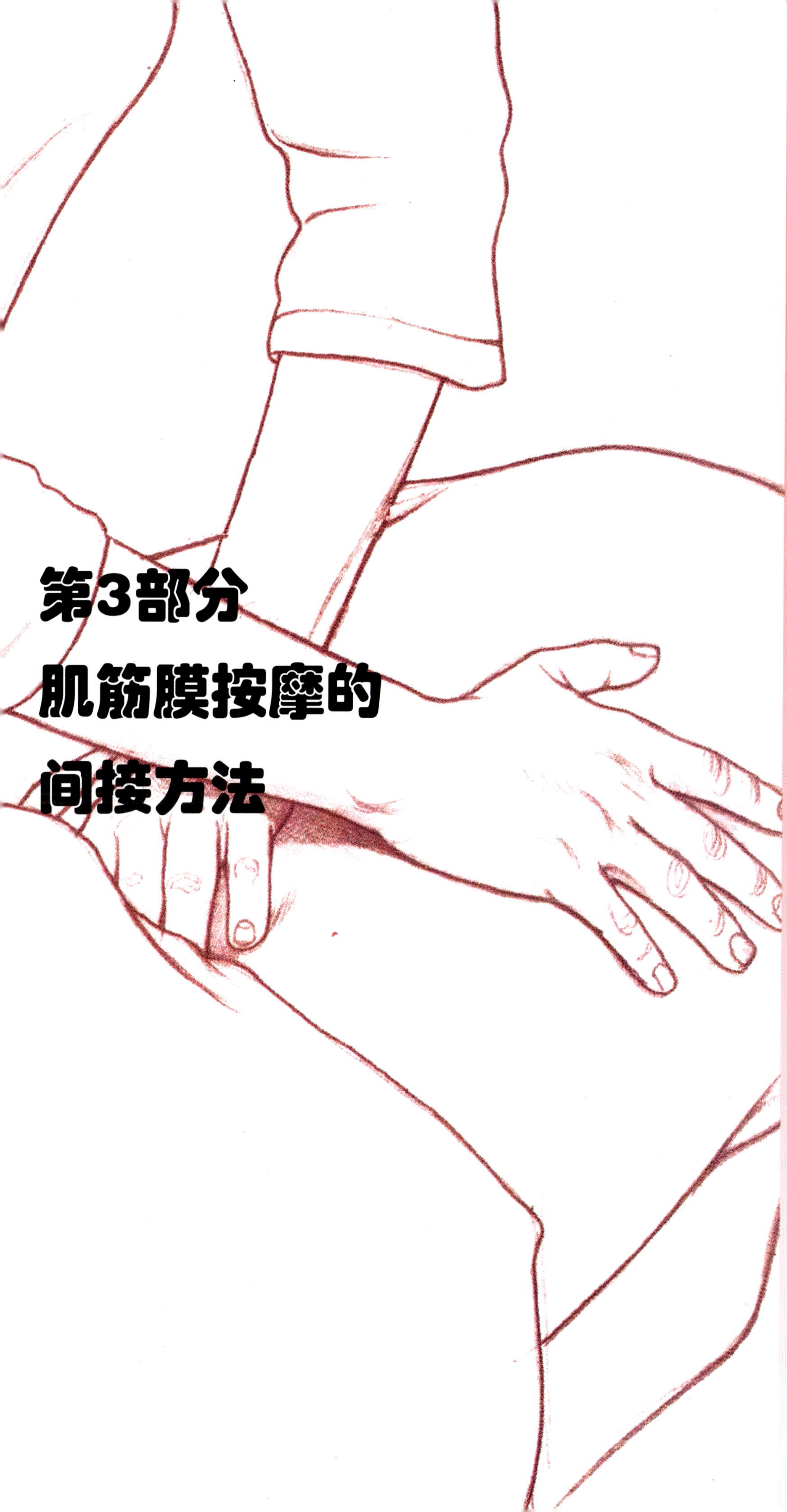

第 8 章

间接结缔组织方法

目　　的

- 介绍间接结缔组织方法及其原理
- 叙述间接结缔组织方法的起源和影响
- 解释间接结缔组织方法对触变性和交互作用的影响
- 介绍间接结缔组织技术，包括推挤、摇摆、按压、牵引、振颤和拍击
- 讨论体位、铺巾和支撑
- 讨论治疗计划和决策

本章大纲

为什么使用间接结缔组织方法

间接结缔组织方法的介绍

　压力

　运动的应用

间接结缔组织方法的起源和所受的影响

　Trager 方式

　Hanna 躯体训练

　Barnes 肌筋膜放松

间接结缔组织方法的生理效应

　间接结缔组织方法是如何影响触变性的

　间接结缔组织方法是如何影响交互作用的

间接结缔组织技术

　推挤和摇摆

　按压

　牵引

　振颤和拍击

　最佳使用间接结缔组织技术的建议

　指导运动和最佳躯体意识的建议

体位、铺巾和支撑

治疗计划和决策

小结

关键词(KEY TERMS)

- 放松方向：身体想要移动的方向或者最容易移动的方向，或者是从受限制的位置移回的方向。
- 运动再教育：任何用于训练顾客优化身体功能、增加活动范围、使无意识的动作有意识化的躯体疗法或主动运动。一些流行的运动再教育有 Hanna 躯体训练、Trager 方式、Feldenkrais 方法、Alexander 技术、Rubenfeld 协同作用和 Aston 模式。
- Trager方式：已注册的间接结缔组织流派，目的是从心理上和生理上放松局部紧张。
- Hanna躯体训练(HSE)：间接结缔组织流派；是教会那些受无意识不适应反射困扰的顾客学会自主地、有意识地控制神经肌肉系统的实践方法。
- 肌筋膜放松：已注册的手法治疗流派，包括间接结缔组织、直接结缔组织和软组织放松技术。
- 筋膜放松：间接结缔组织技术，对浅筋膜在放松的方向施加水平压力使其放松。
- 推挤：间接结缔组织技术；实施整个身体有节律的振动，使顾客全身或局部运动到容易达到的位置，然后返回。
- 摇摆：间接结缔组织技术；包括上下、左右和环形运动。

- **牵引**：间接结缔组织技术；顺着肌纤维的方向纵向牵拉结缔组织使其发生细微运动从而放松。
- **振颤**：间接结缔组织技术；做先向上提拉再向下或两边的热身动作，使关节、肌群或四肢为下一步躯体疗法做准备。
- **拍击**：间接结缔组织技术；振颤的一种类型，通过这一技术可以使肢体有控制地回到按摩台上。

第8章介绍肌筋膜按摩间接结缔组织方法。躯体疗法治疗师用间接结缔组织方法可以间接地或在舒适的前提下治疗顾客身体的疼痛和不适。本章第一部分介绍了这一方法和对其发展有影响的躯体疗法的概况。

第二部分介绍一些可以用在顾客身体任何部位的基本的间接结缔组织技术。这些技术可用在各种躯体疗法和运动训练风格中，如 Trager 法、Hanna 躯体训练法、Alexander 法、Feldenkrais 法和 Aston 法。为了更好地理解和正确运用间接结缔组织技术，本章复习了筋膜的结构，并强调了它的运动特征。这部分也讨论了躯体力学、体位和支撑的正确实施，以及加快软组织放松过程的语言暗示技巧。讨论了关于运用间接结缔组织方法的时机和地点的选择，并给出特殊情况下和特殊需求下运用该方法的指南。

本章包括了一个便于实施间接结缔组织方法的方案。该方案对那些说清楚自己主要症状的顾客有帮助。此外，本章还提供了一些应对特殊需求的总指导纲领，可作为对基本部分的调整。

为什么使用间接结缔组织方法

直接处理顾客的不适症状不是一种更好的方法吗？直接针对缩短的肌群或活动范围(ROM)受限的部位，采用直接方法用手法牵张限制，这似乎很合乎逻辑。但当机体的某一部位创伤太重或是太疼痛的时候，对直接方法的反应只有疼痛和加倍的防御反应。而间接方法使机体处于**放松方向**(即避免导致疼痛体位，保持身体自然移动的位置)，使顾客保持在安全的状态，这对于那些抵抗或是惧怕直接按摩手法的顾客有帮助，因为对他们来说直接方法就像面对面的对抗。这些顾客可能害怕更疼或者不相信会感觉更好一点。间接方法可以绕过这种抵抗来寻求舒适的途径(即怎样感觉好一点)。感觉到的和实际存在的再次受伤的危险解除了，疼痛受体就不会被激活，防御反应就得以避免。经历这种无痛又毫不费力的运动后，神经肌肉本体感受器得以重新设置。

这种舒服和不费力的感觉对整个机体产生良好影响。远离创伤区的部位接受手法操作后可促进疼痛，甚至急性炎症区的愈合。例如，在足部运用间接结缔组织技术后，可能有令人舒服的运动波传导到颈部受拉伤的肌肉。

间接结缔组织方法的介绍

间接结缔组织方法仅仅使用运动手法来放松受限的结缔组织，因此肌筋膜按摩的间接结缔组织方法的定义就是通过轻柔的结缔组织运动来放松肌肉。

压力

显然，对顾客的身体组织施加一定的压力是为了促发运动，除此之外加压没有其他目的。压力不是用于放松组织的，而是压力产生的活动有助于放松筋膜。尽管在间接结缔组织方法中的接触是温柔的，但却不是软弱无力的。事实上，很多顾客将这种接触描述成是有力又柔顺的，而不是生硬得令人难受。和深部直接结缔组织技术相比，间接结缔组织方法的按压是通过渐渐进入并达到一个恰当的结缔组织水平实现的而不是倾尽全力。“恰当”的筋膜水平通常浅于直接深部结缔组织手法的水平。

运动的应用

通过轻柔地摇摆、振动或牵引顾客的上肢、下肢、躯干或者头部等引发运动。躯体疗法师有规律地运动、回复并提示顾客呼吸、伸展、有意识地感知运动的变化。间接结缔组织方法的运动注重于将放松的感觉带到“僵硬”的部位，这些动作必须要轻柔才能避免造成顾客受到过度推拉的难受感觉。

急切和过于用力的动作使顾客感到头晕，或者觉得不如不治疗。没有重点的运动手法可能会使顾客感到放松，但他们经常感觉不到。因为没有重点的运动手法也不能使顾客集中注意力去感知受限部位的放松。

间接结缔组织方法的起源和所受的影响

各种流派的运动再教育促进了这种强调手法舒适、轻盈、流畅的间接结缔组织技术的发展。许多这一领域的躯体疗法流派的创始者们曾经是运动员或者从事表演或舞蹈的。这很有意义，因为这些职业使得他们具有对身体运动更好的感知力。总之，运动再教育者们通过再训练身体治愈了他们自己或他人，并且从中找到明显地放松舒适的感觉。其中著名的先驱者有 Milton Trager、Thomas Hanna、F.M.Alexander、Moshe Feldenkrais、Irmgaard Bartinieff、Judith Aston 和 Ilana Rosenfeld 等。这个名单仅仅包含了对这一重要领域有贡献的一部分人，有兴趣对运动再教育（训练）进一步研究的人，可以阅读本章末所附推荐读物。

■Trager方式

Trager方式有两个重要的组成部分：亲身实践，即心理生理整合和运动训练，即心灵体操（Mentastics）。心理生理整合指的是 Trager 躯体疗法的前提，它使精神与身体达到和谐的统一。心灵体操（Mentastics）一词来源于词组 mental gymnastics。

Milton Trager 年轻的时候是个拳击运动员。当他第一次在他的教练身上使用自己独创的躯体疗法时，取得了显著的效果。受此鼓舞，他开始在他已有两年坐骨神经痛的父亲身上实践这一理疗模式。一个疗程后，他父亲的疼痛在很大程度上得以减轻。两个疗程后，再也不疼痛了。Trager 在那些主诉疼痛和功能障碍的顾客身上继续实践他的技术。后来他获得了理疗博士学位。四十多岁的时候他成了一名医学博士。

Trager 心理生理整合使用节律性非侵入性的运动（如推挤、摇摆、牵引、按压和拍击等）传递毫不费力的运动体验。这种被动运动将组织信息传递给大脑（Griffin,1989），大脑根据接收到的感觉信号释放不必要的过度紧张并减少因过度紧张造成的疼痛。自主的保护性反应（通常是引起疼痛的原因）消失了，顾客便有了一个更加平和放松的精神状态，即所谓的心气平和。在此过程中治疗师也分享了这个放松平和的境界。

在按摩台上的工作大概需要 60~90 分钟，不需要使用油剂或洗剂。顾客可以穿内衣，盖上治疗单躺下。当然，如果他们喜欢穿着衣服也可以。

心灵体操是通过简单地、轻微地移动身体而产生 ·种感知力，来改善机体的功能并回味在按摩台上体验到的轻松、自由的感觉。从事心灵体操的从业者们要学会帮助顾客养成动作放松的习惯。经过训练，人们就可以在日常生活中，当感到有压力的时候自觉地回忆起放松和舒适的感觉。作为对间接结缔组织按摩的一种较好的补充，在本书第 9 章中也将提及这一技术。

■Hanna躯体训练

Thomas Hanna 做了大量工作完善了“通过治疗师应用和指导的运动激活机体的自我矫正功能”这一理论。Hanna 创造了“自主的人（autonomous human being）”这个词来强调人体有自我矫正和自我调节能力。Milton Trager, Moshe Feldenkrais, F.M. Alexander 等著名的运动再教育者们也持此观点。Hanna 躯体训练（HSE）是训练自觉地、有意识地控制神经肌肉系统的亲身实践过程。HSE 的顾客是那些患有不自主肌肉疾病的人（即有肌肉骨骼疼痛或不适的任何人）。

Hanna 理论认为很多慢性疼痛是由感觉运动遗忘（SMA）所致。SMA 即大脑皮层的特定神经元丧失了对特定肌群的感知和控制。SMA 不是大脑或肌肉骨骼系统的器质性损伤，而是主管肌肉收缩的部位不能对皮质下（非自主的）反射作出回应的功能性障碍。SMA 包括不自主的保持固定姿势，而这曾经被认为是有保护性的，现在的观点认为它是习惯性的适应障碍。例如，SMA 可以表现为身体保持一个固定的姿势，如锁定膝部，这样会磨损关节。

Hanna 确立了三种带有情感潜流的反射可以导致 SMA 病症，即创伤反射、惊吓（红灯）反射和启动（绿灯）反射。每种反射都有相应的可辨别的姿势，这些姿势引起持续肌肉紧张，继而导致不适和疼痛。

创伤反射是机体为避免疼痛而做出的防御反应，可以表现为顾客对多年以前的跌打损伤或手术创伤做出的反应模式。特定的模式成倍地扩大损伤的区域，包绕并形成屏障以避免更大的伤害。

惊吓(红灯)反射是一种压力反应，是机体对真实存在的或想像中的威胁或忧虑所做出的反应。惊吓反射中肌肉收缩大多发生在身体前部，如特征性的耸肩、伸头、凹胸。有时也可以称之为海龟反应，因为这时身体就像受惊的海龟。这种不良的习惯姿势导致呼吸变浅、血压升高、脉搏加快、便秘、排尿障碍以及其他压力相关的问题 (Welch-Baril and Baril, 1994)。

在启动反射中，网状结构激动系统发出信号使机体做好行动准备(Welch-Baril and Baril, 1994)。电话铃声、门铃声或警报声可以使肌肉收缩，机体保持警戒状态，肩膀向后，背部肌群紧张，以便作出快速反应。

为了有意识地控制以上所述的或其他的适应障碍，Hanna 躯体训练推行了一些技术。如伸懒腰是一种主动的对抗伸展的动作，在这个动作中对抗的牵张力量逐渐减弱，用手法推动肌肉的起点和附着点靠近，从而关闭过度激活的牵张受体。这些技术都是基于神经学的原理，我们在第 4 章已讨论。

第二种 HSE 技术是动力映像(kinetic mirroring)。Hanna 称之为"顺应人的抵抗而不与之对抗的原理"。使用动力映像技术时，治疗师同时提起肌肉的起点和附着点，用手将肌肉两端推向肌腹，像上一段描述的那样，或者可以策略性地做滚动和摇摆动作。目的不是取得最大的 ROM，而是在 ROM 内寻找最大的放松。Hanna 用 Feldenkrais 的话解释动力映像"如果你做了肌肉做的工作，肌肉就停止做它自己的工作，这样肌肉就得以放松。"这个原理也能解释 Trager 的心理生理整合。

Hanna 的第三个技术是方法训练，它强调无痛 ROM 训练的运动过程，而不是结果。Hanna 注意到德国的身体训练教师 Elsa Gindler 完善了 Alexander 的技术，而且看到 Gindler 的学生用更好的感觉觉醒达得了更好的自我控制。通过集中注意于本体感觉辅以外加的动作，他们的运动质量就能得到改善(Hanna, 1994)。

著名的神经病学专家 Oliver Sacks 写过关于神经学疾病的文章，他讲了一个故事，详述了动力映像技术和方法训练的重要性。一次偶然的事情引起了他的注意。为了摆脱一头公牛，他的股四头肌腱完全撕裂。这样的创伤预后不良，他将不能完全伸直膝关节。在恢复过程中，开始他能无意识地抽搐着伸腿，但无法有意识地这样做。这表明运动神经元能够传递信息，但功能仍然受损。只有目标这个概念不能恢复功能。经过护理人员反复多次对他的膝关节拉伸屈曲后，Sacks 慢慢开始能够自主地控制他的股四头肌了。我的理论就是，在 Sacks 能够再完成看似"简单"伸展的复杂运动之前，感觉股四头肌运动的所有中间过程很有必要。功能锻炼是一个过程，包括完整的一系列的动作，而不只是结果。

Hanna 躯体训练也要求治疗师用问题和图像弥补简单动作的不足。动力映像技术和方法训练为顾客提供了感觉反馈。如果治疗者加入一些间歇并在间歇期建议顾客做自主运动，他们将受到鼓励去有意识地体会放松的感觉。语言交流能够增加成功的机会，因此，躯体疗法如果能和语言交流结合起来，间接结缔组织技术能更好地重新调节感觉-运动反馈环，促进机体向良性转变。

Barnes肌筋膜放松

John Barnes 整合多种肌筋膜技术并成为一种颇具特色的注册模式，他称之为肌筋膜放松。Barnes (1995)定义**肌筋膜放松**为"为评价和治疗人体结构采取的整体的、亲身实践的方式。它的重点是筋膜系统。"Barnes 系统并不是适合所有肌筋膜按摩手法。一些肌筋膜放松软组织技术我们在第 5 章讨论过，因为它们的重点在肌筋膜的神经肌肉方面。Barnes 提到的其他的一些技术如颅骶技术，我们放在第 10 章讨论。还有一些技术似乎与间接技术有关。Barnes 称这些为"筋膜放松"，如其中的横膈膜(diaphragm)和骶骨放松法是 Upledger 的教学内容。我把**筋膜放松**分类在间接结缔组织方法中，是因为它要求顺着筋膜的走向放松，而不是硬脑膜或脑脊液运动的方向。筋膜放松法在身体的不同部位使用的基本技术是相同的，这一点与基础深部直接结缔组织叩击法能用于身体的不同部位相同。

筋膜放松

上面刚刚提到的 Barnes 的筋膜放松与 Upledger 的横膈膜和骶骨放松法在本质上是同一种技术。基本筋膜放松技术把两个方向的力结合起来。首先，治疗师用手按压定位骨性标志，然后慢慢放松抬手触到浅筋膜层；筋膜层的方向在身体的不同部位和不同的顾客身上是不一样的。在筋膜表面通过“测试筋膜水流”就能够知道组织最好的移动方向。

最初,躯体疗法师们很难找出筋膜“到底想往哪里去”。为了帮助他们,一个叫 Iris Wolf 的美国俄勒冈州的理疗教育家,就教他们一种“堆叠”技术。就是理疗者首先在顾客身上将对抗力扩大化(如牵拉筋膜),让他感受张力并鼓励他去尝试消除张力。堆叠包括从三维方向中选择一维(深浅、左右、上下),使组织在选好的方向上产生轻微对抗,保持住并感受这种对抗力,然后放松。初学者们要求一步一步从每一个方向寻找对抗和放松。经验丰富的治疗医师们可以同时在三个方向上堆叠三种对抗力,让整个基质展开(拧转)。表 8–1 给出几种特殊局部筋膜放松技术,并有实施的建议。

基本筋膜放松技术指南

缓慢而稳重的轻柔压力(即 Barnes 的术语“小负荷”)比重而强的压力更能刺激黏性介质,如结缔组织的流动。结缔组织基质的黏质被认为是控制放松的物质,胶原纤维就是依托它得以形成排列有序的结缔组织。黏弹性使结缔组织可以对抗突然受到的牵拉,但是持续的多次牵拉会使结缔组织渐渐变长。“滞缓”即是软组织被持续低负荷牵拉造成的累积式的变形(Twomely and Taylor, 1982)。间接结缔组织方法继承了筋膜法的动作,不断解除障碍,直到感受到从受限中解放出来的自由。Arndt-Schultz 法则为使用轻柔、持续的压力解除肌筋膜受限提供了理论依据。这个法则认为“弱的刺激增加生理活动而强刺激抑制或消除生理活动”(Thomas, 1997)。

治疗师首先要能辨认受限部位,使用堆叠技术或仅用触诊,然后确立手要触到的刚好到达障碍点的深度,等待几分钟开始放松。尽管几分钟看起来似乎很漫长,但要有耐心,不要试图用暴力越过障碍。要让筋膜从障碍点移回放松方向。可能同时存在几种障碍(如不同的维度),这个技术就可能需要花费五分钟来完成。也有可能筋膜已展开并迅速完成放松,此时动作已明确无误完成了,就没必要非得再在原处等上一会。你用于组织的压力要非常轻柔—5g 的压力或更轻一点,比五分硬币的重量还要轻。感受一下五分硬币的重量,不要使用比这更大的力。实际上,如果你感受不到筋膜的放松,降低压力就行了。这正是这项工作看似矛盾的地方之一:压力小一点,效果有时更好一点。根据你所接触的身体部位,顺着筋膜运动,对顾客来说感到是你在施加动作;对你来说,似乎是顾客在激发运动,找到这种感觉就对了。Barnes 称这种现象为“正在展开放松”,Upledger 则称之为“局部位置放松”。无论怎样称呼这种技术,本

表8–1 特殊筋膜和横膈膜放松(Diaphragm Releases)

技术	描述	应用
骨盆横膈膜放松	顾客仰卧位;治疗师站在一侧。靠近顾客头部的手的手掌放在顾客骶部下面。上面的手掌放在顾客耻骨上,双拇指朝上	腰部、骶部、下腹部和泌尿生殖系统疾患(Upledger 和 Vredevoogd, 1983)
呼吸横膈膜放松	顾客仰卧位;治疗师站在一侧。靠近顾客头部的手放在下面。下面的手放在 T12 处,上面的手覆盖剑突(胸骨下端向腹部延伸处)	胸下部和腹上部器官疾患(如肝脏、胆囊、胃、肺下部);腰部疼痛,腰大肌疾患(Upledger 和 Vredevoogd, 1983)
胸廓出口 *	下面的手放在 C7,上面的手放在胸锁关节处,向下到胸骨指向心脏	肺部疾患,颈部、肩部和上肢肌肉骨骼疾病;促进淋巴流动(Upledger 和 Vredevoogd, 1983)
舌骨横膈膜放松	下面的手跨过 C2 和 C3。上面的手放在舌骨上(让顾客做吞咽动作,检查喉结运动的部位即可定位舌骨)	颈部疾患,头部、咽喉部疾患,颞下颌关节功能障碍(Upledger 和 Vredevoogd, 1983)

* 被 Upledger 称作胸廓入口放松法。

一个治疗者的经验：一个实施间接结缔组织按摩期间的经验

我有一个标准的课堂作业是让学生完成一份病例学习报告，内容包括顾客的反馈和作为一个按摩师在操作过程中的切身感受。以下是从一个学生的报告中摘录的，叙述了他在实施间接结缔组织按摩时的感受。

“带着探险家的好奇、惊叹和注意力，我首先从志愿者足部开始。轻柔地牵拉踝关节，然后在我的腹部位置放松并前后摆动他的双足，我审视了一下志愿者的身体，只把注意力集中在他怎样活动上了，而没仔细观察哪里是僵硬的或不能动的。我暂停了一会又重新开始摇摆。多了一点轻牵引，然后走到头部前。配合我练习的志愿者翻过身后，我开始使用一些技术，如“猫抓”动作，颈部下的波动等等。我有点胆怯，不喜欢我所做的。不过我一直提醒自己我是个探险家。‘这个部位怎么活动？’我不停地问自己。‘这种方法怎么样？要是我这样动或这样站会怎样？这样做对我正在治疗的志愿者会产生怎样的影响？’我这样‘表演’了大概 35 分钟，最后回到足部结束。我不得不说我有点惊讶了，效果比我预期的要好。我感到比在课堂上有限的时间里做得更轻松。我喜欢有一个探险家的态度，我认为这帮我学到很多，而且不必苛求自己的动作。

[超过两个学习阶段后]我开始喜欢这个方法。它使我感到身体本能地更加自由地去做，而不是一味按教条去做。令人高兴的是被我治疗的志愿者也说感到放松多了。这比只让他们觉得我发掘了他们感到紧张和变硬的部位并把这种紧张赶走更让人欣慰。”

质上是你要听从、顺应筋膜从而达到最大放松（直到它停止运动）。

间接结缔组织方法的生理效应

间接结缔组织按摩有两个重要的生理效应。

间接结缔组织方法是如何影响触变性的

第 3 章中讨论过，“触变性” 这个术语是说筋膜在黏滞度方面的变化。当你坐在电影院里看了一部时长三小时的电影后，你会发现很难从座位上站起来，这就是触变性的表现。触变性的发生是因为如果我们长时间保持一个姿势（如手臂骨折后为避免疼痛而保持一个固定的姿势不动）会导致结缔组织固化成“一副盔甲”。简言之，结缔组织很容易自我僵化却不善于自我软化。锻炼和按摩就是在这一点上发挥作用。来回推动筋膜就像搅拌糖蜜或稠汤；运动帮助这些混合物变得柔顺、稀薄。间接结缔组织方法应用的被动运动在促进肌筋膜软化方面特别有效。

间接结缔组织方法是如何影响交互作用的

复习一下第 3 章的肌肉骨骼解剖图（图 3-6），注意白色区域即是连接或环绕骨骼的筋膜组织。观察筋膜网络怎样伸展到全身形成一个整体。这就是为什么拉动脚部却可以牵动肩膀的原因。间接结缔组织按摩牵拉脚的时候也正是这样。其他类型的运动也是通过筋膜网络传导的，如摇摆髋部动作可以通过脊柱传导。

你可能也想复习一下筋膜表面的水平压力线，“体纹”或支持带，在这些部位皮肤表面可以看见水平皱褶，例如，骨盆底带（Barnes, 1995; Upledger 和 Vredevoogd, 1983）。这些在图 6-1 都有描绘。Barnes 和 Upledger 建议按摩师将这些部位的按摩作为大多数治疗的前奏，因为这些张力带似乎都有阻碍放松的作用。因此，在一个间接结缔组织疗程中，从放松这些部位的筋膜开始是恰当的。

间接结缔组织技术

间接结缔组织技术将筋膜网看作一个整体。动作的方向不是由特定的肌肉的走向决定，因为筋膜是一个网络。因此，通过像敲钟一样敲打顾客的腿部来解除颈部限制就不足为怪了。

间接结缔组织叩击可以在任何方向上实施。当你在挤、推或者拉的时候，面对推动力的方向是个好做法。用这种手法，推动力便来自你的整个身体，而不仅仅是你的臂和手。当顾客的身体摆回来的时候你也回到身体原来的位置。为了更好地放松，在你的头脑中要对目标部位保持一个清晰的概念。这样做，你的身体就会朝着顾客受限制的部位调整，你的意图将会定位在放松的范围内移动限制部位。

在间接方法中很多技术可以用来放松结缔组织，包括推挤、按压、牵引、拍击和振颤。一些间接结缔组织技术与你学过的瑞典按摩，Shiatsu，或者运动按摩很相似。为了熟练地实施这些间接按摩技术，记住你在借助顾客身体的节奏，并用潜在的支持传达放松的感觉。

所有的间接结缔组织技术都要避免使尽全力或过于用力地一味追求软化僵硬的肢体或组织。试着问你自己，你身体或手上的动作“是不是可以轻点或放松点？是不是还可以更轻点更放松点？”定时的问一些策略性的问题(例如“我现在给你按摩的这边与另一边感觉有没有不同啊？”)，以此来锚定顾客有意识地放松的感觉。这些问题能使你的顾客很容易而且有效地回想起放松的感觉，也让他们明白放松地生活是很自然的。

推挤和摇摆

推挤和**摇摆**属于振动类型的按摩法。推挤是有节奏的，要用整个身体去做。摇摆则包括上下、左右或环形运动(图 8–1)。许多从业者在环形或“呼啦圈”叩击中结合了方向，在这些动作中，身体的一个部位可以同时在两个方向上运动（治疗师两手各向一个方向)。

推挤和摇摆动作尽量移动顾客身体，然后再返回来。推力不超过对抗力的界限，而要刚好达到那个点。对身体传达的非语言信息就是“看你能做到的，而不要关注你不能做的。”两到三个来回后，顾客身体就会出现自然节律。在这个关键点上，按摩师会发现推挤和摇摆的节奏与对抗力正好和谐，而不是超过它。也正是在这个点上，顾客的身体组织同时得到放松，而且你会发现他身体能自然摇摆的范围更大了。没有一点粗暴生硬，只有平静地涨落和流动，就像门廊摇曳的风铃或柔和的热带微风(Fritz, 2000)。推挤和摇摆作用于关节感受器(本体感受器)，也能极为有效地激活副交感神经系统，使机体得到休息。因此，神经系统的刺激作用发生在关节和整体两个水平。

按压

按压是一项简单的可以忍受的叩击法，可以用于间接按摩的开始阶段作为热身，不需要润滑剂也不需要顾客脱去衣服。它仅仅意味着将肌肉和包绕的筋膜压向骨骼(图 8–2)。不是捣、不是紧压、不是挤也不是冲。如果你顺着筋膜使用按压手法，此时按压将不仅是推来推去。当顾客的身体处于准备就绪状态时，开始顺应他身体的自然节奏放松，不要过迟或过早开始。在按压法中，“顺从自然节奏”强调随着顾客身体节奏的引导起伏，而不是压在顾客身上。

按压法的两个特殊的优点使其在肌筋膜按摩的开始阶段特别有用。它可以用来预热全身组织故可替代摩擦法；它可以隔着治疗巾来做，故顾客可以穿着衣服。

牵引

用于间接结缔组织方法中的**牵引**是纵向的牵拉伸展，因此是一种可以减少伸展张力的牵拉组织方法(Fritz, 2000)。在纵向牵引时，治疗师按纤维排列的方向牵拉并顺应关节的细微活动而达到放松。间接结缔组织牵引不单是伸展拉长。牵引时不要为了拉长而用力超过机体的对抗力。而要使用轻柔缓慢的手法牵拉，等待顾客的身体释放掉它的对抗力，而不要用暴力的手法去克服这种自然的对抗力。可以想像你正在水上的一条船上拉一根绳子靠岸(图 8–3)。如果你拉得过猛或太快，你会把船弄沉到海里。如果缓慢平稳地牵拉，当水把你的力量传递给船以后，回报你的将是小船缓缓靠岸(而不是掉到海里)。**伴随着顾客的呼吸运动使用稍微起伏而流畅的手法拉长肌筋膜。要在呼气的时候拉长，这样才能避免肌肉的保护性痉挛。牵拉产生的伸展张力加热结缔组织，使结缔组织的基质(胶状或橡皮泥样基质)的水合性增加。结果筋膜组织变软并且更柔韧。**

振颤和拍击

尽管**振颤**是从提和拉做起而不是从按压动作开始(图 8–4)，但是它通常还是被归类在振动技术里。Fritz 的观点(2000)认为振颤的操作手法迷惑了顾客的位置觉本体感受器从而使肌肉放松。Fritz 认为跛

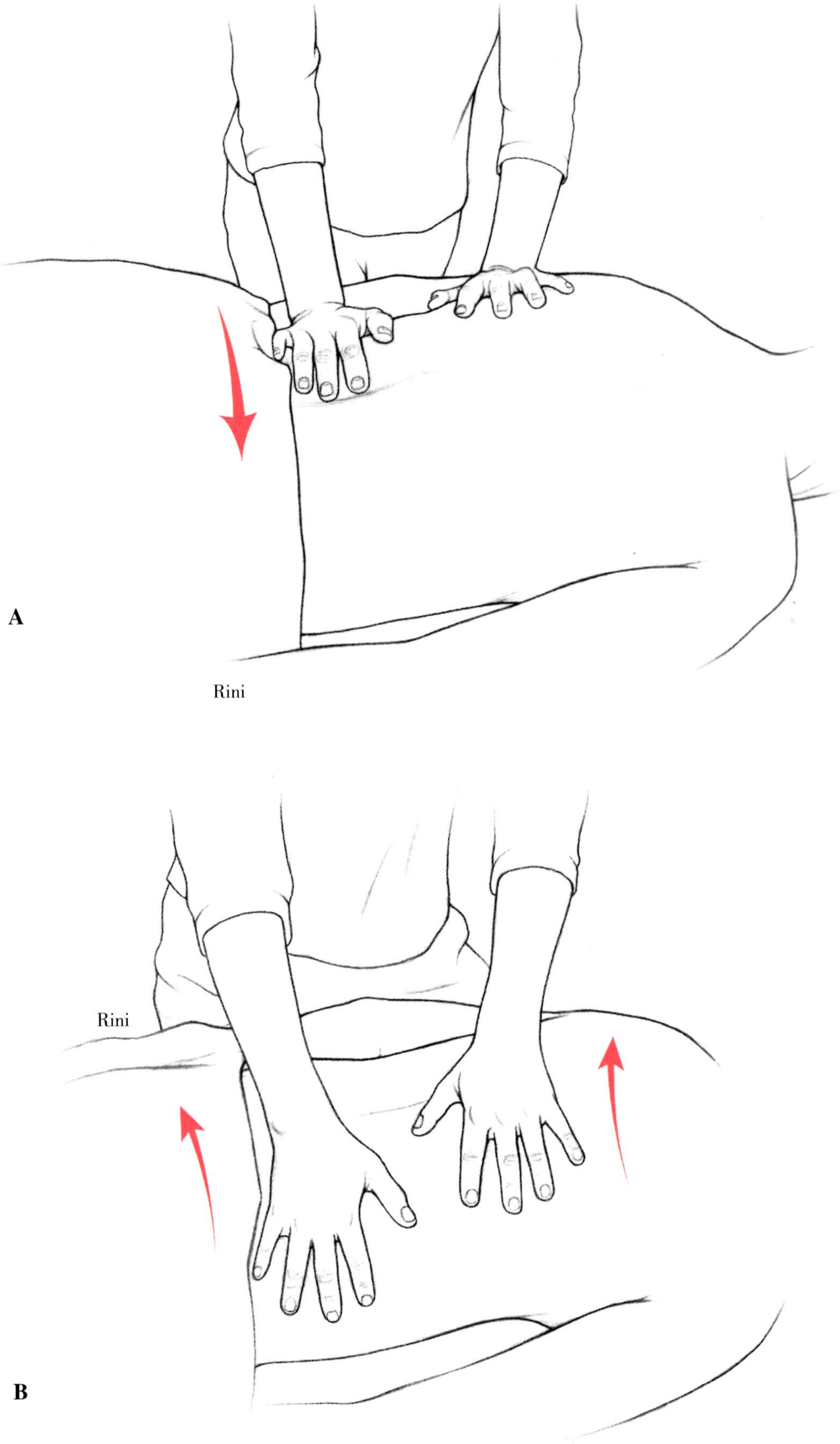

图8–1 **摇摆**。(A)摇摆的冲力可能是将组织推离按摩师。(B)摇摆的冲力可能是将组织推向按摩师的。

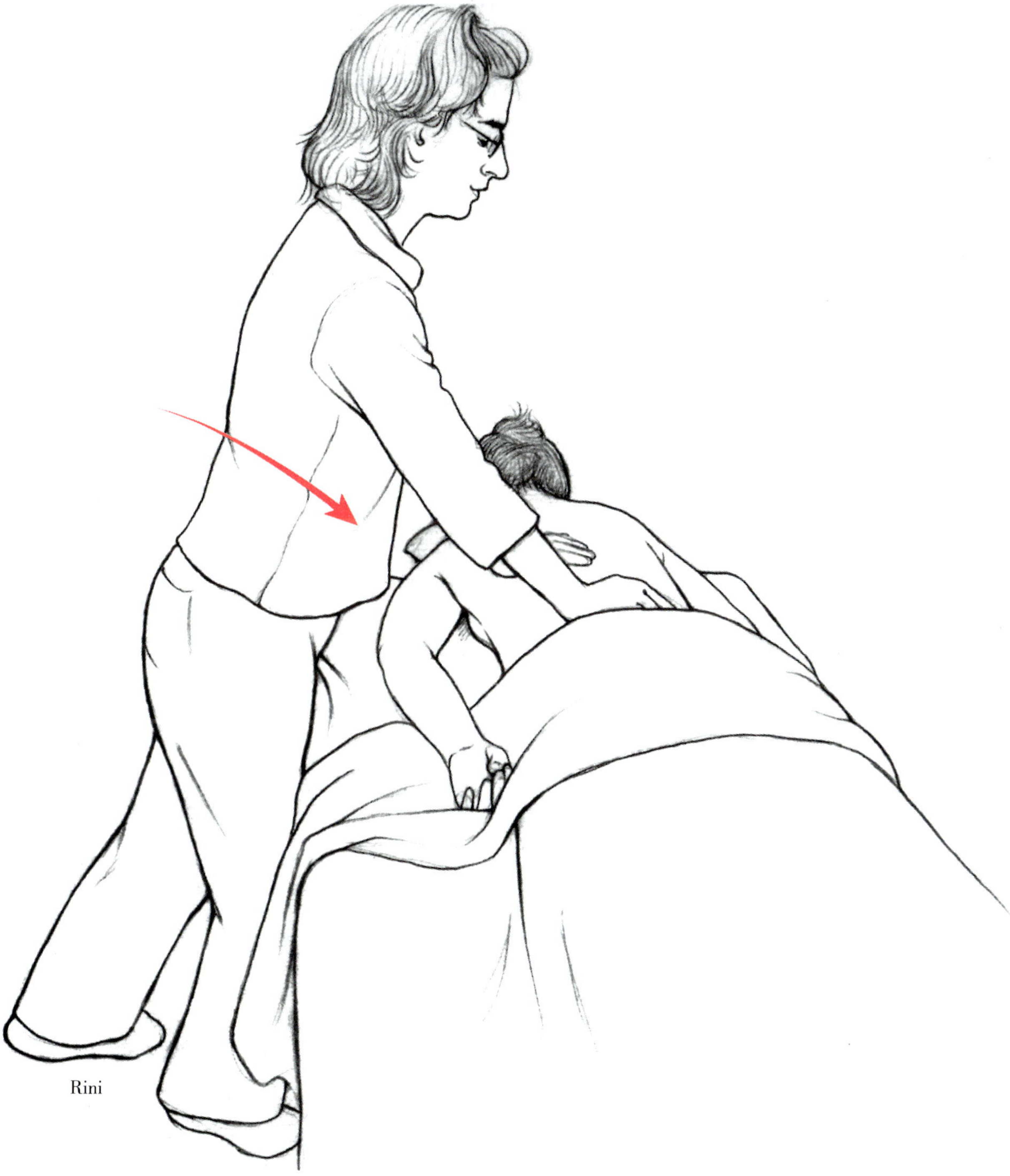

图8-2 **按压**。间接结缔组织按摩中，按压不是压在顾客身上，而是随着顾客的自然节律沉落。

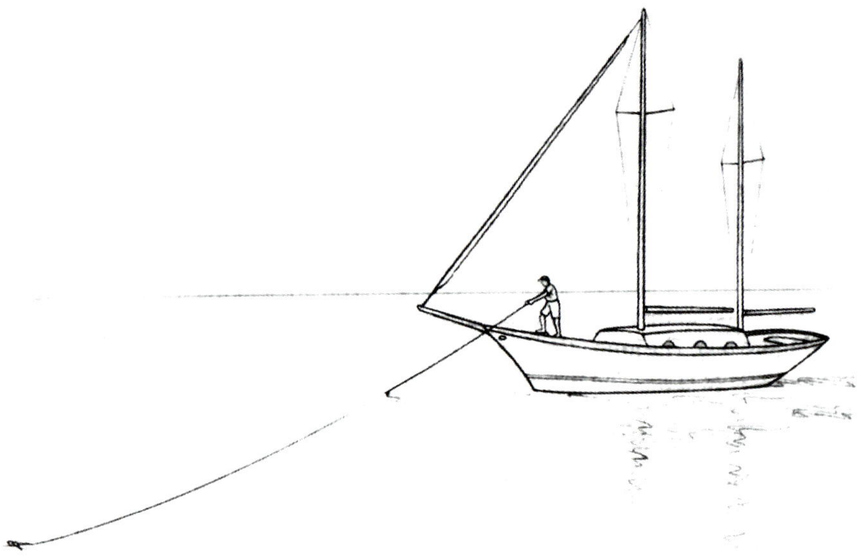

图8-3 **牵引**。使用柔缓弥散的压力软化并移动结缔组织，就像你在小船的拖链上施加力量把船拉向岸边一样。

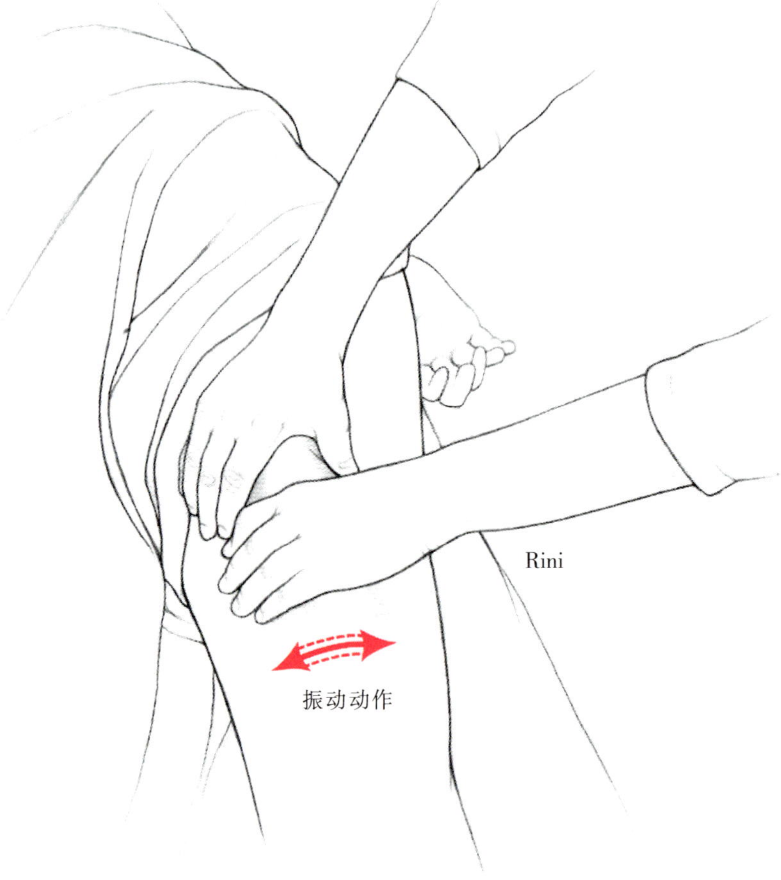

图8-4 **振颤**。在施加振动动作之前，用提和拉开始振颤。

行是大脑整合系统对太多杂乱无章的感觉输入信息不能解译的自然反应。振颤作用于神经系统，提拉动作也在结缔组织上产生机械效应。Fritz 建议躯体疗法师们思考一个现象：狗儿咬着它喜欢的玩具摇来摇去并带着它离你而去。躯体疗法师的目的与狗儿不同，但是基本步骤都是先提起来然后上下左右摇，好像要扔掉。

振颤法以非特异的方式温暖了关节，使肌群、滑膜关节或整个肢体为下一步躯体疗法做好准备。肩关节、髋关节和四肢关节对振颤法反应良好，一些肌群反应也很好，如上斜方肌、上肢或下肢的肌群、腹肌、接近腋窝的胸肌。按摩动作要常常保持在组织适应的和它能舒适活动的范围之内。肌肉或关节越大，动作就越大。如果你的目的集中于更特殊的不适部位时，动作就需要小一点。

拍击是一种特殊类型的振颤，常常用在上肢和下肢（图 8-5）。用一种控制的方法使肢体在按摩台上弹起。非语言信息让他有“重量感觉”和“被支持的感觉”，而不是“我正在让你弹起来，不管你愿不愿意。”拍击肢体可以使顾客学会在安全的氛围中放松并感受到自由释放的感觉。

表 8-2 提供了一些这里所讨论的有关间接结缔组织技术的速查资料。

最佳使用间接结缔组织技术的建议

1. 不要乱戳、乱推、乱挤。为了放松筋膜，先定位骨性标志，然后将手达到浅筋膜水平。用力不要超过一枚五分硬币的重量。注意：浅筋膜的水平在不同顾客身上差别很大。
2. 要知道你正在触诊的身体组织（肌肉、筋膜、韧带、肌腱、血管、骨骼）的解剖结构，当你在放松筋膜的时候，用这些解剖知识指导你的动作和力度。
3. 如果你感受到了组织的放松（如特定方向上的运动），请相信它并顺应这种变化去做。
4. 你要使按摩的部位软化，随着组织的软化，你会感到顾客的身体似乎更容易移动了。
5. 如果你的身体位置出错了，请停下来重新调好姿势。当从顾客身上移开你的手的时候，让顾客呼吸，并用比较舒适的方式移动。趁此机会，你自己也喘口气并舒展一下。当你继续时就会与顾客很好地配合，而不是各行其是。

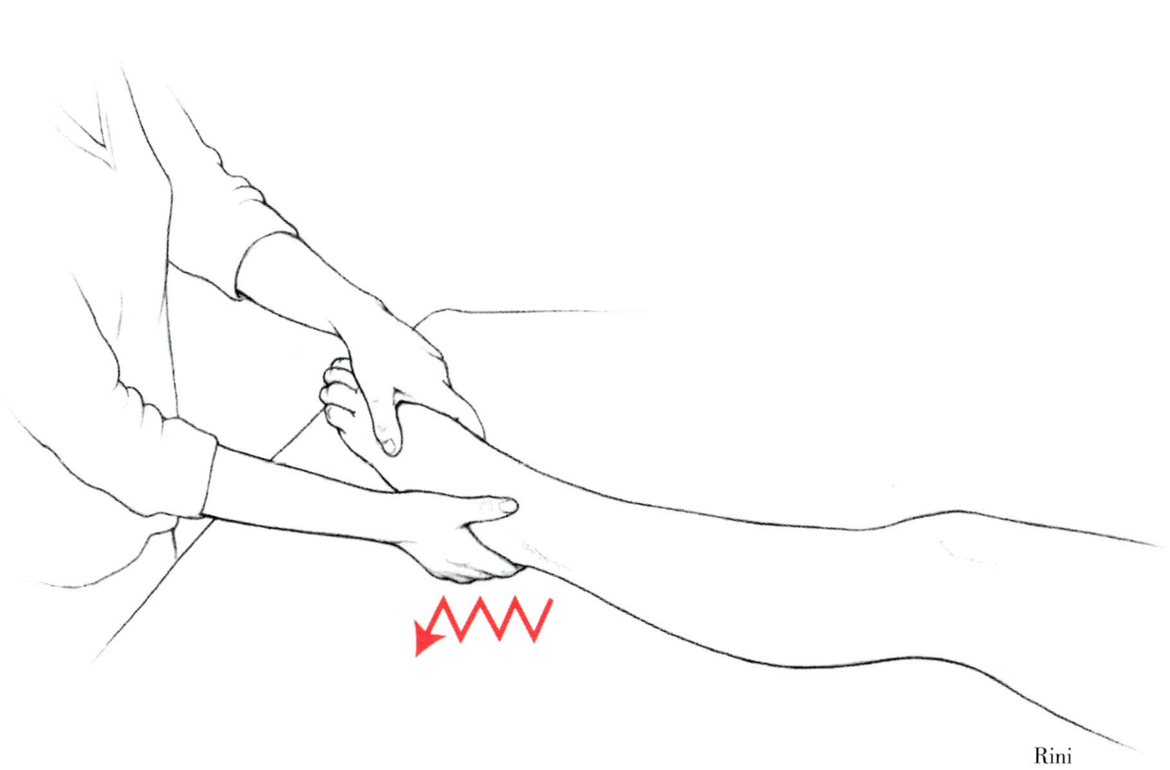

图8-5 **拍击**。拍击动作中，肢体被以控制性的方式在按摩台上弹动。这一动作告诉感觉接受器“肢体有按摩台支持着”。

表8-2 间接结缔组织技术

技术	描述	应用
按压	把肌肉压向骨骼	可以用来加热全身组织，不是摩擦；可以隔着治疗巾做
推挤（或摇摆）	振动按摩法的一种；推挤是有节奏地用整个身体的动作。摇摆包括上下、左右、环形运动，或这些运动的组合	全身，通常用在背部，臀部，对通过激活副交感神经系统达到深部放松尤其有效；可以隔着治疗巾做
牵引	一种机械方法，通过纵向牵拉组织减少伸展张力。治疗者握住顾客头颅或肢端，用全身的力量牵拉	颈部、脊柱、髋或肩关节，就像在水中的小船上用绳子牵拉一样，可以隔着治疗巾做
振颤（包括拍击）	通常归类于振动按摩法，尽管开始动作是提和拉，但不是按压。先提，做一个似乎要扔东西的动作；控制性的使胳膊，腿，颈部在按摩台上弹动	振颤加热了关节，使肌群、滑膜关节或四肢为下一步躯体疗法做准备。肩关节、髋关节和四肢关节对振颤反应良好，上斜方肌、上肢和下肢肌群、腹部肌群和胸部肌群同样反应良好

6. 呼吸提示（如告诉顾客继续放松呼吸）有助于增加顾客（和你自己）的意识，处理僵硬部位并更易使受限得以放松。
7. 治疗间歇的动作提示（“伸展”，“深呼吸”）有利于保持躯体疗法师与顾客之间的交流，能增加顾客对感觉的控制。让顾客做一些自主的活动有助于增加对筋膜网络变化的有意识的感知，并能促进顾客利用自助锻炼。自助锻炼能使良性变化维持的时间更长。请看以下的特别建议。
8. 如果你不能做顺从运动，请改变你手的位置（即使仅仅半英寸）再试试。如果试了几次还是不能很好地为组织定向，就换个部位。
9. 对筋膜放松来说，你找到正确的深度后，按照组织最容易移动的方式做就行了。
10. 如果找不到放松点，试着堆叠或开始增加你感受到的来自组织的抵抗力。有条理的在各个方向上试试（上下、左右及其他方向）。
11. 堆叠时，花些时间将你的身体定位于受限筋膜组织面之后。保持髋、肩带、腕和手在同一直线上，这样做能集中你全身的力量。

指导运动和最佳躯体意识的建议

在间接结缔组织方法的策略性动作间歇期让顾客运动，有助于调动你的手（或肘、指关节或前臂）正按摩的组织。顾客移动的时候，有助于你能更好地感觉结缔组织的放松。你会立刻看到顾客本能地想要伸展。此外，让他运动能维持你与顾客之间的交互作用，并增加顾客对感觉的控制。让顾客做自主地运动也能帮助顾客有意识地感知发生在筋膜网络中的变化，并使他更易于使用自助锻炼来维持这种良性变化。

以下是用运动提示的最佳躯体意识的建议：

1. 要经常停下来，让顾客有时间整合机体所发生的变化。
2. 让顾客停下来感受动作是如何对指定部位产生影响的。
3. 让顾客描述你按摩后该部位的感觉，当顾客不得不把感觉转变成语言描述出来的时候，感觉就变得更加真实而且容易记住。
4. 用一些问题帮助顾客使动作或感觉具体并强化。一些能强化安全感和能使有益动作更易进行的问题包括：
   - “哪里更容易点？”
   - “哪里更轻点？”
   - “你能感受到治疗台（或我的手）的支持吗？”
5. 使用想像来具体化和强化动作和感觉。最好是来自顾客自己的想像。如果让一个有恐高症的顾客想像在山顶上眺望的感觉显然没有好处。

6. 重点要放在那些动作受阻或不连贯的部位。不要因害怕而避开这些部位，而是选择机体容易做的小动作。努力去寻找动作更流畅更连续的范围。
7. 另一个很好的运动训练是指导顾客以他感觉舒服的节奏呼吸。呼吸指导非常有用，尤其是当你在按摩呼吸肌周围筋膜的时候(如胸部、颈部和上下背部)。
8. 还有一个很好的提示是指导顾客以轻微的动作交替地推向和离开你的手。在指导他做这个动作的时候，你边做边说“靠过来，好，请放松。”训练效果将非常好。
9. 帮助顾客使他对正在被按摩的部位有个具体概念。拿一张这个部位的解剖图给他看。这将有助于在疗程中增进顾客对治疗的自觉性和意识。顾客将更好地理解你是在哪里按摩，并能实际看到那个地方肌肉和筋膜的不受阻的方向。
10. 在一个疗程之前和之后，用一面镜子让顾客看到他的筋膜网络是处于怎样的固定和紧张状态，指出并强化在疗程中出现的改善情况。
11. 在一个疗程之前和之后，让顾客走一走，让他注意他移动的容易(或困难)程度。最好是强调顾客能做的而不是他不能做的。当他们关注动作的放松而不是僵硬和困难的时候，鼓励的话语更有效果。这并不意味着我们要忽视困难，而是要注意看在有限的范围内我们所取得的自由。

间接结缔组织技术适用于全身任何地方。关键是你要清楚你手下是什么部位，因为你要选择的技术和你身体的部位(你的接触工具)取决于顾客身上的目标部位和组织条件。你可以调节你的接触范围，大到使用张开的手掌，小至使用指关节或一个手指。你可以连续改变你的接触面，宽的弥散的接触就选前臂桡侧(肉质的)，更宽阔但更集中的接触就选前臂尺侧(骨性的)。要让动作部位更明确，可以把胳膊弯曲成锐角让肘部成为接触点。肘部可以以精确的接触完成放松动作。

体位、铺巾和支撑

总的来说，我们的目的是通过筋膜网络传递运动的感觉并让反射波通过整个网络，因此使用的支撑越少越好。虽然支撑容易妨碍运动，但顾客的舒适感最重要，如果他需要将腿支起来减轻背部的紧张，你就应该在那里放个枕头或软垫。在间接结缔组织方法中，当顾客俯卧位时通常不使用面部支托。因为你不想阻断颈部的运动波，也不想在他被摇动的时候脸部在支托上受震动。通常，当你完成一条腿的工作时，提示顾客把头转向另一侧。你也可以在第二条腿上完成间接结缔组织技术时，暗示顾客向相反的方向转头，当你在推挤顾客上身或躯干从一侧到另一侧时，让他至少转动两次。如果保持头部朝向一侧顾客感到不舒服，可以使用面托。

顾客可以完全穿着衣服做完一个间接结缔组织疗程，这种情况下，就没有必要使用治疗巾来避羞。在治疗期间应该提醒顾客穿宽松舒适的衣服。很多时候需要顾客脱去内衣，这时就需要治疗巾了。如果你将间接结缔组织技术与直接结缔组织或神经肌肉按摩以及瑞典按摩结合起来，为了操作方便和让顾客舒服些，就需要脱去衣服，这种情况当然需要治疗巾。

不管怎样，为了保暖我喜欢给顾客盖上治疗巾和毯子。遮盖物的额外重量给顾客一个安全和支持的信号。在瑞典按摩中，仰卧位和俯卧位时需要铺巾，可以仅用一个尿兜式(佛教)的治疗巾盖在腿上(可以用别针别起来使位置保持不变)。当拍击顾客的腿或在臀部旋转操作时，这个能遮羞。

治疗计划和决策

当为一个顾客设计一个或一系列间接结缔组织治疗疗程时，从顾客本人的需要出发，采集完整的病史和发病过程。根据这些信息确定治疗的部位(如腰部的不适，需要花费大部分的疗程来推挤小腿)，并随着按摩对之进行调整，同时你要去感受组织对治疗的反应。如果一开始，这一部位的运动就很连贯并且很容易就能通过运动范围，那么这个部位就不需要另外的处理。

近期的或是过去的损伤如果没有得到正确的治疗就会产生炎症，间接结缔组织方法对减轻所有类型的炎症(慢性、亚急性甚至急性)都有效。让疼痛成为引起注意的信号。这种轻柔的方式从来不应该导致新的疼痛，因为疼痛会产生防卫反应对抗放松。如果你一不小心动作过大，顾客就会出现痛苦的表情或“哎哟”一声，这时你就应该减小动作的幅度不再引起疼痛。只要你的动作(如摇摆)保持在不产生疼痛的范围内，你就能安全地找到受限的目标部位。你甚至可以用间接结缔组织方法治疗急性炎症和疼痛。记住你可以从远离疼痛的支点部位开始治疗(如用摇摆腹部来震动疼痛的后背),只要不产生疼痛就行。

记住不仅要关注目标部位而且要把机体看作一个整体。间接结缔组织方法需要好奇心和兴趣,你可能需要在顾客移动不便的部位花费更多的时间和精力,而且找到筋膜网络和搞清怎样进行工作也需要花费一些时间。顾客反映在全身表浅地没有重点地滑来滑去,而不真正注意受限部位的按摩,不如直接的专注于某一部位的感觉完美。

如果你的目标是影响顾客的全身,可以按照151页的方案去做。要在一个指定的部位实施间接结缔组织技术,你可以在表8–2和表8–3中寻找最佳方案。表中的内容能够帮助你为你和顾客确定最佳体位,以便比较理想地实施间接结缔组织技术。我对肌筋膜按摩尤其是间接结缔组织技术的希望是你能够以这些方案作为起点,在每一位顾客身上找到你自

表8–3 间接结缔组织疗程方案

部位	治疗者的身体工具	动作描述
顾客仰卧位:		
头和颈部		向下推顾客的肩膀: • 从肩峰向足侧推 • 从近腋窝的胸部向按摩台推
	一只手的手掌	从一侧向另一侧摇摆顾客颈部
	食指的桡侧	将顾客颈部向上抬并转向你进行伸展牵拉
	用手掌罩住顾客的头部	成对角握住顾客头部轻轻摇摆
上肢	抓住(用力要轻柔但要切实握好)顾客腕关节	从肩部慢慢牵引顾客的整个手臂
	一手握住顾客手掌,另一只手抓住(同上)顾客手指	慢慢牵引顾客的每个手指,依次从指间关节、掌指关节到腕掌关节
	握住顾客的手从按摩台上举起呈“L”形	以肩关节为活动中心推挤手臂
胸和腹部	全手接触顾客躯干	拉向中部,依次从髋骨到肋骨(躯干上部)
	全手接触	握住以下部位推挤: ·两侧髋部 ·一侧髋部和对侧胸肋部 ·成对角的反过来 ·两侧胸肋部
	用拇指和余指抓住	从髋部开始抬起并振颤顾客腹部
	用手的尺侧	沿着胸骨向上移动按压
	全手手指展开	环胸部按压(要避开乳头),向外扩展三次
	罩住双手	从肩部推向足部
下肢	在治疗台的足端,以能握住顾客足跖球的位置	牵引然后拍击顾客的腿:“你好,腿。”
	在治疗台的足端,全手掌成杯状接触顾客足跟	左右轻摇顾客足跟,足跟会向你“问好”。
	从一侧,全掌接触	在内侧推挤腿 ·向上 ·向下 可重复整个过程
	坐在按摩台上,面朝外,双手将顾客的脚握住	“敲钟”

表8-3 间接结缔组织疗程方案(续)

部位	治疗者的身体工具	动作描述
下肢(续)	坐在按摩台上,面朝向足部	拉长和扩展足部 从髋关节牵引腿部
	面向按摩台头侧	轻摇大腿
	在按摩台足端,用手托起小腿	拍击大腿和小腿
顾客俯卧: 腿	在按摩台足端,用手握住顾客足部	按压足跖球 从髋关节牵引腿 拍击腿部 振颤屈曲位的腿部
	治疗者在按摩台的一边,拇指和其余四指握住足跖球	振颤腿部,减小腿的角度同时牵引足部 腿部屈曲放在按摩台上,用另一只手揉动小腿周围的肌肉
	手放在大腿的任一边	轻摇大腿
臀部	指关节,手背,前臂或肘	按压并推挤以下部位: 骶骨 大转子 坐骨结节
背部	全手 手掌跟,然后指关节	在髋部做"呼啦圈"式动作 在脊柱的两侧推挤
上背部或肩部	全手伸开 杯形手	按压肩带周围,向外扩展 从肩部向足部推
颈部或肩部	顾客上肢伸出治疗台,治疗师坐在治疗台一侧,面向顾客头侧,腿在下面为支撑点	抬起并揉肱三头肌,像做面包(揉面)一样
	靠里的手放在肩内侧,靠外的手以杯状盖住胳膊与肩胛骨连接处	外侧的手拍击肩胛骨,内侧的手托住几个点 以肩关节为轴旋转胳膊
	站在肩膀一侧	像钟摆一样摆动手臂。向下牵拉手臂,在按摩台上拍击

己的节奏。将这些方案看作要素表格,随着你的运动用创造力和喜悦去润色放松的感觉,你的顾客将通过间接结缔组织方法达到更加自由和轻松的状态。

小结

间接结缔组织按摩用的是间接的、轻柔的手法,而且常常是在远离病变部位进行的,它在处理急性疼痛和炎症方面非常有用。间接结缔组织方法使躯体疗法师以舒适的观点处理顾客身体的限制,这对于那些抵触直接方法的顾客有帮助。间接结缔组织方法应用运动去活化筋膜使之变软就像搅动黏稠的汤一样。一些其他的方法对间接肌筋膜按摩手法的形成有重要的影响,包括 Trager 的工作,HSE(Hanna 躯体训练),Feldenkrais 方法,Alexander 技术,其他运动再教育流派和 Barnes 肌筋膜放松技术等。

间接结缔组织叩击法包括推挤、摇摆、按压、牵引、拍击、振颤和筋膜放松。

治疗师在应用这些手法时要保持顾客身体运动的节律性, 这样才能达到间接结缔组织按摩的理想效果。在节律中花些时间停下来让这种节奏进入到顾客意识中去非常有必要。筋膜放松要用轻柔缓慢的压力,循着流动的结缔组织找到放松的方向。当你触到结缔组织最容易移动的方向即是放松的方向。

方案：间接结缔组织按摩示例

以下的列表和表8-3提供了在全身实施间接结缔组织按摩期间的很好的指令和步骤，是个好的提示。但是这些表仅仅提供了开始实施间接结缔组织方法时的一个方位而已。工作时保持身体放松是唯一一条可以让你有效地跟随顾客节律的途径。保持对自身不适的警觉可以帮你调整手的位置，从而最有效地工作。保持呼吸通畅，当你感到紧张的时候请放松。如果你不能让你的身体更放松，从这个部位停下来稍微休息一下。训练你的顾客像你一样深呼吸，赶走紧张。然后再开始的时候，你就能身临其境，更有效地确定自然节律和顾客放松的运动范围。变换令人不适的体位有助于你感知筋膜运动的变化。如果你的身体感到紧张，你将会被它束缚住而无法对抗。顺应结缔组织的移动让你自己以最有效的方式随从顾客身体的运动：

1. 头和颈部(仰卧位)
2. 上肢，腹部，胸部(仰卧位)
3. 下肢(仰卧位)
4. 下肢(俯卧位)
5. 臀部，背部，顺脊柱向上(俯卧位)
6. 肩，颈，上肢(俯卧位)
7. 头和颈部（仰卧位）

在表8-3下面，明确了更多制定个体化疗程的细节，怎样确定顾客体位，使用身体的哪一部分作为接触工具。谨记：这个方案仅仅是作为你实施间接结缔组织方法的初始点来用。当你工作的时候保持身体的移动是有效放松顾客身体节律的关键。注意察觉你自身的不适感(或缺乏放松)有助于调整你的动作从而使之达到最佳效果。"不停地变换"体位是所有结缔组织按摩的核心。"不停地变换"意思是为了更好地顺应放松的方向，移动你的身体使之与结缔组织的移动匹配。

在实施间接结缔组织方法时，治疗师自己的身体也要顺应缓慢的筋膜放松，留一些时间间歇让顾客的身体整合发生的变化。鼓励顾客呼吸，提些问题，引导顾客积极伸展以强化有意识的察觉能力。

治疗师可以在身体任何部位应用间接结缔组织技术，在需要的时候可以在特定的按摩阶段引入间接结缔组织叩击法，也可以结合其他流派的技术，形成折中式的按摩法。

复习题

1. 心理生理整合是下列哪种方式的组成部分：
   a. Feldenkrais
   b. HSE
   c. Trager
   d. Upledger
2. 在HSE中，由于对实际存在的或想像中的威胁或担忧所产生的应激反应称为：
   a. 启动反射
   b. 惊吓反射
   c. 脊髓反射
   d. 创伤反射
3. 用控制的方式在按摩台上弹动顾客肢体的一种间接结缔组织方法称为：
   a. 拍击
   b. 振颤
   c. 推挤
   d. 摇摆
4. 判断对错：间接结缔组织方法可以治疗局部的近期损伤和红，肿，热，痛。
5. 判断对错：肌筋膜按摩的间接结缔组织方法可以在顾客身上实施操作而不过度用力。
6. 判断对错：SMA是一种功能障碍，在这种情况下肌肉收缩不能对皮层下反射（非自主的）作出反应。
7. 当在一个顾客身上使用间接结缔组织技术时，首要的问题是问自己“什么是容易的或________？”
8. __________是HSE的一个原则。它要求顾客关注运动的全过程和中间步骤而不是只关注活动或牵张的最终结果。
9. HSE教人们_________控制他们的肌肉，从而避开无益的自动的(自发的)反应。
10. 说出四种间接结缔组织技术的名称并简述之。

参考文献

Barnes JF. Myofascial Release Handbook. Paoli, PA: MFR Seminars, 1995.

Fritz S. Mosby's Fundamentals of Therapeutic Massage. 2nd Ed. St. Louis: Mosby Lifeline, 2000.

Griffin JL. How Anybody Can Learn to Swim Well. Silver Spring, MD: Manifest Press, 1989.

Hanna T. Clinical somatic education. Somatics 1990/1991, 1994:4–10.

Thomas CL, ed. Taber's Encyclopedic Medical Dictionary. 18th Ed. Philadelphia: FA Davis Company, 1997.

Twomely L, Taylor J. Flexion, creep, dysfunction and hysteresis in the lumbar vertebral column. Spine 1982;7:116–122.

Upledger JE. Class Notes—Craniosacral I and II. Portland OR, 1996.

Upledger JE, Vredevoogd JD. Craniosacral Therapy. Seattle, WA: Eastland Press, 1983.

Welch-Baril C, Baril R. Movement as medicine: an interview with Carol Welch-Baril. Massage Therapy Journal 1994(Winter):69–80.

推荐读物

Hanna T. Somatics: Reawakening the Mind's Control of Movement, Flexibility, and Health. 4th Ed. Reading, MA: Addison-Wesley Publishing Co, 1991.

Juhan D. Job's Body: A Handbook for Bodywork. Barrytown, NY: Barrytown, Ltd., 1998.

Sacks O. A Leg to Stand On. New York: Simon and Schuster, 1984.

Schultz RL, Feitis R. The Endless Web: Fascial Anatomy and Physical Reality. Berkeley, CA: North Atlantic Books, 1996.

Schwartz D. What could be lighter? The work of Milton Trager. Massage Magazine 1997(May/June):56–63.

第9章

补充间接方法的活动

目　的

- 解释为什么活动是对肌筋膜按摩的间接方法的重要补充
- 讨论对活动的研究及活动的目的和益处
- 讨论通过鼓励安全活动的建议来增强肌筋膜按摩的间接方法

本章大纲

关键词(KEY TERMS)

- **活动**:有目的的运动或体育锻炼,包括正式的运动,例如集体锻炼、跳舞和游戏,还有非正式活动,例如散步、慢跑和游泳。可以指较大的肌肉活动或者轻微的特别小的肌肉活动。
- **热身运动**:一段时间轻至中度的活动,包括在剧烈运动前的伸展运动,或者在某些情况下作为独立的运动阶段。
- **兴奋阶段**:锻炼活动的核心或者最剧烈运动的时期。
- **整理运动**:在比较剧烈运动后用于恢复的逐渐减轻的轻至中度的运动,常包括与热身运动类似的活动。

第8章介绍了治疗师通过前后变换放松的方向对组织中的抵抗性做出反应的间接结缔组织(CT)手法。在这样的间接方法中,肌筋膜治疗师从肌肉运动感觉教顾客用轻松、平稳和持续、无痛的运动来代替困难、急速和痛苦的反应。这些课程可以通过自我护理训练来提高,自我护理训练可以增强体重的支撑和重力感觉,并且寻找能够产生放松的运动。

因为直接方法的设计可以最大限度地体现顾客感知软组织抵抗的能力,接受直接方法顾客的自我护理可能通过一种练习(哈他瑜伽)来支持。相反,间接方法追求的是提高顾客无痛的移动和轻松、有支撑、舒服的运动能力。从顾客的角度讲,这些方法是最好的补充,有多种选择的方式。一些活动也许对于一个顾客来说是舒服和有支持力的(例如游泳),但是对于另外一个顾客来说却是可怕和有压力的。所以,对于肌筋膜治疗师来说,提供一些对间接方法起到支持作用的自我训练基本原则,而不仅仅赞同一种程式或训练是非常重要的。

活动这个词可以传达一种强度和负担的感觉，但是这个术语最基本的意思为有目的的运动。在本章中，术语：活动，体育活动，以及运动可以相互替代使用，并不意味着负担的大小或与任何方案有关。

本章围绕活动如何对肌筋膜间接按摩起作用进行讨论。因此，这里陈述了运动的目的和益处，并且针对如何通过活动来补充间接方法提供了一些建议。这一章不打算覆盖活动的所有方面。想要获得更多的信息请查看本章后面所附的参考文献和推荐读物。

另外，治疗师要牢记诊断和开处方不在业务范围内。因此，任何常规运动方案应该由注册的有资格的专业人员（即运动学家、物理治疗师、体育教练或运动生理学家）来制定。然而对于运动的目的和益处的了解以及建议和鼓励合理应用运动的方法，一定会对提高间接肌筋膜按摩方法的临床实践有极大的帮助。

关于活动和健康的研究

一个利用联机医学文献分析和检索系统进行的关于科学文献的网上调查（关键词：运动和健康的益处）显示：仅仅最近 5 年超过 2 000 条记录。这些研究着眼于大量的疾病形势，包括糖尿病（Castaneda，2003），癌症（Schneider 等，2002），关节炎（Da Costa 等，2003）和冠心病（Vestfold 心脏病研究小组，2003）；和生理上的变化，例如降低血糖以及对减轻体重的益处（Castaneda，2003）。

活动会促进人类身体中许多心理和生理系统的健康。研究发现活动可以减轻疲劳，改进机体自身功能，增强免疫功能并且导致生活的知觉品质提高（Schneider 等，2002）。一个评论显示，活动特别是散步，可以使肌肉更加结实有力并且提高有氧运动能力，降低机能性的肌与骨骼的受限（Keysor，2003）。活动有助于消化系统更有效地工作，有助于减肥，降低血糖水平以及增强胰岛功能（Castaneda，2003）。体育锻炼同样可以有效地降低甘油三酯水平并且影响低密度脂蛋白（LDL）和高密度脂蛋白（HDL）含量（Szapary 等，2003）。通过这些机理，可见活动有助于提高耐力，增加需氧量，促进血液流动并且降低心血管疾病的风险。

很多研究将活动和减压联系在一起。根据 Sutton（1978），Tharp（1975）和 Winder 等（1982）研究的结果，Seaward（1994）推测活动对减压的效果包含三个方面。第一，一组单一的有氧运动会消耗现存的应激激素，将它们直接清除出血液为而后的新陈代谢做准备。第二，重复做某项活动一段时间的结果会通过降低与愤怒或恐惧感觉有关的激素分泌水平从而为应对身体进一步的压力做准备。第三，长远地看，活动能通过提高许多生理系统的功能来降低对压力的易感性，包括心脏、肺、血管、肾以及肌肉和骨骼组织。

活动疗法的原理

所有人，不论年龄、性别或者能力，如果他们认真地选择他们的活动并且遵守基本的指导方针——使人们感到放松并且带来许多乐趣，都能够享受活动。活动疗法可以提供很多目的和益处。

■协同作用

轻松舒适的运动与间接结缔组织和颅骶手法有互相促进的作用。用轻松的运动排除身体障碍反映出在按摩台上通过间接结缔组织放松的经历。（这同样适用于颅骶手法的接受者，但是更加精细并且较不容易被发觉。）可以从精神和肌肉运动知觉上把推挤、摇动和滚动的经历与放松、舒适的活动联系起来。

■活动疗法的益处

因为动机是决定是否如实地遵守或者放弃一个运动项目的决定性因素，所以帮助顾客克服身体上的障碍并了解活动的好处和它在康复过程中的作用尤其重要。讲解可以期待的益处比只说“活动对你有益”要更有帮助。了解这些益处可以帮助你清楚地和顾客交流，并且告诉他们活动如何帮助他们。

1. 改善姿势和身体结构：放松、舒适的活动能够促进新的肌肉骨骼模式，使其不再发生第二次损伤。改善坐姿、站姿和运动姿势降低易受伤部位新的或者复发损伤的可能性。
2. 增强肌肉：如果你的顾客已经变得虚弱无力，那么使肌肉强壮是尤其重要的。例如，如果腿部一侧的肌肉由于废用已经变弱，顾客必须为加强那一侧和对侧的腿而锻炼，这是在治疗过程中所需要提供的支持。

3. 增加灵活性：灵活性允许脊柱适当地转动并且确保顾客能够利用所有的肌肉群。当这些肌肉共同工作时，运动变得更加容易。
4. 减轻痛苦：身体可以产生自身内源性止痛剂，如内啡肽（体内的吗啡）。脊髓中流动的内啡肽能够通过运动增加，因为运动可以激发大的肌肉群（Schatz，1992）。内啡肽的增加减轻了疼痛的敏感性同时可能对精神状态有积极的作用。
5. 增强躯体意识：身体对损伤的警觉信号更加敏感有助于防止损伤的复发。早期的警觉信号因人而异差别极大，但是对每个人来讲相对恒定。帮助你的顾客敏感地察觉以下这些信号：
   - 过度劳累的感觉
   - 一般的不适
   - 局部肌肉疼痛或触痛的感觉
   - 弥散性的隐隐作痛

顾客能够学会在疼痛之前的第一个信号出现时休息从而避免相继出现的发作。

在生活方式改变时，心理上的益处同样可以通过活动而获得。已报道的习惯性运动的心理上的益处（特别是通过散步和慢跑）包括以下方面（Seaward，1994）：

1. 增强自信心。对于你所做的有助于健康的事情感觉良好能够让你自我感觉更好。
2. 增强自信和自我意识。能够成功完成运动的顾客可以得到“我能行”的经验。
3. 增强精神上的警觉性、感知能力和处理信息的能力。
4. 增强被他人接受的感知力。
5. 减少失望和焦虑的感觉。
6. 减少所有的压力和紧张。活动使身体新陈代谢的速率提高，从而消除由压力所致的身体副作用。

推荐的用于补充间接方法的活动

当进行间接肌筋膜方法的时候，你需要考虑如何成功地选择活动，从而找到你和顾客都能认同的对现有的治疗方法最有支持性的结合。因此，这一部分讨论促进间接肌筋膜按摩的放松、舒适和支持性作用的活动方法。

当然，在开始任何活动项目前通常要与医生谨慎商讨。尽管体育活动可能在许多方面促进身体和心理的健康，但是如果不重视注意事项的话，也会对身体造成一定危害。因此，告诉顾客在开始进行任何你建议的作为补充肌筋膜疗法的活动之前去和他的医生或者健康护理人员商量是很重要的。

协助顾客减轻疼痛

许多受伤后正在恢复的顾客，特别是多发性损伤，会畏惧活动。他们也许曾经有过不愉快的活动经历，因此没有意识到活动如果适合自己，可能就没有疼痛或只有轻微疼痛。那些“到处是伤”的顾客也许会认为任何体育活动都会加重疼痛。让顾客意识到疼痛不是持续性的，了解受伤时的情况并且指出受伤的精确位置和原因对他们是有帮助的。有了这些知识，他们便能够调整活动方式去防止不必要的损伤。

曾经受过伤或者做过手术的顾客必须学会区分被认为是疼痛的多种感觉。包括肌肉牵张感觉、肌肉过度牵张的疼痛、放射性神经痛（刺痛、像电击的烧灼痛）、伤疤的牵拉痛以及活动后疼痛（Schatz，1992）。

任何可能导致麻木或者“剧烈的电击”（神经痛）的运动或者体位应该被调整，以便可以进行不引起以上任一感觉的运动。这和身体不适的时候完全停止运动不同。根据 Schatz（1992），一位研究慢性疼痛的医生和作家的观点，停止所有可以引起疼痛的运动可能会减少一些经过调整的最有效的运动。坚持活动并且希望带痛工作，这样是起反作用的。麻木、刺痛、像电击样的烧灼痛以及肌肉过度牵拉的疼痛都是不好的预兆。身体通过拉伸肌肉对这些感觉发生反应，这样会导致更重的疼痛，同时也会造成进一步的损伤。

如果顾客反映某种运动使他们有疼痛感，那么最好劝告其降低运动的强度直到他们能够在运动中放松并且仍然有“放松”的感觉。放射性神经痛是由神经受到压迫引起的，通常是由椎间盘突出而造成。疤痕牵扯疼痛是由于先前受损脊柱阶段周围缩短的结缔组织被牵张引起的。这样的疼痛不放射，而是局限于受伤区域周围的疤痕组织。疤痕牵扯疼痛是不持续的，但在疤痕受牵扯的某个体位会出现，当这个位置放松的时候就会消失。Schatz（1992）称这是一种顾客必须感受到的必要的疼痛，这样才能避免发生软组织的撕伤，然而，需足够的牵拉作用于缩短的筋膜以便拉长它。疤痕牵扯疼痛、神经疼痛和肌肉过度

一个治疗师的经历：有目的运动的经验

我的第一本书 *Bodylessons*（Dixon, 1992, Findhorn 出版公司 2005 年重新发行）尝试探究运动对于思想、情绪以及生活经历的影响。为有目的运动的重要性提供了大量的直接材料，特摘录一段介绍于下：

“年轻时的某些事情使我的很多朋友变得害羞并对自己的身体很困惑，而且他们确信自己的动作既笨拙又难看。在经历了与几个 80 岁老人、中风康复阶段的患者以及盲人一起跳舞后，我相信没有任何事情比事实更有说服力。通过这些经历，我发现任何人都能运动而且任何人都能跳舞--而他们不需要去说也不需要去看什么，他们甚至根本不需要去走路。我甚至见过残疾人熟练的旋转、倾斜所坐的轮椅并表现出从有目的的运动中得到极大的快乐。这一经历使我确信：不但任何人都能跳舞……而更重要的是，任何人都需要去尝试。

运动我的身体已经成为我创造奇迹和获得快乐的源泉。有目的的运动已经很多次使我的精神愉悦，而且平复了我生命中的很多悲伤时刻。身体活动就像生活一样，只有在我们参与其中时才能使它变得有意义。因此坐看其他人的运动是不够的。当我无法谈论我的感觉时，是身体活动帮我度过那些时光。当其他光源变得暗淡时，运动（对我来说，特别是健康球操、游泳和跳舞）使我舒适。当我迷茫或是对我的思想和情绪无法确信时，身体支撑着我。我相信我的身体。它会告诉我真相。它在我不灵活时告诉我该去运动，在我感觉饥饿的时候告诉我该去吃饭。运动的过程对于我生活中的很多事情就像是个老师……几乎是我所做的一切事情。”

牵张疼痛是短暂的，随着不正确的活动的改变立刻终止。

相反，运动后疼痛开始于运动结束后，并且会持续数小时，通常会表现为一种难以忍受的疼痛。Schatz（1992）的基本规则是如果在运动后疼痛持续超过 2 或 3 小时，那么运动量、强度或者运动的安排需要调整。在这种情况下，可能要向私人教练、理疗师或其他专家咨询来调整运动。另外的一些建议（来自 Corbin 和 Lindsay，1988）在下一部分讲解。

制定基本工作原则

你或许会希望将以下的建议纳入顾客的自我护理方案，从而为顾客成功治愈制定一个基本计划。散发一些印刷品对于有效促进有别于间接结缔组织方法（或颅骶手法）的特殊活动非常有用。

1. 热身活动和整理活动。没有适当的热身活动和整理活动的运动会使软组织受损并且会引起疼痛。准备活动使运动更加容易并且更具有娱乐性。
2. 让顾客有时间去成功完成一个运动计划。这同样意味着在进行躯体疗法期间有充足的时间去验证，并且给予自己鼓励。在你检查的过程中，确认顾客已经有足够的时间去养成自己的活动习惯。
3. 心理上的满足增加了活动的乐趣。例如，活动让顾客感觉“正常”，并且有说“我能做！”的权利。
4. 一种积极的态度有助于顾客享受活动。如果顾客遇到问题，就承认并帮助顾客找到克服困难的方法，并且改变那些行不通的方法。
5. 当参加一个竞赛项目时，和与自己能力相当的搭档一起参加并且掌握一些活动中需要的技巧可以使活动更加有趣。

让活动充满乐趣

当顾客发现活动的乐趣时，他们大部分都会对这项体育运动感兴趣。每个人，无论他或者她的环境如何，都会对一些形式的活动感兴趣。我曾有过与中风康复的患者、使用轮椅的孩子以及失明的成年人共同享受运动的机会。运动方式要根据个人需要来决定。

通常，提前安排 3 或 4 个自我保健活动，在随后的躯体疗法过程中可能发现顾客并没有听从任何建议。顾客自己决定一些动作以便更容易地记住和练习。这样也许会比指出顾客的错误而不做活动更有益。

不要忽略参与体育活动是使你的顾客感到运动有趣的一种方式。定期参加活动能够促进心血管健康，增加肌肉的耐力、力量和灵活性，同时也有一些生理上和社会上的益处。参与者也能够从团体运动的社会交际或一个组中个人的运动实践（如健康散步）中获得自我的满足感和意义。

最有利于间接方法的运动项目包括游泳、散步、骑自行车、慢跑以及跑步(Corbin 和 Lindsay，1988)。其他适于间接结缔组织方法（和颅骶手法，见下一章）的集体活动项目有太极拳和气功，这些是中国传统医学上可以增强健康、精力和平衡能力的方法。轻微的活动，即那些连续的、流动式的、放松的并适于间接方法的运动包括肚皮舞、Trager Mentastics(在前面的章节中已经介绍过)、运动中的 Feldenkrais 认知、利用健康球的活动以及 Alexander 技术。

太极拳是由舒缓流畅变换的动作连接起来的一系列武术姿势(图 9–1)。太极拳可以伸展全身的肌肉和关节、促进腿部肌肉的增长、刺激人体穴位并且使呼吸深而有规律(Seaward，1994)。气功已经有几千年的历史了，它柔和舒缓的动作对身心的平衡非常有好处，而且据说可以使人长寿。

肚皮舞在拉长和加强躯干部分的肌肉组织的同时(图 9–2)，有助于调动全身的能量。同时，它也训练放松骨盆以释放骨盆的疼痛（一种导致背痛的常见原因)。

健康球活动用于拉伸、调整，是一项低冲击性的有氧运动(图 9–3)。利用健康球进行活动能够消除紧张、促进血液循环并且使背部肌肉更结实。

Mentastics 运动可以使身体放松，特别对目标运动的拮抗肌有作用。这是因为 Mentastics 的目的是轻松好玩，而且让自己感觉很好，对于新的放松的感觉是不存在任何反抗的。Feldenkrais 的微弱认知通过运动练习帮助你找到想要进行较大运动的最容易的方法。Alexander 技术的目的是通过教授在特殊活动中使用适当的方法和释放不必要的紧张来改变运动习惯，例如坐、卧、站立、行走或上举。

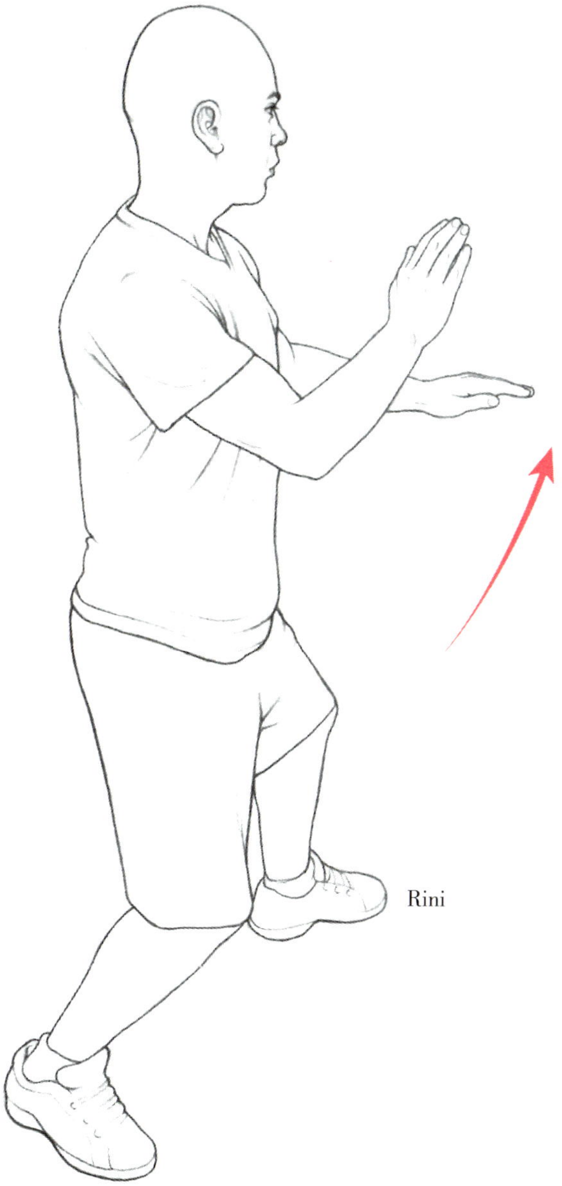

图示9–1 **太极拳**。太极拳注重从一个武术姿势向另一个姿势的过渡。

为活动做准备

如果顾客感到会引起疼痛、损伤或者其他医学问题，那么活动就会成为一种令人恐惧的事情而不是享受。合适的穿着和包含热身活动及整理活动的阶段会使活动更加安全并且很少引起紧张。

穿着合适的服装

活动时的着装应该舒服并且不要太紧，不应该妨碍运动或者约束关节。贴身穿的衣服应该有透气性，这样有利于汗水蒸发。一些新型的微纤维就是为蒸发汗水而设计的。女士们或许希望在活动的过程中穿着运动内衣为胸部提供额外的支撑，男士则希望用专用的保护工具。当顾客在运动过程中感到热

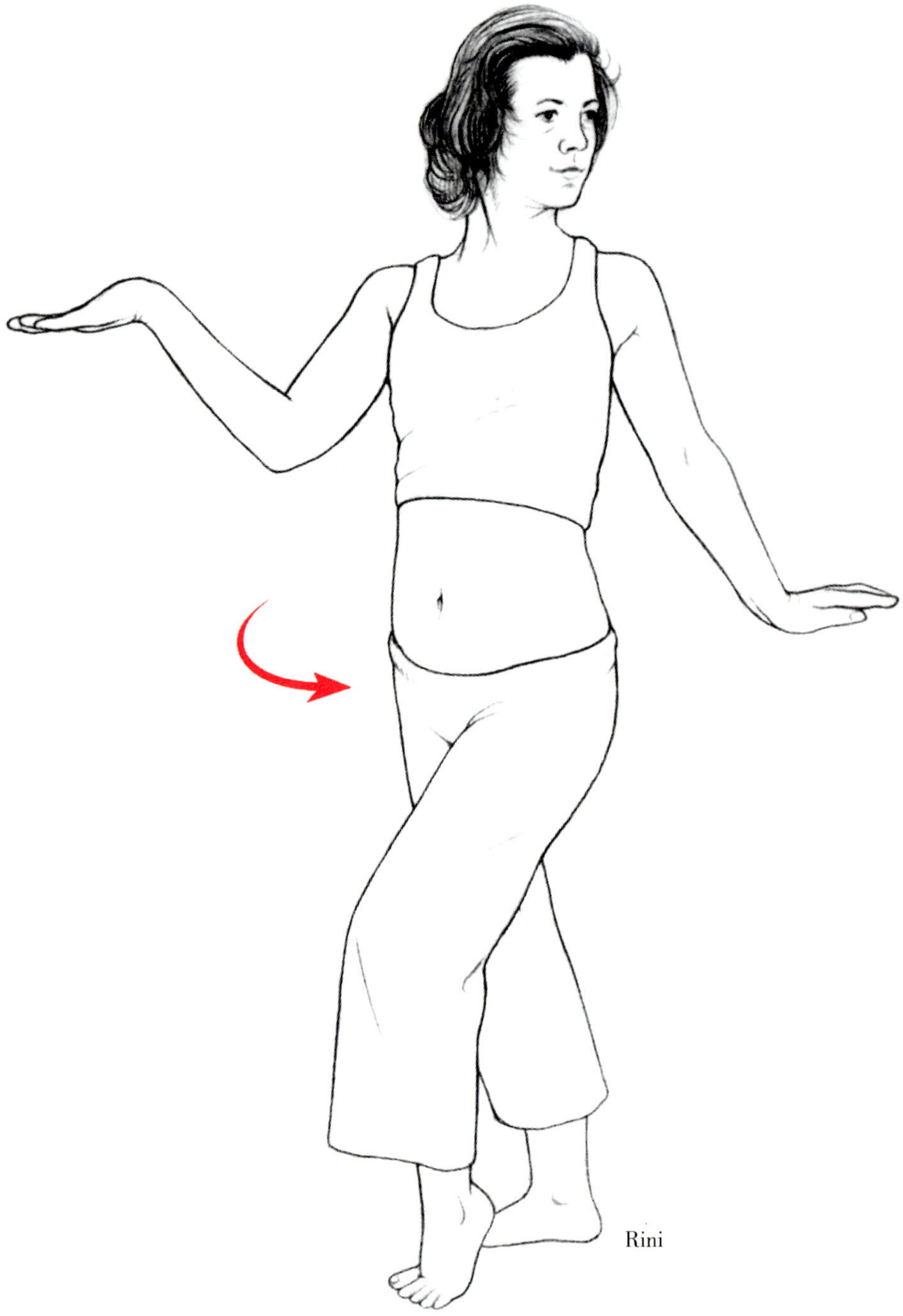

图示9–2 肚皮舞。肚皮舞注重躯干和骨盆的放松,这种运动对于腰背痛的顾客非常有帮助。

的时候,可以脱掉外面的热身时穿的服装。如果是户外运动,顾客应该穿着适合季节的服装。当在冬季进行户外活动时,应该穿外套。

很多种运动鞋都是适用的。专门为慢跑和跑步设计的鞋后帮很高,从而支持跟腱。鞋膛跟部宽而且有加厚并抬高的鞋垫,使足弓有支撑,并给脚趾充足的空间。尽管鞋的种类众多,在购买前要试穿一下,从而确认它是否舒适,这一点是很重要的。最好不要经常更换运动鞋,避免受伤的风险(Corbin 和 Lindsay,1988)。如果运动鞋太大或者太小,那么顾客的步伐就会被打乱。鞋的后帮破损时提示你需要更换新鞋了。

热身运动

活动前做热身运动的一个原因是为了牵张骨骼

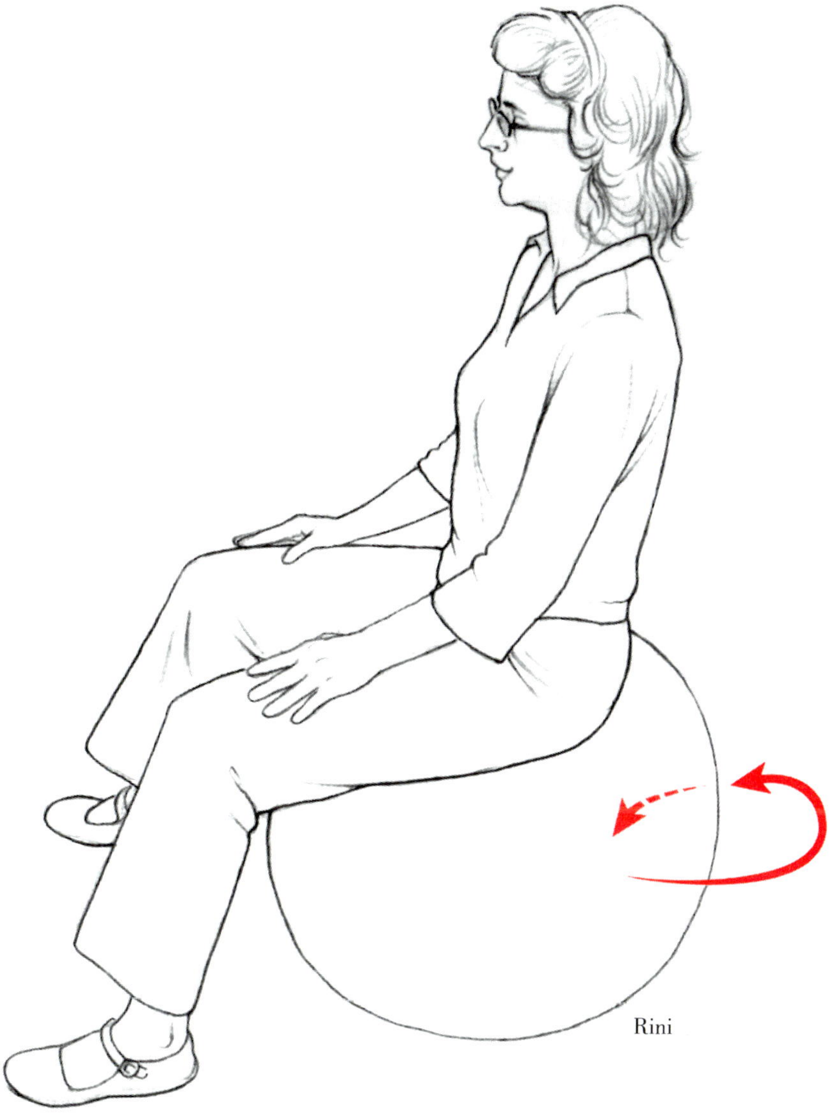

图示9–3 **健康球**。利用健康球来进行锻炼能够增强腹部的力量而不过度的紧张。

肌,这样有助于防止肌肉疼痛和受损伤。另外一个原因是使心肌为运动做好准备。

骨骼肌部分的**热身运动**包括主要肌肉群的静态牵张,这样有利于要进行的运动。尽管运动前的热身运动会减少肌肉损伤的可能性,但是热身运动不能替代为增强灵活性而设计的常规活动项目。

做心血管热身的成年人,若平时没有心电图异常现象,在运动太突然时可能会出现心电图变化(Corbin 和 Lindsay,1988)。大约两分钟左右的较慢的(低强度)活动(如慢走)可以使心肌适应强度更大的运动。

适用于慢跑和长跑的热身运动最少应包括如下牵张活动:静态拉伸小腿(见第 7 章)、适度的侧弯、拜日(腘绳肌腱牵张)和祛风式(见第 7 章)。心血管热身应该包括 2 分钟的步行或慢跑。通过以轻微的方式简单进行 2 分钟的有目的的活动而进行心血管热身也适于大部分活动项目。例如,你想去游泳则应该先慢慢游 2 分钟;若是想骑自行车,则先慢慢骑行 2 分钟(原地或移动)。这些都是运动前最好的心血管热身方法。

牵张热身可以在心血管热身之前或之后进行(Corbin 和 Lindsay,1988),一些专家认为心血管热身应在牵张热身前进行,因为热身后肌肉会更易拉伸而且不易受伤。

顾客的目标运动项目也许不需要心脏跳得很快很强，合理的目标也许只是为了使手臂很容易地舒服地抬到肩部的高度以上。这样的活动对于顾客来讲可能是一个极限运动，因此在进行正式活动之前进行热身是有帮助的。使用上面提到的规则，在进行全运动量的活动之前，顾客应该以轻柔的方式做短时间的目的运动。热身牵张可以省略(对于严重的或急性损伤甚至可能是禁忌的)。

兴奋阶段

兴奋阶段是运动的核心，也是高强度运动时期。如果兴奋阶段想要赋予心血管较繁重的任务，Seaward(1994)建议最少要锻炼20分钟。为了达到低强度的间接方法的目标，合理的指导方针是每次做同样数量的目标运动，并且包括热身运动和整理运动。

采用新的运动计划需要顾客对于他们的疼痛程度保持感知性。一些顾客也许想等到受伤的时候再做运动或者认为在没有疼痛的情况下运动没有任何好处(即：不痛无获)。这就与间接结缔组织方法的原则相矛盾了，因为间接结缔组织方法就是在运动中寻求放松感和舒适感。不适当的用力和过度拉伸会对肌肉和结缔组织造成损伤。不要让你的顾客超过他们感觉容易的运动范围。因为体育运动在顾客无疼痛范围内有最大的效果。当你的顾客活动时，帮助他们了解在活动中感到舒服和有支持力的重要性。

整理运动

活动后的整理运动阶段同样重要。和热身运动一样，静态的肌肉牵张和心血管的整理是整理运动两个重要的组成部分。一些专家认为静态的肌肉牵张在运动后比运动前更重要，这是因为它有助于减轻活动后延迟性肌肉疼痛(即：运动后一天会出现肌肉酸痛)，而且这样还可以防止肌肉缩短。

在目标运动极大地加速了心脏和呼吸的速率时，心血管方面的整理运动是很重要的。在激烈运动的过程中，心脏向正在工作的骨骼肌中泵去大量的血液以提供大量的氧气从而使运动持续。肌肉的活动挤压静脉血管使血液返回到心脏。静脉中的瓣膜阻碍血液倒流，只要运动还在继续，肌肉就会将血液送回心脏，血液重新氧化并继续循环。如果运动突然停止，血液就会存留在骨骼肌中而不能返回到心脏。例如，对于进行跑步运动的人来说，短暂的停止运动会导致血液在腿部存留，心脏泵出的血液减少，血压可能会骤降，这样会造成头晕或者出现晕厥。避免这种情况的最好方法就是逐渐减少运动量。一种健康的心血管的整理运动包括大约2分钟的轻微运动，这些运动要使用与前一阶段相同的肌肉。

制定活动计划

为运动做准备同样包括对所进行的活动不断调整，以及运动的持续时间和间隔时间。环境因素，例如寒冷、高温或者潮湿等都会改变日常习惯和顾客当时的状态(例如，正处在感冒康复阶段)。不要认为这些因素会使运动变得不那么有趣、效果不好甚至不安全。

不要鼓励你的顾客去做超过他们能够忍受范围的运动，如果顾客不能区分疼痛前兆和真正的疼痛的话，你需要告诉他们用保守的方法并且少做运动。许多人所知道的关于疼痛与身体改善的知识是不正确的，而且人们所学的是“伤的越重越好”。提醒顾客剧烈、急性的疼痛是一个警示，应该立即停止正在做的活动。如果疼痛在4或5天后没有消除的话，则是在暗示顾客应该寻求医学治疗了。

鼓励顾客当感到身体不舒服时要注意并且花时间通过慢慢地深呼吸和轻柔的活动来调整。当他们慢慢再回到他们的目标运动时，会更加和谐并且发现感觉更轻松和安全。

为活动提供充足的时间

顾客期望在几天内就看到肌肉的力量或灵活性有很大的改变，这不太合理。虽然一些人也许在开始运动时会感觉好一些并且有自我的成就感，但大多数生理上的改善都需要时间才能表现出来。习惯在3周内是很难改变的。健康上的改善也许需要几周或者更长时间才能显现出来(Corbin 和 Lindsay，1988)。人们犯的一个典型的错误就是运动做得“太多而且太快”。这可能使人感到失望并可能造成肌肉和韧带拉伤，这也许是进行肌筋膜按摩时顾客向你抱怨最多的问题。肌筋膜按摩师服务的一项原则是告诉顾客不要“期待”或“做得”太多、太快。

即使一些顾客反应很好或许很快就感觉到运动的效果，但不是所有的益处都会在开始阶段体现出来。由于这种延迟效应，肌筋膜按摩师在每次治疗期间都要花些时间了解顾客活动的水平并与前一周比较。这样做不只是判断还是为了鼓励顾客将现有的活动做得更好并增加一些还没有做的活动。

活动方案：游泳可作为极好的活动

游泳提供了一个说明活动能够增强间接肌筋膜方法的极佳的例子(图 9–4)。游泳在运动过程中是怎样提供放松的呢？躯体疗法师 Edward Pierrakos 给出了一个答案：

生活的协调……与游泳者类似。游泳者漂浮在水中，而水承载着他。但当他开始移动时，他已经不是被动的了。如果他是完全被动的，那么水是无法支撑他的……他的动作越有节奏、越放松、越和谐，则紧张就越少……(Pierrakos,1978)。

游泳能支持间接肌筋膜按摩的原则包括：

- **放松**：在水中，只有放松才能使人获得安全。在水中胡乱扑腾的人会沉入水底。为了保持飘浮状态，你要把恐惧一扫而光并保持放松状态。
- **呼吸**：游泳时，要充足的吸气以实现飘浮，为了给吸气提供充足的空间还要充分地呼气，还要提高自己的意识即怎样呼吸才能配合整个机体有节奏的活动。在游泳时呼吸的扩展给你的身体一个可靠的信号，那就是你能获取足够的能量，哪怕是在你对抗一个阻力时。

当你的肺部充满气体时，你会比在肺部没有完全充满气体时排出更多的水而获得更大的浮力。这也使你的身体被拉长，充分暴露你的侧面，使你的头部尽量后仰，激活你的背部伸肌群，拉长你腹侧的屈肌群，并吸入新鲜空气。

使你呼吸的节奏和游泳的节奏相协调，从而得到安全感并能在水中完成呼吸动作。当你在游泳中转头呼吸时，你能下意识地懂得当你在水中倾斜时仍能被水托起，和你水平时一样。

- **排成直线**：身体在水中的位置决定了如何能在水

活动方案(续)：游泳可作为极好的活动

里很容易地运动。身体保持直线能减小在水中滑行时的阻力。头部的位置直接影响了身体的平衡。保持手掌始终对准身体中轴线也能减小划水时的阻力。

- **灵活性**：游泳时手臂的运动依靠肩部的灵活性。伸展运动、手臂在水中完全伸展开以及在恢复动作时手臂举起抬出水面都要求来自肩部的自由性和灵活性。自由活动你的肩部能减少不必要的紧张并能帮你消除压力。
- **中心调整**：游泳能够使身体的中心成为运动的支点。所谓从中心运动的概念是许多练习形式的基础。已知最大的肌肉接近身体的中心，在腿部(股四头肌，腘绳肌)，背部和大腿下部(臀肌，骶棘肌)和内脏(腹部肌肉和腰部肌肉)，附着在或接近骨盆处。
- **支撑**：水支撑并托起你。流动的水对浸在其中的任何物体施加压力并托起它。在阿基米德发现水对任何浸在其中的物体具有压力并以其排开水的重量相同的浮力托起该物体时喊出了他的名言："我知道了！"(或"我找到它了！")。

水不仅会托起你，而且你在水中的重量越大，它托起你的浮力就越大。在水中漂浮和游泳是承受了水的支撑力从而保证浮在水上。在水中游泳的经验证明了"关于肌肉运动知觉的理解"，那就是在承受支撑力时你能把自己拉起。

- **着陆感**：在陆地上，你双脚与地面接触，通过有意识(或无意识的)与地面的连接感而产生了安全感。在水中，着陆感来自于水对你每时每刻托举力的"被动感觉"。为在水中获得着陆感，你要带着一种孩子般的兴趣在水中嬉戏，而不带任何目的也不用有任何自我评定。这很像那种随波逐流的感觉或是沿着放松方向移动感，这点在间接方法中非常重要。
- **阻力**：水对你的阻力(例如：踩水或手部划水动作)推着你在水中前行。游泳使你明白你在水平位时一样可以保持运动状态。通常，游泳的目的在于减小全身运动时受到的阻力而增大四肢推进的阻力。

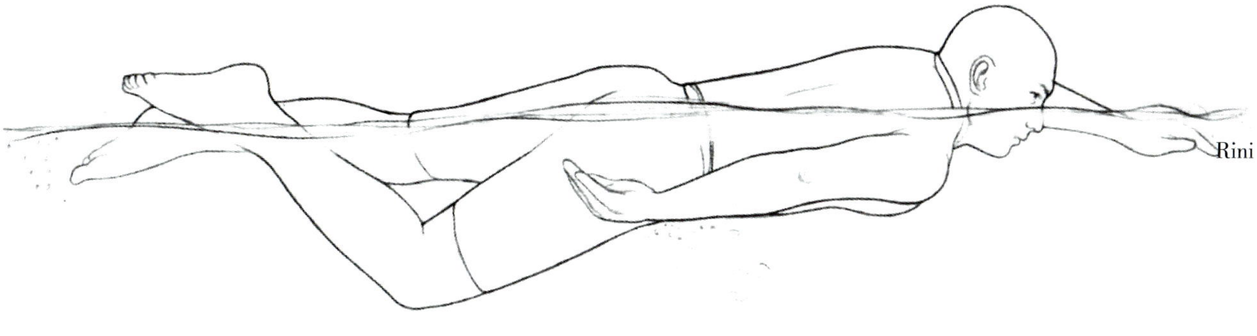

图示9–4 **游泳**。游泳对于那些在水中感觉到舒服的人来说是一项绝好的运动。

活动方案(续):游泳可作为极好的活动

• **肌肉运动知觉的理解:**一旦你学会了游泳,就像骑自行车一样,你能永远掌握它。就像你在完成一个熟悉的工作时,你的身体可以自动组织动作而不用你有意识地决定如何完成每步动作的细节以及哪部分肌肉需要收缩。例如,自由泳中的呼吸动作是一组复杂的动作过程,它包括吸气前短暂闭上嘴将脸露出水面,而在呼气前一瞬间将脸扎入水中。在呼气过程中张开嘴,以使气体得以排出。一旦你掌握了这一套复杂的完整动作,你就不再需要有意识地决定何时进行呼吸。

小结

遵守本章所列举的规律并且在有资格的老师的指导下活动可以作为自我保健的一种方式，有助于恢复身体正常,增强力量、自由度和放松感。以这种方式可以加强和提高由间接肌筋膜方法引起的健康的改变。

研究支持活动的作用并且探讨了各种各样可能的机制。活动的好处包括改善姿势和躯体力学,加强肌肉力量,增强灵活性,减轻疼痛,增强身体的感知性和心理学方面的好处。

你可以通过帮助顾客了解并根据他们的疼痛来选择最佳的活动作为一种自我保健的方式。同时,你可以给顾客关于怎样使活动更富有乐趣的建议,例如通过和其他人共同合作。建议顾客为运动准备合适的衣服,做适当的热身运动和整理运动,避免越过其痛阈，按照他们的个人需要来定制活动计划并且保持积极的态度。

游泳是一项很好的运动，对于采用间接结缔组织按摩的顾客,游泳在放松、支持、调整身体力线、灵活性、找到中心、平衡、阻力的正确应用和肌肉运动知觉的理解方面都有促进作用。

复习题

1. ＿＿＿＿＿＿是体育锻炼或人类运动。
   A.跳舞
   B.游泳
   C.活动
   D.瑜伽
2. 由于＿＿＿＿＿＿引起的疼痛是无害的并且应该忍受的。
   A.神经损伤
   B.疤痕牵扯
   C.肌肉过度牵张
   D.活动过量
3. 下列哪项不会对享受运动起到作用?
   A.为运动做准备
   B.参与一个获胜的队
   C.穿着合适的衣服
   D.积极的态度
4. 判断对错：好的热身运动的 2 个组成条件是骨骼肌的静态牵张和较慢的低强度的运动。
5. 判断对错:心理上的益处会立即出现,然而随着继续运动而渐渐消失。
6. 判断对错:研究表明活动对糖尿病、癌症和冠心病患者是有好处的。
7. 当运动用于＿＿＿＿＿时，它最像肌筋膜按摩的间接方法。
   A.消除生理障碍
   B.在运动中寻找放松感和支持感
   C.为竞赛项目训练
   D.A 和 B
8. 游泳是一项你能帮助顾客学习关于抵抗、呼吸、放松和＿＿＿＿＿＿的活动。
9. ＿＿＿＿＿＿阶段是运动的核心。
10. 穿合适的运动服装涉及到当＿＿＿＿＿＿变旧并且破损时要换新的。

参考文献

Castaneda C. Diabetes control with physical activity and exercise. Nutr Clin Care 2003;2:89–96.

Corbin CB, Lindsey R. Concepts of Physical Fitness with Laboratories. Dubuque, IA: Wm. C. Brown Publishers, 1988.

Da Costa D, Lowenstyn I, Dritsa M. Leisure time physical activity patterns and relationship to generalized distress among Canadians with arthritis or rheumatism. J Rheumatol 2003;30:2476–2484.

Dixon MW. Bodylessons. Findhorn Forres, Scotland: Findhorn Press, 2005.

Keysor JJ. Does late-life physical activity or exercise prevent or minimize disablement? A critical review of the scientific evidence. Am J Prev Med 2003;25(suppl 2):129–136.

Pierrakos E. Pathwork Lecture #160—Conciliation of Inner Split. Phoenicia, NY: CLF Publications, 1978.

Schatz MP. Back Care Basics. Berkeley, CA: Rodmell Press, 1992.

Schneider CM, Dennehy CA, Rooseboom M, Carter SD. A model program: exercise intervention for cancer rehabilitation. Integ Cancer Ther 2002;1:76–82.

Seaward BL. Managing Stress. Boston: Jones and Bartlett Publishers, 1994.

Sutton JR. Hormonal and metabolic responses to exercise in subjects of high and low work capacity. Med Sci Sport 1978;10:1–6.

Szapary PO, Bloedon LT, Foster GD. Physical activity and its effects on lipids. Curr Cardiol Rep 2003;5:488–492.

Tharp GD. The role of glucocorticoids in exercise. Med Sci Sport 1975;7:6–11.

The Vestfold Heartcare Study Group. Influence on lifestyle measures and five-year coronary risk by a comprehensive lifestyle intervention programme in patients with coronary heart disease. J Cardiovasc Risk 2003;10:429–437.

Winder WW, Beattie MA, Holman RT. Endurance training attenuates stress-hormone responses to exercise in fasted rats. Am J of Physiol 1982;243(suppl R):179–184.

推荐读物

Dixon MW. Bodylessons. Findhorn Forres, Scotland: Findhorn Press, 2005.

Dixon MW. Body Mechanics and Self Care Manual. Englewood Cliffs, NJ: Prentice Hall Health, 2001.

Feldenkrais M. Awareness Through Movement. New York: Harper & Row Publishers, 1977.

Griffin JL. How Anybody Can Learn to Swim Well. Silver Spring, MD: Manifest Press, 1989.

Soo C. The Chinese Art of Tai Chi Chuan. Northhamptonshire, England: The Aquarian Press, 1984.

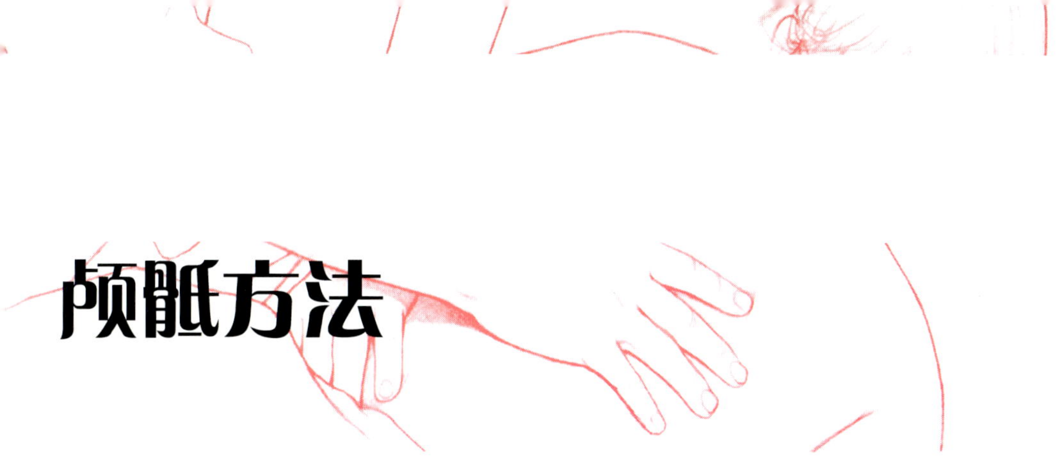

第10章 颅骶方法

目的

- 描述颅骶方法及其原理
- 阐述颅骶方法的起源及影响
- 描述颅骶方法技术，包括横膈膜和骶骨放松、硬脑(脊)膜管放松、倾听并遵循颅骶节律、诱导静止点、利用能量方向和骨缝放松
- 讨论体位、铺巾和支撑
- 讨论治疗计划和做出决定

本章大纲

颅骶方法概述
- 颅骶方法的起源
- 颅骶系统的生理学
- 关于颅骶方法的研究

颅骶技术
- 颅骶技术操作指南
- 横膈膜和骶骨放松法
- 硬脑(脊)膜管放松法
- 倾听并遵循颅骶节律
- 静止点
- 能量方向
- 骨缝放松

关于最佳使用颅骶方法的建议

体位、铺巾和支撑

治疗计划和决策

小结

关键词(KEY TERMS)

- **硬脑(脊)膜管**：包绕大脑、脊髓和脑脊液的结缔组织的最外层；有时被(错误地)认为是脑脊髓被膜的同义词。
- **脑脊液(CSF)**：从血液中分流出围绕大脑和脊髓循环并起到缓冲和提供营养物作用的液体。
- **脉络丛**：在大脑中某些部位(脑室)存在的毛细血管的网状交错结构，在这里血液滤过并被纯化为脑脊液。
- **蛛网膜绒毛**：穿过大脑皮质外翻的袋状结构，在这里脑脊液被重吸收进入血液循环。
- **压力斯达理论(pressurestat theory)**：是 Upledger 所解释的关于颅骨采取何种方式运动对于调节脑脊液在被滤入脑脊液循环系统以及其后的重吸收入血液循环系统时产生的搏动的必要性。
- **屈曲**：对应于脑脊液滤入脑脊液循环系统总量增加时，机体所产生的充满、变宽、膨胀或外旋等。
- **伸展**：对应于脑脊液滤入脑脊液循环系统总量减少时，机体所产生的排空、收缩、变窄或内旋等。
- **颅骶节律(CSR)**：一个完整的屈曲和伸展周期。
- **静止点**：当颅骨搏动停止时，静止点能不被干扰地自发产生，或者能在特殊的颅骶方法技术诱导下而产生。

当你放好你的手指……它们必须思考、感觉、看到和知道在其下方的结构的解剖图谱……手指仿佛是探测器，熟练地扮演着定位隐藏物的角色……手指的感觉不应只用在诊断时，而要在治疗时也起到相应作用。

SUTHERLAND (1962)

如你所知，本章中讲到的这些实用的治疗方法的组织是从最直接具体的向比较间接灵活的技术过渡的。在第 8 章中，你们已经学过了关于所需要去感受的敏感和特殊性以及从使用间接结缔组织(CT)手法遇到的运动抵抗中返回。肌筋膜按摩的颅骶方法甚至需要更加灵活的触诊和技术。颅骶方法治疗师必须学习并遵从硬脑(脊)膜管最微弱的运动，因为这些运动反映了大脑和脊髓周围脑脊液(CSF)的流动。

本章将解释肌筋膜按摩的颅骶方法。颅骶方法是对硬脑脊液进行间接(有时是直接)的操作手法，硬脑(脊)膜是围绕中枢神经系统最外面的一层结缔组织膜。大多数颅骶方法技术是独特的并且看起来和其他肌筋膜手法不同。然而，颅骶方法与其他手法也有类似之处，那就是它也注重分布于全身的筋膜网。本章的第一部分讲述了整骨疗法的特殊原则，它对颅骶方法理论有重要的影响。随后，颅骨整骨疗法发展成为颅骶方法。

颅骨技术强调治疗师要具有敏锐的触觉技术去评价和释放与颅和骶部振动有关的紧张。这些振动被认为是通过硬膜(表面)和韧带(致密结缔组织或深筋膜)的复杂的连接而传播的。第一部分也对颅骶方法按摩进行了生理学的解释，同时也要求进行更多的研究来显示在手法技术、颅骶方法系统的变化以及治疗效果之间的因果关系。

第二部分介绍了颅骶方法叩击方法的基本种类，包括倾听并终止颅底节律、筋膜放松(这些在前面的第 8 章已经介绍过)和颅部的放松，后者的重点是颅骨的接缝处。颅骶(脑和脊髓、脑脊液和包绕并浸润这些结构和液体的硬膜腔)系统的解剖学已经简要地讨论过了，复习是为了帮助治疗师更好地应用颅骶方法叩击的方法。这部分同时讨论了在颅骶方法工作中，正确利用治疗师的身体支撑以及使用影响倾听过程的语言暗示。

本章总结了应用颅骶方法的常规计划。这个计划包括一个 12 步的方案，是由 John Upledger 普及的 10 步方案改编而来，而且他声称这个方案对大多数顾客有益。对颅骶手法适应证、禁忌证的修改和应用所做的决定用来满足特殊顾客的具体需要。

颅骶方法概述

颅骶方法试图通过触摸颅骨和骶骨改善脑脊液的流动，从而松解结缔组织或者神经系统中的限制。支持颅骶方法的人坚持说颅骶方法对于头部、脊柱以及骨盆的疼痛和功能障碍是特别有帮助的。而且它可以减轻躯体上和情感上的创伤。颅骶方法的技术是非侵袭性的并且是在顾客穿着衣服的情况下进行的。

颅骶方法是独一无二的，因为它为按摩师提供了通过轻微的接触而到达神经系统和结缔组织网的通路。操作人员重点在硬脑(脊)膜管，它包绕脑和脊髓并且有脑脊液浸润从而获得营养。这个筋膜管就像一个容器一样保护着身体内最重要的器官——脑和脊髓，并为它们服务。颅骶方法治疗师的目的是帮助顾客达到他们自己的“核心”，并促进他们康复的过程。敏感的手放在颅骨和骶骨上，颅骨和骶骨包着筋膜管，并与整个筋膜网相连。它可延伸并包绕全身的每块骨骼、器官、肌肉、神经和血管。因此，从距离神经创伤远的部位就能够到达那些疼痛的、对接触敏感的、有问题的，甚至是急性炎症的部位。例如，应用于颈部的颅骨技术可能对受牵拉的腕部肌肉有好的影响，因为腕部肌肉受起源于脊髓颈部的神经支配。

使用非常轻微的压力接触顾客的身体组织，Upledger 建议最大限度的重量是 5g，即小于 5 美分镍币的压力。在颅骶方法工作中，许多看似矛盾而又是非常正确的论点中的一个是当治疗师遇到顾客身体的抵抗时，越过抵抗的最好方法是减轻压力。事实上，即使手离开顾客的身体时仍感觉抵抗，解决办法仍然是“再轻一点”。怎样才能做到这点？你不可能轻得不给一点压力，你能吗？当手没有与身体接触时，给予更轻微的压力是指你要减少治疗顾客身体的意图。压力或意图只服务于碰到顾客抵抗时，并且看一看需要到哪里，而不是推过、改变或者“修复”。尽管颅骶方法接触是非常不明显的、几乎不存在的，但它不是暂时的或微弱的。事实上，很多顾客将“颅骶方法接触”视为强烈地存在。当进行肌筋膜按摩的直接和间接疗法时，任何颅骶方法压力(或没有压力)的应用都是通过将意图沉降并集中于结缔组织的适当水平(硬膜或颅骨骨缝之间的结缔组织)实现的，而不是通过你用力的方向达到的。

■颅骶方法的起源

颅骶方法这个概念最初是由整骨师 William Garner Sutherland 提出的，是整骨师 Andrew Taylor Still 所提出的整骨术理论的发展。骶颅和颅骶这两个术语是指相同的知识体系,而且是可以互换的。颅骶疗法是以商标来命名的术语,然而,骶颅或颅骶方法技术以及颅骶方法按摩并不是这样的。

整骨术的基本准则有助于认清从它产生的颅骶方法按摩的概况。整骨术(Osteopathy)这个词是从希腊语来的,它的意思是骨和疾病,以及骨疾病的治疗方法。影响颅骶方法发展的整骨术的三条原则为:

1. 身体是一个整体,而不仅仅是许多部分的总和。将身体的各部分连接起来的是结缔组织，它围绕着每一个肌肉、神经、血管和器官。胶原纤维作为一种基质将整个身体从头到脚都连接了起来。所以,所以你不能准确地把一位顾客归类成认为他有“腰肌问题”。
2. 结构和功能是相互联系的。如果一个解剖学的结构存在于某些部位,那么结构服务于生理功能。相反，如果结构中有一些异常，反过来也会影响功能。而且,如果功能减弱了,那么解剖学结构就会发生变化。
3. 身体有潜力、有能力和内在的智慧来治愈自己。身体具有天生恢复到体内环境平衡和组织有序的本领。“修复”一个顾客是没有必要而且是没有好处的。取而代之的是放更多的精力去促进一个人自然的康复过程。

在 20 世纪初期,一个名叫 Sutherland 的学生在 Kirksville Missouri 的美国整骨学校学习期间，着迷于颅骨的解剖学结构，并且被整骨术的第二条原则所吸引了，即结构和功能是互相联系的。Marzal (1933)描述到 Sutherland 用了“就像鱼鳃般”这个比喻来形容顶骨和颞骨关节连接部位的骨缝线（图 10-1)。他当时正在检查一个并没有连接起来的头盖骨模型,它的每个部分都有解剖学的联系,但却很夸张地分开。Sutherland 认为这说明颅骨的结构赋予它运动的功能，就像鱼鳃是呼吸系统的一部分一样有支持运动的作用。这直接与美国和英国解剖学的主流教学方法相反，那些解剖学家认为颅骨缝连接处的骨化和颅骨的固定通常会发生在生命的早期,然而美国和英国的观点没有被全世界所接受。甚至在 20 世纪初，意大利解剖学家还认为颅骨缝连接处的骨化是成年人的一种病态。Sutherland 也提出颅骨和骶骨同时发生的搏动感,并作出如下结论:它表明了硬脊膜管的连续性，而这一连续性仅仅是由连接枕骨和骶骨的骨间附着物完成的。

Sutherland 自我尝试了很多年后在活着的顾客身上进行了体会。在 20 世纪 40 年代中,在研究过了大量人体标本的颅骨、颅骨骨膜、大脑、脊髓和脊椎骨后,Sutherland 开始公开并传播他的观点。他的治疗思路包括手法校正那些连接颅骨骨缝的结缔组织或结缔组织膜下的不规则运动。他也传授脑脊液的自我调节力(仿佛血液的一种纯化),并把它看作另一种结缔组织。

直到 20 世纪 70 年代,甚至在整骨医学界,由于认为各个颅骨是不可活动的，颅骨整骨疗法极具争议。在 1975 年,整骨师 John Upledger 和他的研究小组在密歇根州立大学整骨疗法学院尝试对颅骨是否的确能够移动作出证明。通过对新鲜的而非经过化学处理的人体标本的颅骨以及颅骨膜进行研究,研究小组证实了在颅骨缝中存在有血管、神经纤维、骨胶原和弹性蛋白纤维等(换句话说,即结缔组织)。该小组没有发现颅骨骨缝有骨化的迹象,在当时,所谓颅骨骨缝的骨化正是颅骨不能移动的基本论据。该小组的其他研究证实了颅骨间的有节奏运动。研究小组进一步总结了运动背后的机制,并提出了“压力斯达理论”(简要描述过)。Upledger 为颅骶方法技术的传播和推广做出了巨大的贡献。在 1985 年,Upledger 在佛罗里达创建了自己的颅骶疗法学校和诊所。

治疗颅骶系统疾患的多种整骨疗法和脊椎指压治疗法已经变得非常流行,其术语称为颅骨学、颅骶疗法和骶枕骨技术。许多颅骨疗法学校也已发展起来,它们各自强调颅骨技术的不同方面。

这些疗法中有一种是间接方法，其中有个问题亟待解决。这一操作由 Sutherland 发展而来并被欧洲整骨学校称为 Sutherland 技术。

在同时期,由整骨师 Hugh Milne 在圣弗朗西斯科创建的学校以强调 Sutherland 方式中的颅骶方法“精神” 而著名。Sutherland 描述脑脊髓搏动仿佛为“生命的呼吸”。Milne(1995)描述这一“呼吸”或精神既属于电能场也是信息智能场,它们以感觉、图像、渴望和“灵魂”或心灵而存在。

颅骶系统的生理学

头，或称颅骨包括27块不同的骨骼（不包括牙齿）和67个关节。这些关节大部分是骨缝连接，它们主要出现在颅骨上两片骨板之间紧密咬合处形成的弯曲的骨缝线上，这使它们看上去像是锯齿状的拼图一样（见图10-1）。颅骨的骨缝关节被紧密的结缔组织固定在一起。

虽然骨缝关节的运动并不像肩胛带的抬起或是肩关节的旋转运动那么大，但是运动的确存在。那么，同身体上的其他关节一样，骨缝关节有利于保持骨缝开放以及其移动性。颅骶按摩从业者相信颅骨骨缝的作用在于使颅骨适应脑脊液流量的变化。

在人体，大脑和脊髓漂浮在脑脊液流中。作为从血液中纯化出来的脑脊液是在毛细血管的网状交错结构中（被称为**脉络丛**）被过滤和纯化的，这一结构位于大脑中的某些空间中（脑室）。脑脊液在大脑和脊柱中穿行起到循环、缓冲和提供营养物的作用。紧接着它们在**蛛网膜绒毛**中被重吸收入血液循环，该结构横穿大脑皮质。基于Upledger（1983）的**压力斯达理论**，颅骨膨胀和收缩以适应脑脊液的滤入和被吸收所引起的类似脉冲似的运动。Upledger把滤入过程比作浴缸中的水龙头，可以有节奏地开和关。而在蛛网膜绒毛处的重吸收入血机制类似一个流量缓慢的排水沟，而且总是保持通畅。最终的结果仿佛是浴缸中的水周期性地缓慢充满，而后又缓慢排空，接着再充满等等。随着内部压力的增大与减小，脑脊液从大脑中的一个部位流到另一个部位，而包绕在周围的骨骼则随之做出膨胀运动（Upledger命名为**屈**

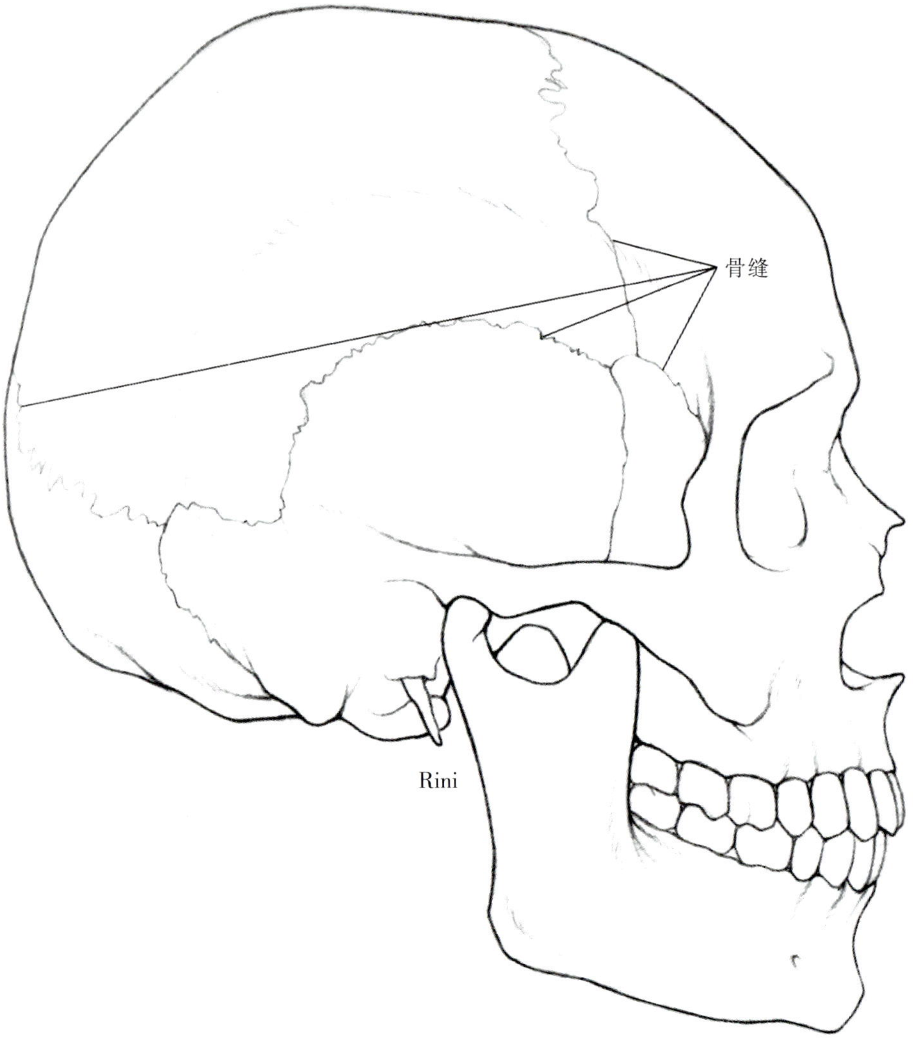

图10-1 颅骨的骨缝。

曲)和收缩运动(Upledger 命名为伸展)。请注意在颅骶按摩中，对于屈曲和伸展的理解与传统的肌肉运动机能学的解释完全不同。屈曲通常是指“弯曲或折叠”关节,而伸展通常意为“伸直、使之变长或打开”。而在颅骶按摩中并不是这样(图 10–2)。

关于颅骶方法的研究

对于生物医学研究者来说，颅骶方法开展的并不好。在最近对颅骶疗法科学依据的系统回顾和批判评价的基础上(Green 等,1999),回顾评价小组对于已发表的关于颅骶疗法有效性的文章进行研究后,发现其研究设计是很脆弱的(回顾性病例对照、回顾性病例系列、治疗前后对照以及病例报告),没有达到有关随机性、对照性试验等标准的要求。可获得的关于颅骶疗法技术有效性的相关研究遭到了批判，主要是因为这一研究没有足够的目标组和对照组,或者可猜出治疗组中哪个是颅骶方法治疗,和哪个不是。然而这一批判观点适用于所有的按摩疗法,这是因为对于治疗师来说创造一种自己(或顾客)不知道是否是在进行治疗性按摩的情况是非常困难的。实际上如此说来,试图研究躯体疗法有效性的争论变得相当荒谬。

研究调查结果揭示了颅骶疗法的灵活性限制和健康成果之间潜在的因果关系。颅骨间运动和脑脊液有节奏的流动模式已经被证实存在。怀疑论者(包括许多医学专家）否认任何明显的骨骼运动或脑脊液流动。

已经有七个研究报道了成人颅骨骨缝的活动性或融合性(Frymann,1971;Greenman,1970;Heifetz 和 Weiss, 1981;Hubbard 等,1971;Kokich,1976;Kostopoulos 和 Keramidas,1992;以及 Pitlyk 等,1985)。上述七个

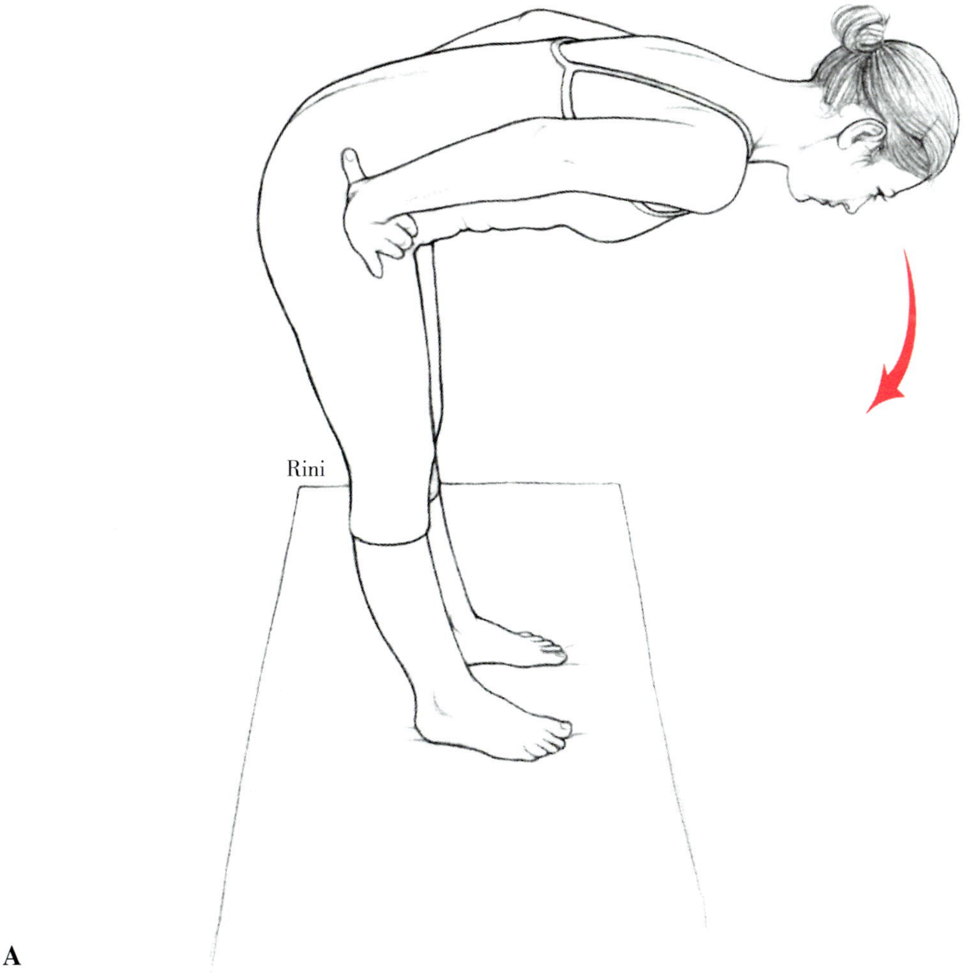

图10–2 对比术语学。(A)在传统的肌肉运动机能学中的躯干弯曲。

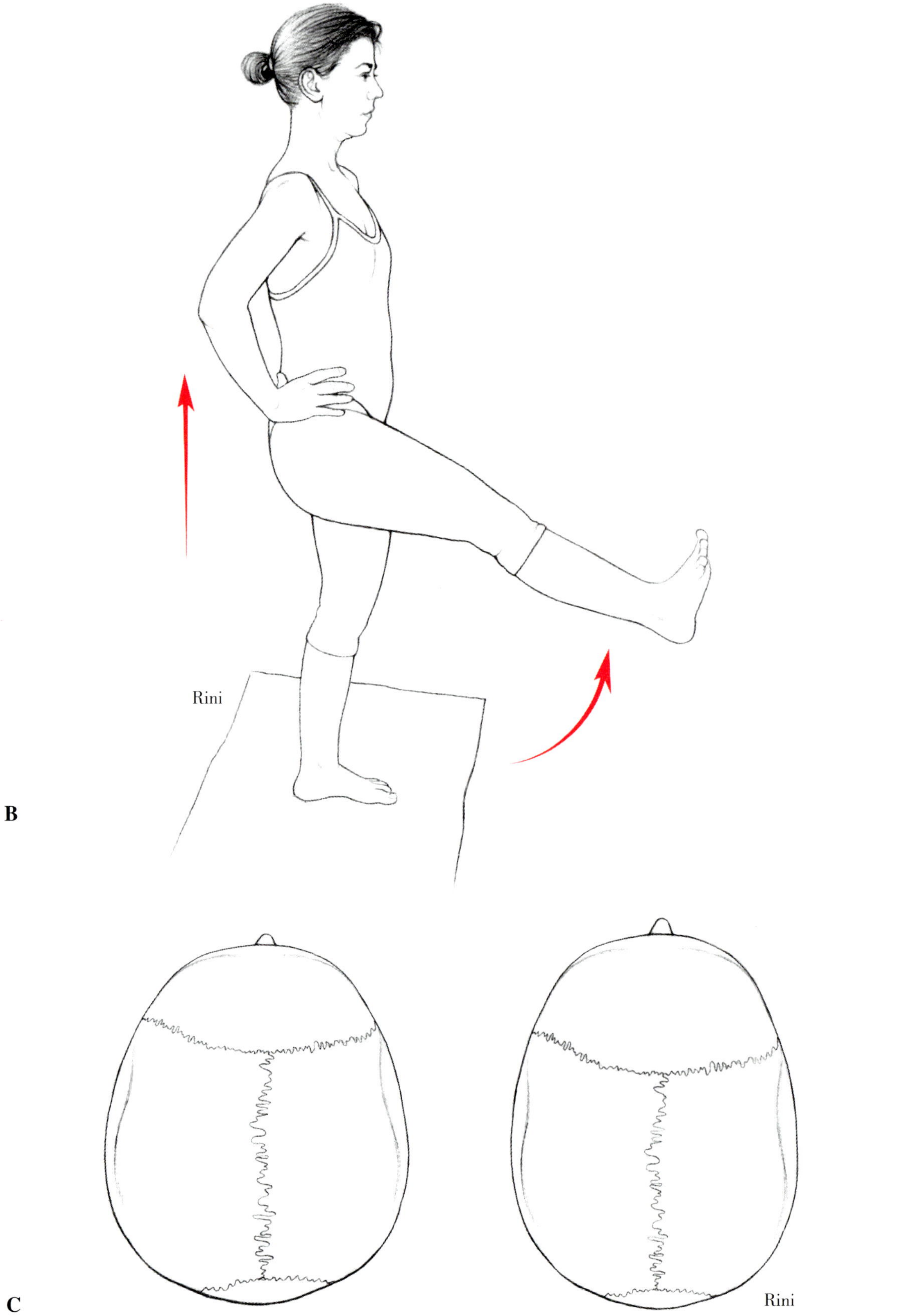

枕部的屈曲(充满和变宽)　　枕部的伸展(排空和变窄)

图10-2 对比术语学(续)。(B)在传统的肌肉运动机能学中的躯干伸展和髋关节屈曲。(C)颅骶方法中枕部的屈曲和伸展。

研究数据支持这一理论，即成人颅骨并不总是紧密融合的，在两块颅骨之间的微小运动还是可能的。九项回顾性研究(Avezaat 和 van Eijndhoven,1986; Cardoso 等,1983; Du Boulay 等,1972; Enzmann 等,1986; Feinberg 和 Mark,1987; Li 等,1996; O'Connell,1943; Takizawa 等,1983; 和 Zablotny 等,1995）证实脑脊液的运动和搏动是一种通过大脑造影、肌动图、核磁共振成像(MRI)和颅内或脊柱内的压力监测能被清楚观察到的现象。另外，研究的主体同样支持一个概念，即颅脑脉冲或节律的确不同于心脏搏动或呼吸运动而独立存在。然而，这项研究还没能揭示手法操作如颅骶方法技术能否改变颅骨骨缝处的运动。

颅骶技术

颅骶技术施加微小的或无压力作用于包绕大脑与脊髓的结缔组织。有时关注的焦点可能是两块颅骨之间的骨缝；有时也许会是一个关节的连接部位如骶髂关节。有时关注于包绕硬脊膜管的筋膜。有时关注于脑脊液节律的本身。无论在任何目标部位，总是保持压力最小化。

■ 颅骶技术操作指南

使用稳固且缓慢而轻微的力量可以促进黏稠介质(如覆盖脑与脊髓的结缔组织)流到更大的地方而不需要很大的力量就能实现。如果你发现一处受限部位，你要应用颅骶方法按摩的一个看似矛盾的论点，那就是有时用更小的力可获得更大的效果。如前所述，通常你所用来放松组织的压力非常轻柔——不大于 5g。感受一个五美分镍币的重量，用力时不要超过这一重量。事实上，如果你没有感觉到组织的放松，接着用更小的力量去按摩阻力层。实际上治疗师可能和顾客没有肌肤的接触而仍要减小治疗用力或意念。如果顾客机体组织对你的治疗反应没有什么改变，继续减小你的用力。如果你并没有接触顾客的身体，那么减小你的意念使你除了在精神上诱导顾客发生改变以外，不要试图改变或修复任何部位。这一格言来自于整骨疗法的原则："任何机体都具有潜力、能力和内在智慧以自我治愈"。机体都具有内在的能力以恢复原有的自我平衡和达到有组织的状态。没有必要"修复"某一顾客，也不会有什么效果。取而代之，应该努力帮助顾客发挥他自身的治疗能力。

确定受限部位，使用堆叠技术（在第 8 章讨论过)或是仅仅通过触诊，达到使双手刚刚接触到障碍处的状态。等待几分钟以使放松开始。(这几分钟的等待看似很久。"我是不是该做些什么呢？")允许机体组织按其自我方向运动以达到放松。也许会有几种障碍(即在三维空间结构下)，所以本操作技术可能要花费 5 分钟的时间来完成。结缔组织能更迅速地完成放松，所以当运动完全停止时，就没必要一直停留在某一部位。

遵循筋膜的运动在顾客看来像是你在用某种推动力以使其发生运动，但在你看来这个部位完全是在自我运动。当这一现象发生在四肢或是头颈部时，在颅骶疗法中称为"区域位置性放松"，在 Barnes 肌筋膜放松系统中称为"展开"。这一过程仍由遵循筋膜的自我最大放松组成(直到它停止运动)。

请牢记以下几个关于颅骶操作方法的指南：

1. 尽量使自己安静与平静下来，为顺从这些细微的运动做准备。这可能包括冥想、太极或是某些瑜伽伸展。或者在接触顾客之前简单地做几次呼吸以使自己的身体放松下来。
2. 用小于 5 美分镍币的力量(5g)有意识地按揉顾客的身体。注意：如果顾客抱怨你用的力太大了，即使你已经用的是小于 5 美分镍币的力量也要再减轻用力。
3. 坐在一个可调节高度的转椅上(再准备一把椅子，以备不时之需)。(在某些技术操作时，你可能会用到不同的姿势，例如站立或将一只脚踏在椅子上。)花些时间使身体调整到舒适的姿势并且减小身体的机械力。如果你自己的身体很紧张或绷得很紧的话，是无法感觉到顾客身体紧张的细微放松的。
4. 即使在施加轻微的压力时你仅仅使出了很小的力量，但仍应面向操作的方向以使压力分布于整个身体而不仅仅是你的臂部和双手。即使你正在沿着使筋膜放松的方向进行摇动时，也应该调整自己的身体以与顾客的节奏吻合。在你头脑中分清自己试图放松的筋膜、骨缝或是活动受限的节奏分别是什么，这方法非常好，能使你根据活动受限的区域调整姿势。这能保证你放松地并且连续地揉动这一部位，而且能使你找到解决方法却不用对这一系统施加压力、推力或是拉力。
5. 如果一个受限的部位看起来在你的按揉下无法缓

一个治疗师的经历：实施颅骶疗法的经历

我在颅骶按摩课程中的一项标准作业是让学员完成一项病案研究，这个研究是谈谈在实施颅骶技术过程中顾客和学员各自的感受。下面摘录自一个学员的实习报告。我希望这些文字能给大家提供认识什么是颅骶技术操作的机会。

"在操作过程中，我注意到G的呼吸非常协调，仿佛在沉睡之中。我不确定自己是否真正感受到节律或我正在弥补某些不足。我甚至也有点迷惑，自己感受到的到底是顾客的还是我自己的节律。我觉得有时候自己的努力看上去有点呆呆傻傻的。他告诉我感觉有点放松了。我懂得了自己该更放松一点，那么就能感受到这个工作的乐趣了。越努力我感到越痴迷……

我的第二个操作阶段……做了半个小时的冥想……我专注于将自己的思想和身体更放松，以便我能感觉和理解的更多一些……我能感觉到他的骶骨的放松和舒畅。在整个阶段中，他的身体在颤动。(我不敢确定这是因为我的操作还是睡梦中的某种反应。)我发现在枕部第一颈椎处有一点屈曲和伸展，真的存在啊！我也能分辨出何时某些组织在抵抗或流动。虽然我确信自己正感受顾客的节律，但我仍旧感到有点困惑，不知道这到底是我的节律还是他的。在这个按摩过程中，我感受到自己迸发出了大量的冲动，我试图调整呼吸以使自己稳定下来。G说他感觉到一些情绪的释放，同时他体内的血流速度在加快。他也说自己感觉身体正在伸展变长。

我的第三个操作阶段是最棒的……！大部分时间里我开始时将手接触顾客的肌肤，但结束时轻离他的身体做些操作。我认清了自己能感受的更多(在手离开他的身体时)，而不会感到我是否会限制到他的流动。我能想像得到组织和骨缝的自由运动。在操作过程中，G的呼吸频率和节奏变化很大。有时候我感觉到困惑，到底节律是朝哪个方向流动，但我知道无论如何困惑都不起作用。在本段操作结束时，G说他感到很放松而且'非常自在'。他说能感受到自己体内的血液流动，而这种感觉对他来说的确很异样，还提到自己感觉鼻窦也通畅了。最后的这个阶段给了我信心并让我振奋。我感到当我自己自由和放松的时候，情况有多么不同，这简直太令人惊奇了！"

解，那么在心里问问自己是否能在这次就解决这个问题。如果你无法发现某组织、液体或骨缝的调整方法，那请换到另一个部位。

6. 了解你正在触诊的部位(例如：骨骼、骨缝、筋膜)的解剖结构，并在放松这些筋膜、脑脊液或受限的骨缝时，运用这些知识指导用力及运动的方向。
7. 如果你感觉到一种组织的放松(例如：某个方向的运动)，那么让自己相信并跟随这一方式的改变。
8. 组织放松的表现包括变柔软或变长、变热、颤动、磁化、被应允或拒绝的感觉，或者其他感觉，如：颜色、影像、声音、话语或音乐。不要仅仅因为某个感觉看似没意义就轻易地将其摒弃。
9. 如果觉得自己的姿势不适时，及时停下来并调整位置。在双手离开顾客身体的同时，请她呼吸并调整至舒适的体位。用这段时间也调整一下你自己的呼吸并做适当的伸展。当重新开始以后就不要再中断，而应连续地操作下来。
10. 呼吸暗示(即：请顾客连续放松地呼吸)能在你完成一项操作技术后增强顾客对此的感知力。
11. 运动暗示("伸展"、"深呼吸")也能在间歇期减小顾客的紧张状态并有助于缓解颅骶系统的受限。请顾客做自主运动能提高对发生在顾客CT中的改变的有意识的感知力，并能促进自助练习的应用以帮助保持持久的改变。
12. 能量方向的应用(简单地描述过)有助于阻滞的部位改变或是放松。

横膈膜和骶骨放松法

横膈膜和骶骨的放松方法被并入Upledger倡导的10步颅骶疗法方案中。正如第8章中提到的Barnes将这些放松方法作为肌筋膜放松技术传授。本教材在第8章之所以描述了横膈膜和骶骨的放松方法，是因为只要沿着筋膜放松方向(除了硬脑膜和颅骨CT之外)进行操作，筋膜放松法即可分类为间接CT手法。而本章重温横膈筋膜放松法是因为这种方法在颅骶方法中普遍应用，还因为它也将包括在本章末提供的简易颅骶方案中。

各种横膈膜和骶骨的放松方法是在同一个适合于身体不同部位(横膈筋膜)的基础技术之上变化而来。这种变化的应用类似于基本的深部直接 CT 叩击在身体不同部位的不同应用。横膈膜放松法如表 10–1 归总所示。

硬脑(脊)膜管放松法

舒适地站立或坐在治疗台边，面向顾客的骨盆区，在其骶尾部滑动你接近他腿部的那只手并摇动顾客身体，同时将另一只手掌置于其颈下托住第 2 及第 3 颈椎部。随着这种滑动和它像钟摆一样前后缓慢运动的颅骨波动(图 10–3)。时刻注意那些不连续的、不移动的或是与其他摆动幅度不一致的任何部位。

倾听并遵循颅骶节律

虽然仔细倾听并且遵循颅骶节律(CSR)听起来是那么的简单，但我发现其实它是颅骶方法中唯一最为深奥的一种。在 Heisenberg 的《物理学原理》中如此清楚描述:“观察某种物体的行为会随着被观察物体的变化而改变”。换句话说,以仔细倾听并且遵循颅骶骨的波动为观察的方式本身就会发生突然的改变。

练习仔细倾听并且遵循颅骶骨节律时，可以坐在一个可调节高度的旋转凳上(再准备一把椅子,以备不时之需)。让顾客仰卧在一张按摩台上,治疗师坐在靠近顾客头部的治疗台一端，两大拇指置于顾客双耳后,双掌包绕在其颈下并轻轻摇动其头部(图 10–4)。通过使双手柔和地沉于按摩台中,配合顾客头部的节律上下起伏，并且足够地放松来缓冲顾客头部的重量。让一种轻微变化的意念感在你的身体中不时地充满或排空。如果你能感觉到一种运动,就请在这种头部摇动中“冲浪”(即:随着这种轻微运动而微微摆动你的身体)。如果你没能感觉到一种肌肉运动知觉感,在心中想像这种充满或排空的波动感,让自己遵循这种感觉的或想像的波动。

静止点

静止点出现在头颅的波动停止时，它会自发地出现不受任何干扰，也会是在轻微按压某个关键点而引发。为什么要使脑脊液波动停止?Upledger 给出

表10–1 横膈膜放松法(Diaphragm Releases)

技法	描述	应用
骨盆横膈膜放松法	顾客仰卧;治疗师站在其侧面。将靠近顾客头部的手掌放在其骶骨后。上面的手掌覆盖在其耻骨上,双拇指向上	腰部、骶骨、下腹部和泌尿生殖系统疾患(Upledger 和 Vredevoogd,1983)
呼吸横膈膜放松法	顾客仰卧;治疗师站在其侧面。将靠近顾客头部的手掌放在下面,下面的手放在第 12 胸椎处,上面的手覆盖在剑突上(胸骨下缘到腹部延伸处)	胸下部和腹上部器官疾患 (例如：肝脏、胆囊、胃部和肺下部);也可用于腰痛和腰大肌疾患(Upledger 和 Vredevoogd,1983)
胸廓出口 *	下部的手放在第 7 颈椎。上部的手覆盖于胸锁关节处并从胸骨向下指向心脏	肺部疾患、颈部、肩部和上肢肌肉及骨骼疾患;促进淋巴回流(Upledger 和 Vredevoogd,1983)
舌骨横膈膜放松法	下部的手横跨第 2、3 颈椎。上部的手放在舌骨上(让顾客做吞咽动作并观察喉结的移动来定位舌骨)	颈部疾患、头痛、咽喉疾患和颞下颌关节功能障碍(Upledger 和 Vredevoogd,1983)

被 Upledger 称做胸廓入口放松法(1983)。

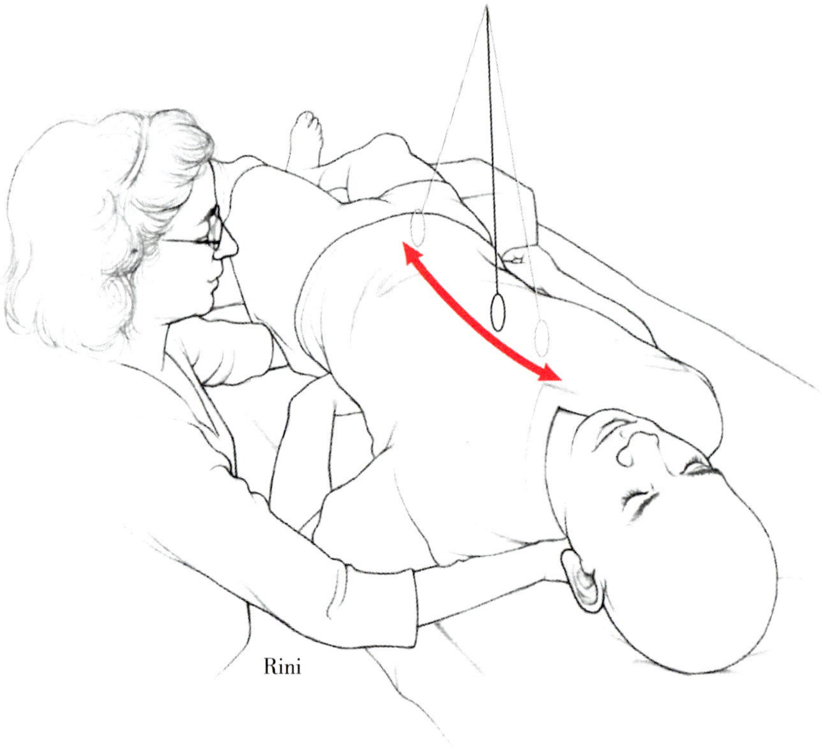

A

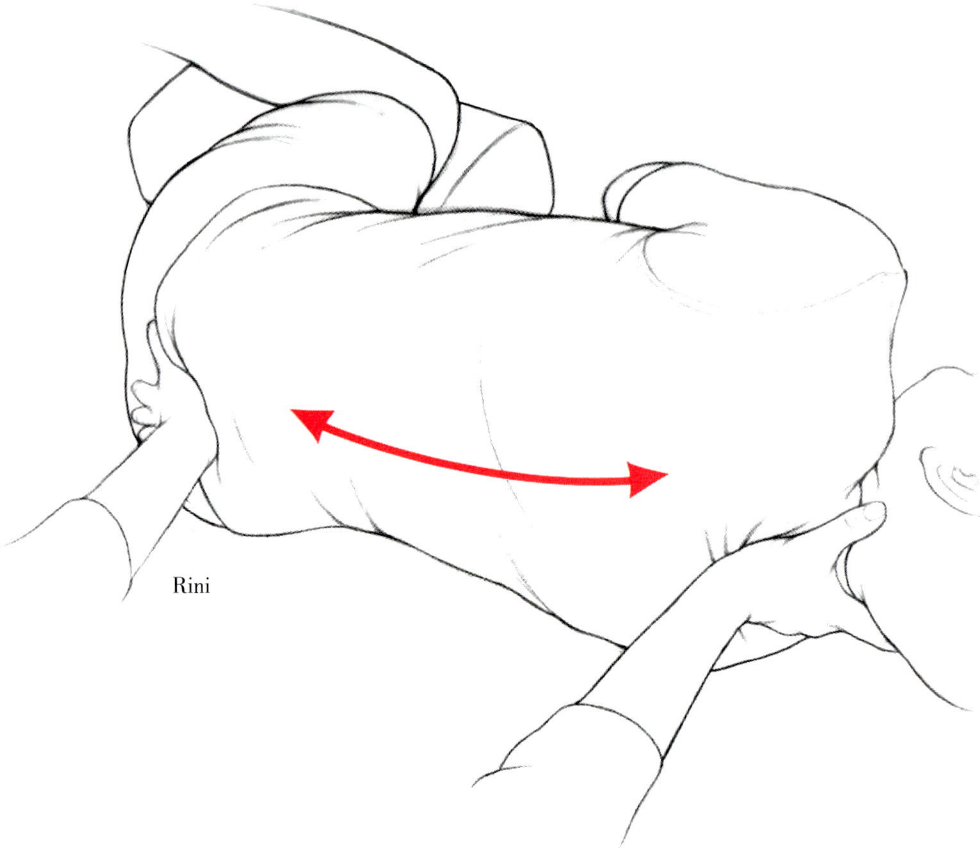

B

图10-3 硬脑(脊)膜管放松法。当硬脑(脊)膜管像一个在顾客颈部与尾骶部之间缓慢摆动的钟摆一样运动时,追随着它。(A)前面观。(B)背面观。

已被经验证实的数据显示：当你终止波动继而使之重新开始时，波动将变得更加平衡、匀称和生机勃勃。

为了诱发一个静止点，可以轻微地抵抗头颅屈曲(充满)或伸展(排空)过程中的一相，选择抵抗屈曲或伸展要基于该部位的解剖构造。一个极好的激发静止点的部位是颅骨，因为你应该已经仔细倾听过脑脊髓部的搏动了。记住，当屈曲头部时，是否能感觉到枕部略微地变宽了。而当伸展时，能否感觉枕部变窄。你在枕部下面的手会有种被推开的感觉，继而阻力会减小(图 10–5)。从阻力的开始减小到下次阻力最大时这一段时间内，始终保持 5g 以下的轻柔的压力。少等片刻，你会有某些感觉中的一种。1.你会觉得枕部似乎变窄了——然后你会让其继续变窄并再次等待。2.你将会感觉该部位出现有节奏的紊乱和“颤动”——那么你只需保持现状而不管是否出现阻力。3.也许你会觉得没有发生任何情况——如果有这种感觉，那么接着等待，保持现状而不管是否出现阻力。

在等待一小会儿或最多几分钟后，你就会感觉到颅骶搏动来“敲门”了，那表示它再次出现了。由于枕部在屈曲时的再次变宽，你会感觉有种推力在对抗你的两个大拇指。当组织屈曲时你感觉到清晰的推力时，继续这个动作并再次仔细倾听。通常，节律将会变得更加匀称、平滑、持续而平衡。如果你没有感觉到变宽或是变窄(“波浪”)，想像顾客的身体仿佛充满或是仿佛变窄(“摇摆”)时的情况。持续你内在的推力以增大诱发出静止点的几率。(持续这种推力也能使颅骶节律再现。)

能量方向

在颅骶方法中，能量方向(被 Sutherland 称为 V 字型展开[1962])是指集中治疗意念于一个或多个特定部位以缓解或放松阻塞组织。我认为这项技术可被描述为将“爱”传递到特定部位。其目的是为了激

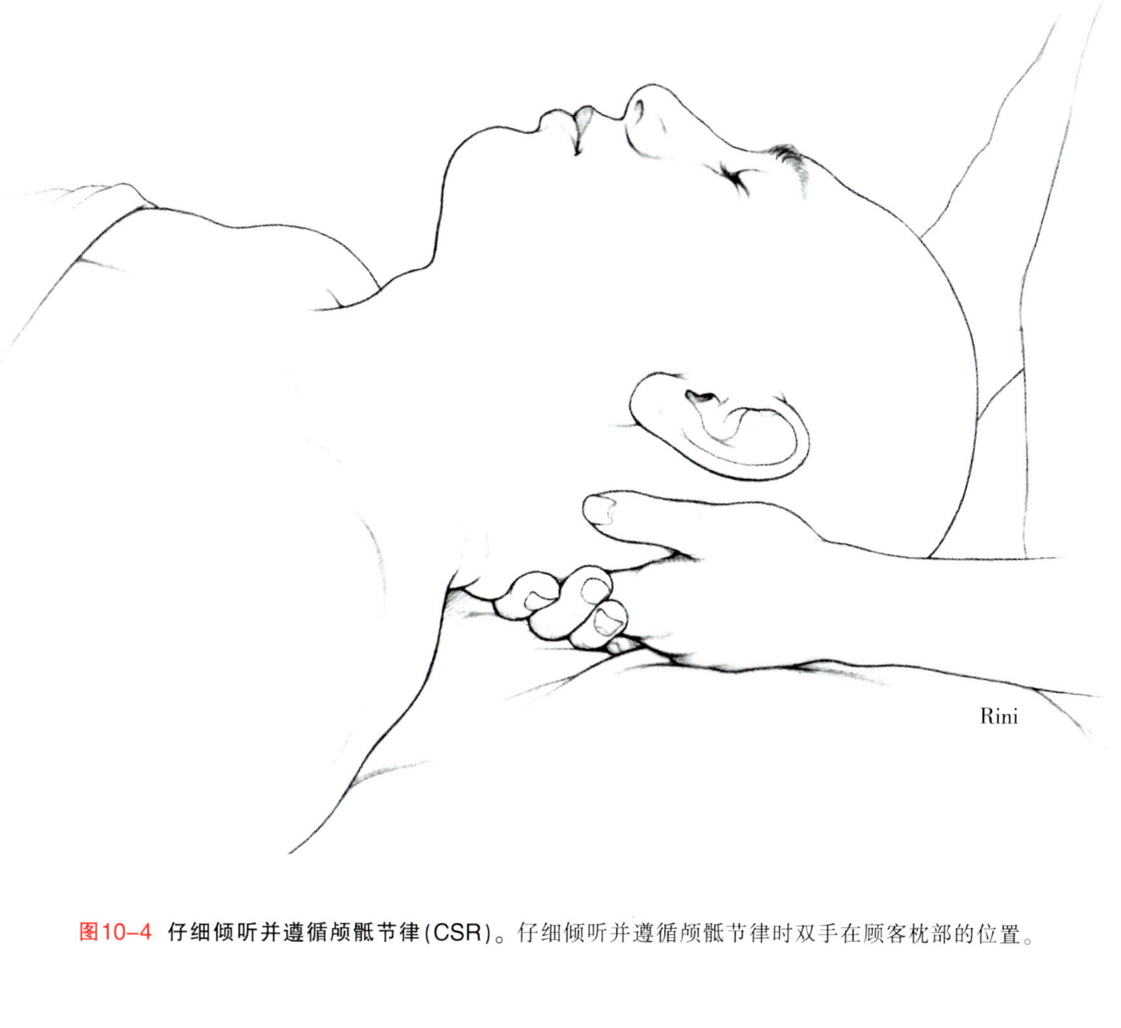

图10–4 **仔细倾听并遵循颅骶节律(CSR)**。仔细倾听并遵循颅骶节律时双手在顾客枕部的位置。

活顾客自身天然治疗反应。很多按摩治疗师在工作时都会传递某种定向的能量(“爱”)。

练习能量方向简单的方法为将你的双手放在受限组织的两侧,想像治疗能量,在组织两侧之间流淌(图 10-6)。Sutherland 称其为 V 字型展开法,是因为他应用这一技术时,将食指和中指展开成 V 字型分别按压在靠近某一特定骨缝的两块骨头上。能量的方向(包括 V 字型展开)可应用于任何受限部位,也可以用于筋膜、脑脊髓节律和骨缝活动受限。

骨缝放松

把起到紧密连接颅骨作用的所有骨缝牵拉开是有可能的。虽然这个结合部不能够做较大的移动——但即使有很微小的一点移动空间都能使脑脊髓波动的自我治疗节律更加自由地出现。Upledger 提出在颅骨缝中存在一些具有本体感受性的神经末端,它们也许是联系矢状缝和脑脊液产率的关键。

在开始工作之前,你应该认清将要按摩的特殊骨缝和邻近这些骨缝的骨骼的解剖知识。(例如:认清额骨到顶骨的起始方向。连接额骨和顶骨的冠状缝在受到一个来自顾客正前方或头顶正上方的垂直力作用下会被拉宽;从按摩师角度,是向下注视平躺在按摩床上的顾客,见图 10-6。)如果你尚未了解如何拉宽某个特殊骨缝请先不要尝试放松。

为了把骨缝的空间拉宽(同时在连接硬脑膜管和两块骨头的 CT 上轻轻地拉),手紧贴顾客的头部有意识地施加 5g 以下作用力。拇指和其余四指轻轻地牵拉骨缝以对抗 CT 的抵抗力。使双手位置正确,以保证在把目标骨从邻近的一块(或多块骨)牵拉开时不会压缩其他骨缝。在某些点你可以感觉出当骨头向不同方向轻微移动时,有某种保持牵拉的推力与你施加的有意识的作用力相左。随着这个移动,当它停下来时,向一个确定的方向继续你的牵拉。下文会分别介绍每种颅骨缝放松的方法并配有插图。在表 10-2 中归纳了 5 种颅骨缝放松的方法。

额骨缝放松法

将中指或无名指(或两指同时)放于顾客眉毛末端的凹陷处,眼眶的上方位置(图 10-7)。意念中想像自己的手指有磁力能将骨头向上吸起。向前面(朝着天花板方向)直接轻轻地牵拉直到两颅骨缝之间的 CT 变软。在颅骨缝放松法中通常可采用三种不同的触诊阶段。首先是放松法中的骨性阶段,这感觉就好像你尽力使一块水泥松动。第二是弹性阶段(CT 中的弹性纤维),这阶段你可以感觉到一些移动,部分组织在你松手后好像根橡皮筋一样弹回去。放松法的第三骨性阶段是黏性阶段,在这阶段你仿佛随着放松的方向漂浮。在你操作颅骨放松法时也许会经历所有这三个阶段,也可能不会。

顶骨缝放松法

开始时,将两大拇指放于矢状缝,其他手指展开放在颞顶缝上(图 10-8)。因为颞骨像鱼类的鳃一样交叠于顶骨之上,施加向内的压力按压顶骨以使其在与颞骨紧密的结合中轻微地移动。暂停一下以使系统重新调整,然后就可以直接向上牵拉(朝着你的方向)。

颞骨缝放松法

以大拇指和食指抓住耳郭,将大拇指放在外耳道中,而其余四指放在听道的后下方(图 10-9)。大拇指与其余四指都尽可能放在靠近颞骨的耳根部,远离耳郭的弹性软骨。使用一种向外侧方、后方和下方的混合力向顾客肩背部的方向牵拉。

下颌骨缝放松法

坐或站在按摩台头侧一端,将四指(或三指)放在顾客的下颌支凹陷中(图 10-10),手指向其双脚方向推动。在推动的末尾可以添加一个向前的动作(即:对于一个仰卧的顾客,是向天花板方向)以模拟顾客嘴部的前伸。

蝶骨缝放松法

坐或站在按摩台头侧一端,将大拇指放在顾客眼角外侧的软凹中(图 10-11),向前方用力抬指(即:向上朝着天花板方向)。

表 10-3 归纳和鉴别了本章讨论的颅骶技术操作的目的。对于每一项技术,表中都说明了肌筋膜按摩师希望完成的工作。

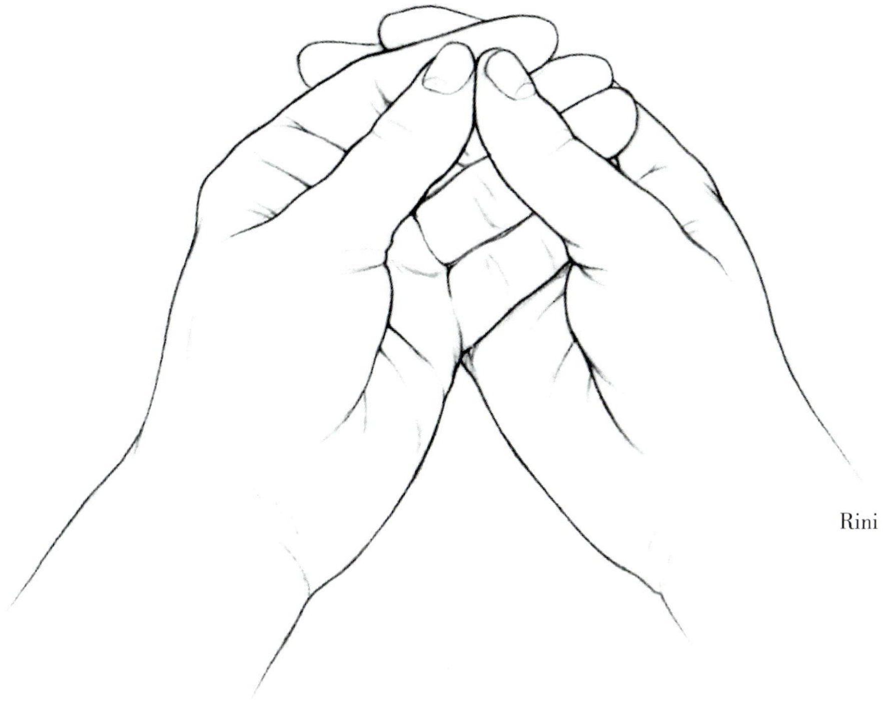

图10–5 **静止点**。在顾客枕部诱发静止点的手部姿势。

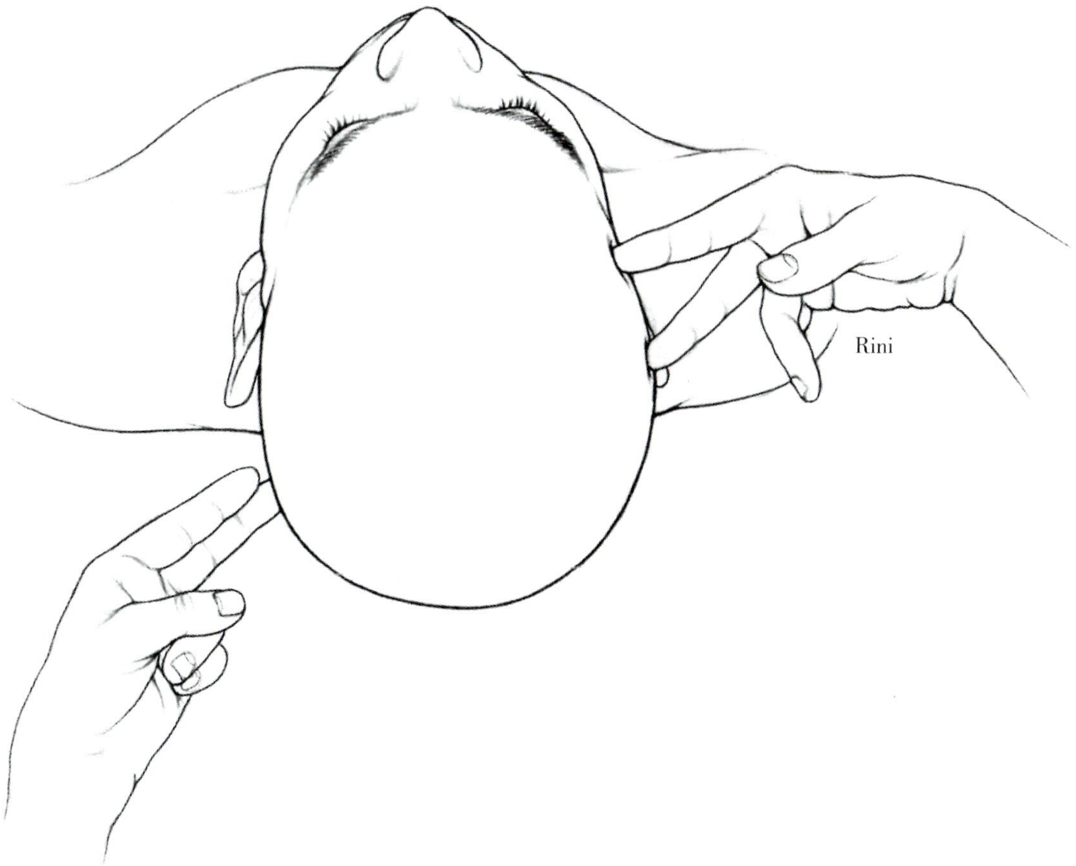

图10–6 **能量方向**。在应用能量方向法时，双手应放在你想要放松部位的附近。

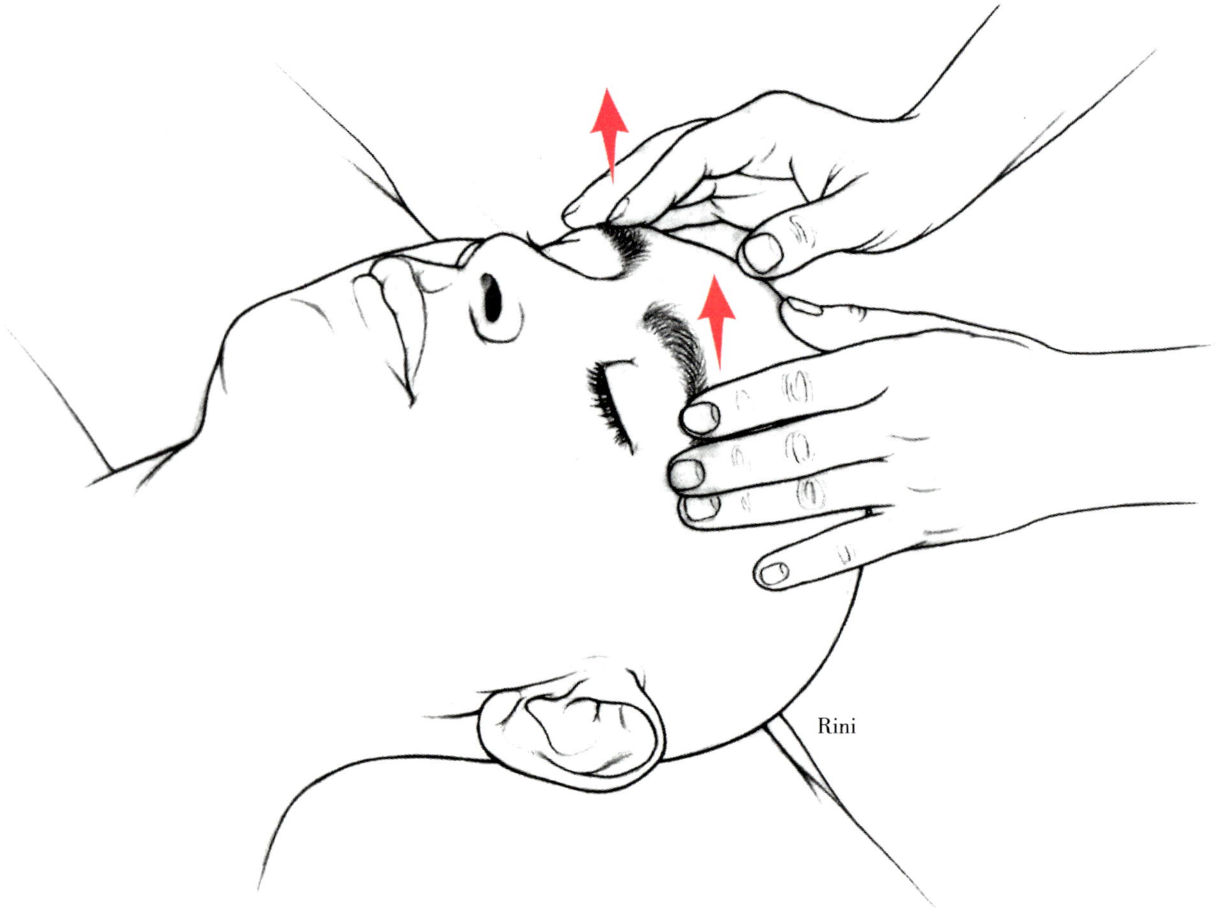

图10-7 **额骨缝放松法**。放好双手使中指(和/或无名指)能触及顾客的眼眉。两大拇指放在矢状缝上,力的方向是向前的。

表10-2 骨缝放松法

骨缝技法	手法	手法方向
额骨缝	中指(和/或无名指)搭在眉毛上,钩住眉毛外四分之三小凹陷处。大拇指放在矢状缝上	顾客视角:正前方 顾客仰卧,治疗师视角:直对天花板
顶骨缝	大拇指放在矢状缝上,其余手指向下罩在顶骨两侧(为保证你放在了颞骨上,让顾客做张口和闭口的动作来判断)	顾客视角:三个阶段---向内的压力、暂停而后向正上方 顾客仰卧,治疗师视角:三个阶段---向内的压力、暂停而后朝向自己
颞骨缝(拉耳)	大拇指放在外耳道但不要完全堵住或封闭声音的进入,食指放在耳郭的弹性软骨靠后的地方并尽可能靠近颞骨	顾客视角:斜向侧方、下方和背侧的力 顾客仰卧,治疗师视角:斜向侧方、向下朝向顾客足部和向下朝向按摩台的力
下颌骨缝	将四指(或三指)放在顾客的下颌支凹陷中	顾客视角:向正下方 顾客仰卧,治疗师视角:远离治疗师,向下指向顾客足部
蝶骨缝	将大拇指放在顾客眼角外侧的软凹中,其余手指下垂以"磁化"枕骨	顾客视角:向正前方 顾客仰卧,治疗师视角:直对天花板

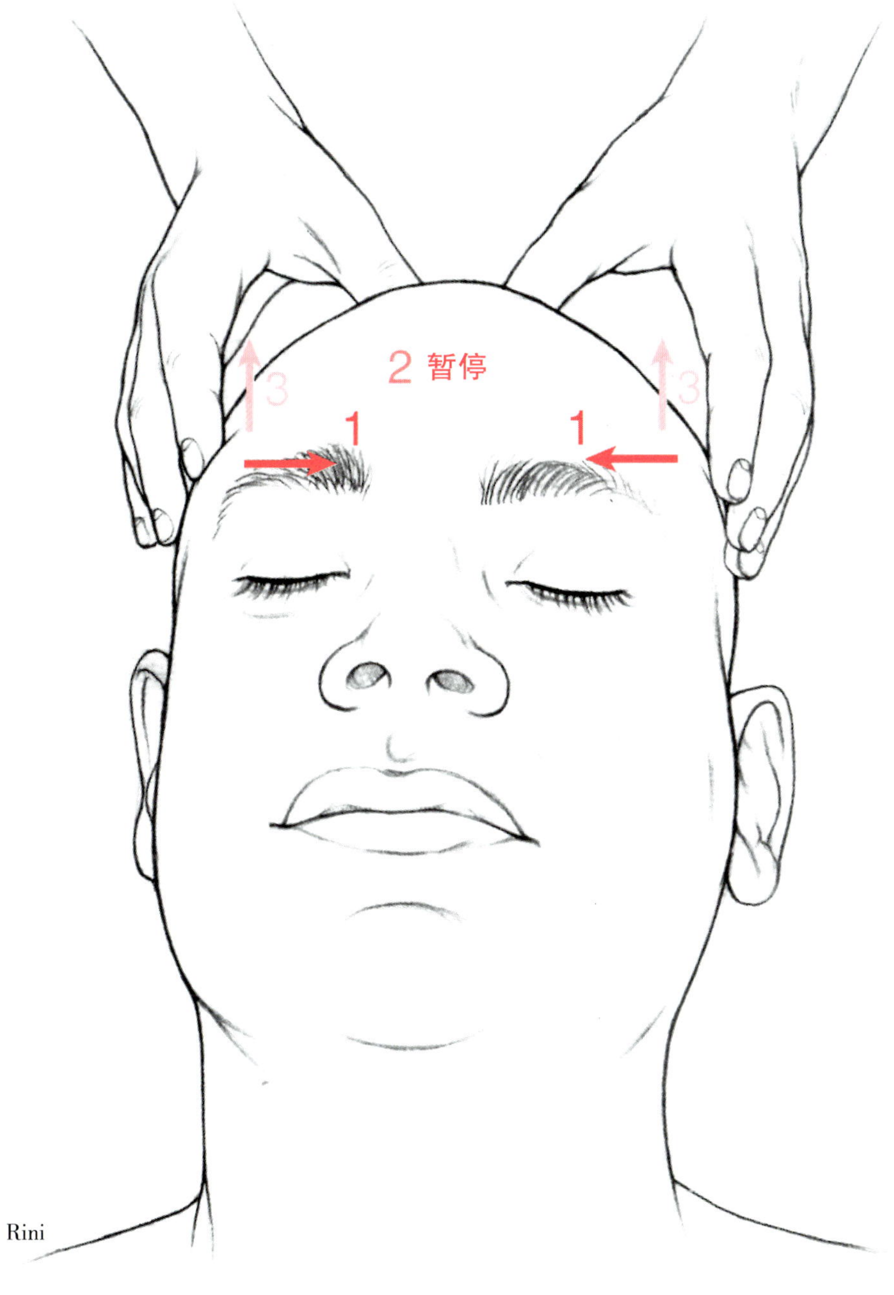

图10-8 **顶骨缝放松法**。将手轻放在顾客头部的两侧，大拇指于矢状缝上摇动。按压的方向有三步。第一步：向内的压力；第二步：暂停；第三步：用不大于 5g 的力量向上拉（即向按摩台靠近顾客头部的方向）。

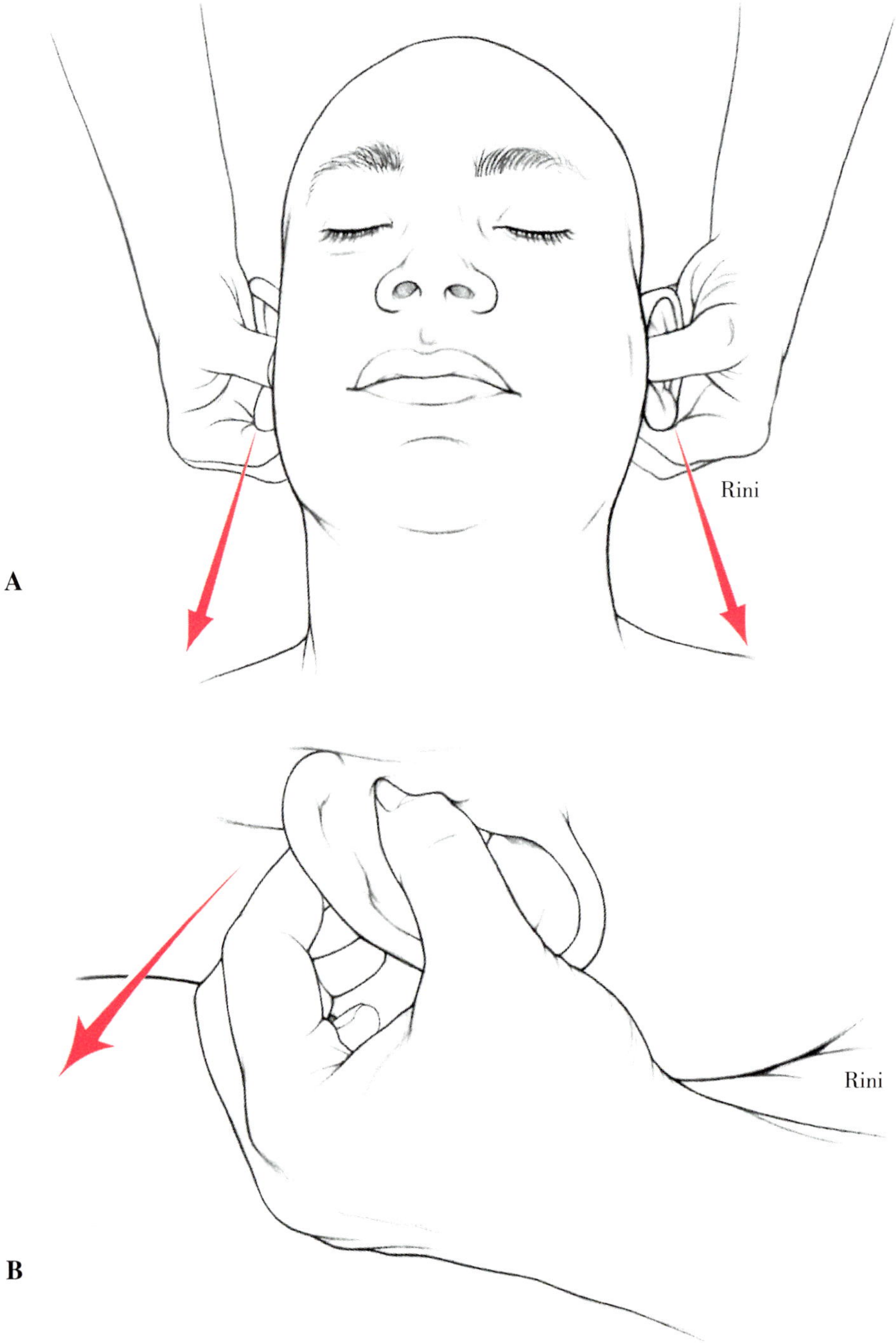

图10–9 **颞骨缝放松法。**将大拇指轻放在顾客耳中，确定没有完全堵住其耳道。食指放在耳后尽可能贴紧骨头，向顾客的肩背部斜向牵拉。(A)前面观。(B)侧面观。

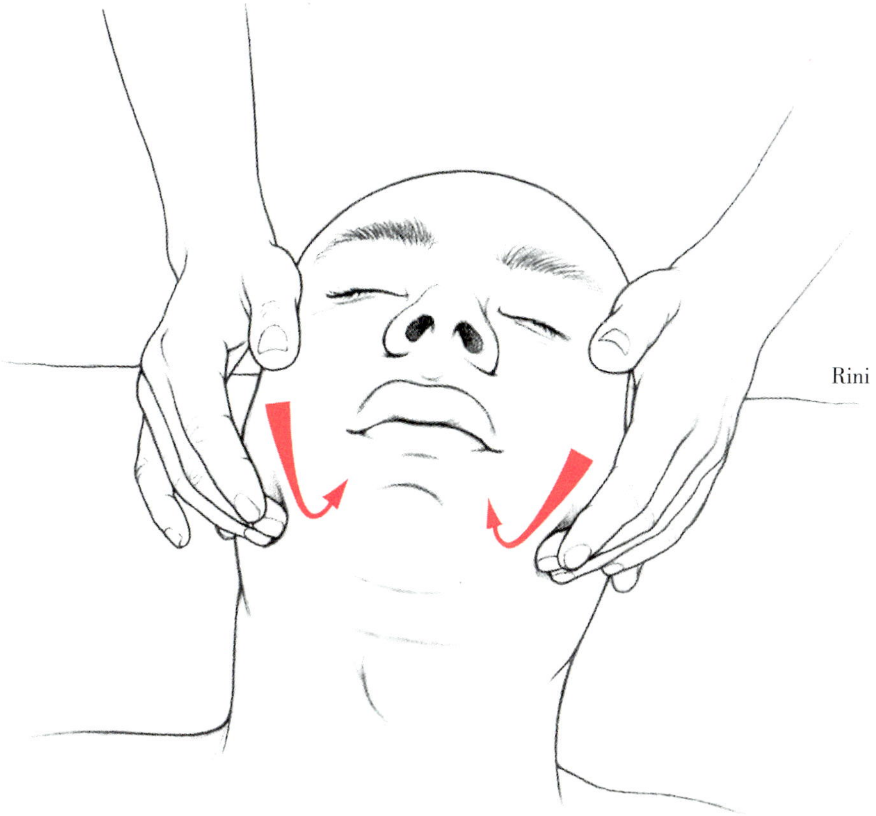

图10–10 **下颌骨缝放松法**。手指轻放在顾客的下颌孔上，用力的方向为首先向下，快要结束的时候轻轻地向前略转。

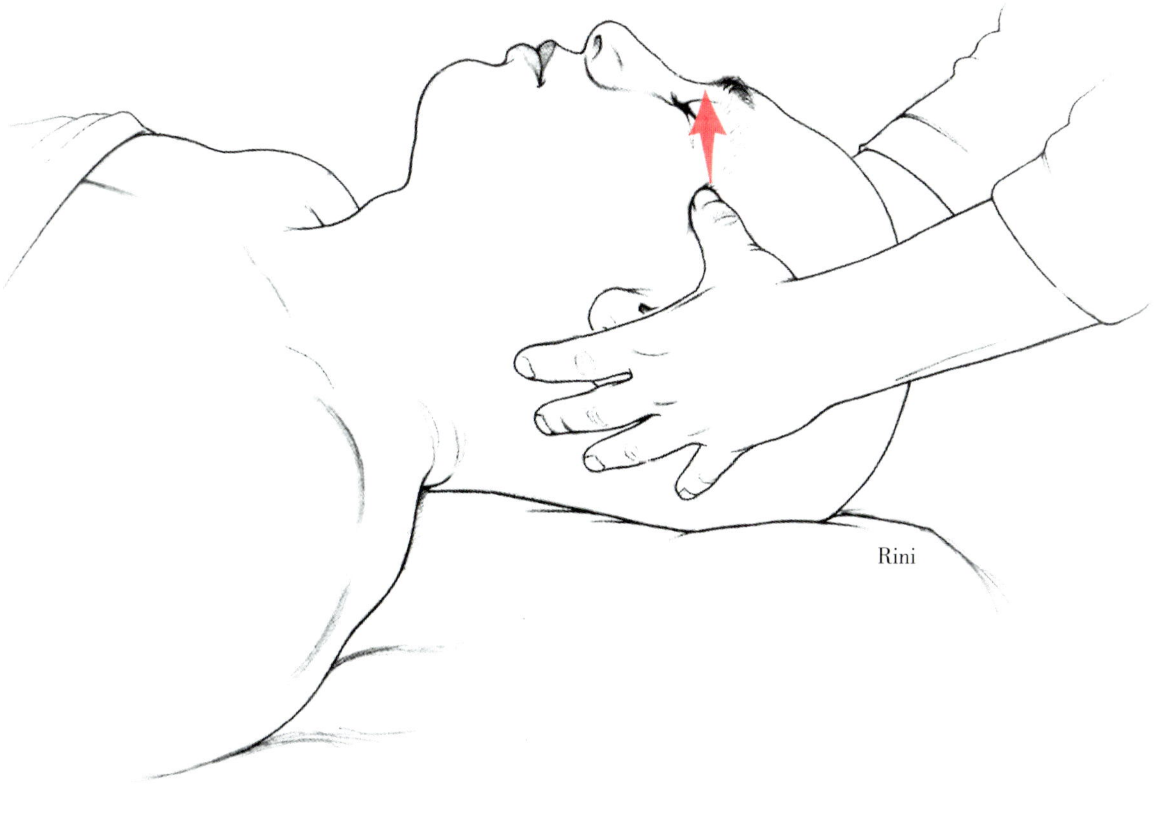

图10–11 **蝶骨缝放松法**。将大拇指放在顾客眼角外侧的软凹中，其余手指自然垂放指向枕骨，向前方按压。

表10-3 颅骶技术及其操作要达到的目的

技法	描述	使用目的
横膈膜和骶骨放松法	找到骨性标志并用小于5g的力来进行放松。在这个水平,使手向放松的方向即组织的运动方向移动	用于在"更深层"的颅骶骨按摩前放松相应部位;关注的重点可放在骶骨或骨盆、呼吸系统、胸部、舌骨和其他膈膜
能量方向	传递治疗意念的信息。用非固定模式来获取全部的能量并传递"爱"	可用于任何抵抗性的或遗留的功能障碍、不适或顾客并不注意的疼痛
倾听并遵循颅骶节律或波动	放松并试着体会脑脊液波动;在颅骨和骶骨最容易感觉到	观察或使脑脊髓节律标准化; 遵循Heisenberg的信条:"观察会改变被观察的对象"
静止点	用小于5g的力阻止脑脊液波动并使之停下来,然后重新激发;在颅骨和骶骨最容易诱导出	观察或使脑脊髓节律标准化;以鼓励顾客达到一种更为平衡的状态或自我治疗模式
骨缝(颅骨)放松法	找到骨性标志并用小于5g的力进行放松。手法的方向特异性地朝向目标骨缝	放松骨缝连接或骨缝关节,使脑脊液的流动更少受限

关于最佳使用颅骶方法的建议

在进行颅骶按摩时有意识地要求顾客在按摩暂停的间隙进行呼吸以及伸展，有助于顾客对结缔组织中的一些变化产生自觉的意识。也能够帮助顾客缓解由于从事专注性的工作而产生的紧张和压力。另外，在过程中要求反馈从而保证了治疗师和顾客之间的沟通，并能因此提高安全感和两者之间的协调关系。要求顾客自主活动也能证实自主治疗练习有助于保持更持久的改变。

如果顾客看起来仿佛想入非非、不太舒服或过多纠缠于对颅骶接触的某些情绪化的反应，一个好的方法是把她带回到对其身体的注意。在我的工作中经常用到的某些想像的方法是一些很简单易行的建议。“感觉这张按摩台;感觉台上你的体重;感觉这张台子如何支撑住了你的身体。”如上建议能帮助顾客的精神很好地集中于自身体重的客观存在。她能集中精神于真实可靠的并能感知到其支持的事物中，这也能使她坚持足够长时间保持躺在按摩台上的姿势。

以下关于使用暗示法的几点建议也有助于优化你的颅骶工作。

1. 不时地停下来让顾客有时间整合一下正在发生的改变。
2. 请顾客感觉一下放松手法如何影响那个部位。
3. 请顾客描述一下在你做过手法的部位有什么感觉。当顾客要将感觉用语言描绘出来时,会使感觉变得更为真实而记忆深刻。
4. 使用想像的方法帮助顾客将放松手法的感觉形象化并再次增强。最好的想像来自顾客本身。例如,如果顾客患有恐高症，那么暗示其想像越过山顶的感觉将没有什么帮助。
5. 当你尝试放松那些受限制的筋膜或骨缝或者其他一些阻碍颅骶节律自由运转的限制时，集中精神关注那些受限的或在不连续的方式下活动的部位。不要因胆怯离开这些部位,而要选择身体容易做的小范围的运动。集中精力去发现容易的运动范围,使运动变得更顺畅更连续。
6. 引导顾客按其自己的节律舒适地进行呼吸。对包绕参与呼吸运动的肌肉的那些筋膜进行按摩时(例如,胸上部、颈部和背上部及下部),进行简单的呼吸引导显得非常有效。
7. 帮助顾客认识那些你正按摩的部位。从解剖图谱或教科书上选取相应部位的图片给他看。这能使顾客有意识地并自主地参与到你的治疗活动中。他能更好地理解你正在按摩的部位并能真实地看到相关部位的肌纤维和筋膜不受限制的正常方向。

颅骶技术可以直接应用于身体上任何需要治疗的部位。关键是要想像颅骶系统的生理学机理怎样影响你手下的软组织，同时刺激筋膜和脑脊液以激发人体自身的自我治疗反应。

体位、铺巾和支撑

顾客在颅骶按摩阶段通常可穿着整齐，所以铺巾并不是很必要。在颅骶按摩阶段应该提醒顾客穿上宽松、舒适的衣物。我喜欢给顾客盖上一层薄单和毯子。这样做会给顾客带来温暖而且这额外的负重可以传递一个支持和安全的信号。如果你要结合其他筋膜方式或瑞典按摩法与颅骶法一起使用，应让顾客脱去衣服到最舒适的程度，当然，这时铺巾就必需了。

当应用横膈膜放松法按摩骨盆区和呼吸区时（在第 8 章描述过），将自己的手放在最下层的治疗巾之下，并对顾客说明使他了解你正在这样做。例如，说："我正将我的手放在您的骶骨下方的治疗巾之下。"

当要求顾客使用铺巾时，就像在瑞典按摩的开始和结束时一样，将薄单覆盖到其身体上。在颅骶按摩中顾客身体没有哪个部分被要求暴露出来，所有的手法可以在顶层治疗巾上方完成，需要使用治疗巾下方手法时可以在底层治疗巾的下方完成。在做此手法之前，要告知顾客你要将手放到治疗巾之下了。

使用舒适的感觉。如果让顾客头偏向一侧的俯卧姿势使其感觉不舒服，可以选择面托。全部 12 步治疗法在仰卧时一样可以操作。怀孕三个月之后的孕妇要采用侧卧的姿势，其他顾客也可能喜欢这一姿势。如使用侧卧姿势需要大量的支持物，如第 6 章中所述。

治疗计划和决策

当为顾客设计一套或一系列颅骶治疗方案时，经常要根据顾客的需要或其治疗史决定，如第 5、6、8 章介绍的那样。

基于这些信息，你可以确定需要注意的部位（例如，将更多的治疗应用于硬脑（脊）膜管、横膈膜筋膜和骶骨以处理腰背部疾患），进行按摩调整，同时感觉一下机体组织对于放松疗法的反应并引导你到新的部位。如果一个部位在开始阶段是静止的（而不是粘连的），这表明这一部位并不需要额外的治疗。

颅骶方法被认为是一种对于近期和没有经过正确治疗的既往损伤都非常有效的治疗措施。疼痛是一种警报信号。虽然使用能产生痛感的压力是不正确的手法，但是你可以安全地将无痛的轻微压力和运动（例如，滚法）直接应用于急性疼痛部位。另外，

颅骶按摩示例方案：常规步骤

本方案包括多种可用于颅骶按摩的放松疗法。重要的是请记住表中的方法仅仅是颅骶方法按摩疗法应用过程中一个初步指南。在操作时保持身体放松是你与顾客节奏同步的唯一有效方式。对于你自己的身体不适感的意识有助于你调整手部的位置使之更为有效。保持呼吸流畅，当感到紧张时，要设法消除。如果你暂时无法将身体调整得更放松，那么就停下来休息一下。教顾客像你那样深呼吸并摆脱紧张感。而当你重新开始的时候，应该为顾客做得更好，并能够辨识出硬脑膜或脑脊液发生的细微变化。改变不舒适的体位有助于你觉察发生在脑脊液或筋膜运动的细微变化。如果你的身体非常紧张，你会像被束缚住一样无法觉察细微的运动。跟随 CT 流而运动能使你以最有效的方式倾听（和顺从）顾客身体的细微变化。

1. 倾听颅骶节律：能够在身体任何部位操作；然而，最直接的应用部位是颅骨和骶骨。其目的是为了评估运动质量，包括：对称性、运动幅度、强度、速率、想像（例如，颜色或画面）、感觉或来自治疗师、顾客或者两者的知觉。
2. 静止点：用以帮助顾客达到一个"内在自我"的状态。这一安静以及内部安宁的状态据说可带来更大的平衡，并能激活人体的自我治疗作用。
3. 骶骨技术——骨盆横膈膜、S1 到 L5（韧带）、骶髂关节（SI）放松法（韧带）：用以松解受限的骶骨。
4. 横膈膜筋膜——骨盆（与上述骨盆横膈膜相同）、呼吸、胸廓入口、舌骨和枕骨基底：用以松解受限的筋膜。
5. 硬脑（脊）膜管放松法：用以松解覆盖脊髓的硬脑（脊）膜上任何活动受限的部位，并能使骶骨与颈部的运动同步。
6. 额骨放松法：放松额骨和顶骨之间的结缔组织。
7. 顶骨放松法：放松顶骨和颞骨之间的结缔组织。
8. 颞骨放松法：进一步放松颞骨和顶骨之间的结缔组织。
9. 蝶骨放松法：放松蝶骨和枕骨之间的结缔组织。
10. 下颌骨放松法：放松连接着下颌关节的结缔组织。
11. 静止点：在操作结束前将顾客带进自我治疗的状态。
12. 结束：向顾客提供一种颅骶操作完成的感觉，例如：简单地抓住顾客的头部或足部。

你也可以在远离疼痛部位运动(例如,通过摇摆腹部的方式来振动疼痛的背部),只要不加重该疼痛部位的痛感即可。

不要忘记注意整个身体(除了注意目标部位外)。学好颅骶方法需要好奇心和兴趣,而且你也要投入更多的时间和精力去注意那些治疗开始时看上去阻滞的和粘连的部位。而且,拍打硬脑膜、脑脊液、颅骨或骶骨以及倾听运动停止或流动的部位都需要时间。你也许希望通过前面的简单治疗方案来促进顾客整个身体的康复。以这个方案作为起始点开始倾听不同人的脑脊髓的节奏。随着你应用颅骶方法引导顾客进入更为安静和可自我治疗阶段的过程中,你即可随意强调本方案中的各个不同方面了。

小结

颅骶方法具有与其他方式不同的特性,那就是它对于缓解脊柱和头部的疼痛特别有效。颅骶方法从业者用轻触的方法处理硬脑(脊)膜的阻力,同时使顾客坚信他们有自我治愈的能力。

在某些整骨师(例如 Still、Sutherland、Upledger 和 Milne)的工作中能够发现他们对颅骶方法的重要影响。支持颅骶按摩的整骨疗法的原则包括机体是一个整体、结构和功能相互影响以及身体本身倾向于自我治疗和自我组织等概念。Sutherland 将结构和功能相互影响这一概念应用于颅骨缝按摩中,他确信这一概念允许在颅骨和脑脊液自由流间有运动发生。Milne 秉承了 Sutherland 对于精神、心灵以及颅骶躯体疗法技巧的尊敬。而 Upledger 普及了这一疗法,并将有关特殊的颅骨和骶骨运动的理论和说明进行了深化发展。

颅骶方法操作法包括倾听、诱发静止点、能量方向、骨缝放松和筋膜放松等(如硬脑(脊)膜管、骶骨和横膈膜放松)。

横膈膜放松和大多数骶骨放松应用轻微、缓慢的压力来寻找并跟随一个流畅的 CT 运动以达到放松的方向。这个方向是可以触及的,即结缔组织想要移动的方向。

当你倾听和跟随脑脊液或诱发静止点时,应保持你的身体与你对脑脊液节律的感觉相协调。在过程中适当暂停一下,以使脑脊液节律的改善与顾客的意念相一致。你应该暂停一下,给顾客身体一定的时间来整合这些改变。鼓励其呼吸并提问。在间歇期,暗示顾客进行伸展及呼吸以再次加强有意识的联系。

放松骨缝之间的空间是可行的。为了达到这类放松,将你的手放到顾客的颅骨上施用不大于 5g 的压力。如果你尚不清楚如何放松一个特殊的骨缝,先不要尝试。

你能够整体或部分地应用本章所述的按摩方案。按照上述方法的顺序进行,能保证你一个小时的按摩连续进行。如果你能专注地、耐心地、充满关切地进行操作,你甚至可以花上整整一个小时的时间来倾听脑脊髓节律,来使顾客获得极大的满足感和完整感。一些非颅骶按摩治疗师在瑞典按摩的起始和结束部分结合应用了倾听以及静止点这些方法。另一些治疗师在软组织手法操作以及间接或直接肌筋膜操作中结合应用颅骶技法来确定治疗部位。你可以根据情况需要结合其他方法来制定相应的操作法,用以完成有选择的按摩治疗。

复习题

1. 下列哪项不是 Still 所描述的整骨疗法的原则?
   a. 机体是一个整体。
   b. 功能和形体是相互影响的。
   c. 机体有自我治愈的能力。
   d. 人体需要被外界修复。
2. 血液中的一部分液体被过滤生成脑脊液是在大脑中的哪个部位?
   a. 蛛网膜绒毛
   b. 脑脊膜
   c. 硬脑膜
   d. 脉络丛
3. 脑脊液被重吸收入血流是在大脑中的哪个部位?
   a. 蛛网膜绒毛
   b. 脑脊膜
   c. 硬脑膜
   d. 脉络丛
4. 判断对错:颅骶节律中的一相是伸展或充满,其特征是整个机体外旋并拉宽头部。

5. 判断对错：本章所述的在两相之间的间隔被称为静止点，它能够自发产生或由颅骶治疗师诱发产生。
6. 在进行颅骶方法操作时，你应该使用多大的力量？
7. 请说出硬脑膜在沿颅骨和脊柱分布的骨骼附着处的名称。
8. 使组织沿着它要达到的方向被称为 _____ 方向。
9. 在 _____ 放松法中，手的位置是将你的拇指放在接近眼眶外侧的软窝中，而你的其余手指指向枕骨。
10. 描述一种你能够感受到(观察到)的组织放松法的特点，以便你能知道你已经完成了颅骨或横膈膜放松。

参考文献

Avezaat CJ, van Eijndhoven JH. Clinical observations on the relationship between cerebrospinal fluid pulse pressure and intracranial pressure. Acta Neurochi (Wein) 1986;79:13–29.

Cardoso ER, Rowan JO, Galbraith S. Analysis of the cerebrospinal fluid pulse wave in intracranial pressure. J Neurosurg 1983;59:817–821.

Du Boulay G, O'Connel J, Currie J, et al. Further investigations on pulsatile movements in the cerebrospinal fluid pathways. Acta Radiol (Diagn) (Stockh) 1972;13:496–523.

Enzmann DR, Rubin JB, DeLaPaz R, Wright A. Cerebrospinal fluid pulsation: benefits and pitfalls in MR imaging. Radiology 1986;161:773–778.

Feinberg DA, Mark AS. Human brain motion and cerebrospinal fluid circulation demonstrated with MR velocity imaging. Radiology 1987;163:793–799.

Frymann VM. A study of the rhythmic motions of the living cranium. J Am Osteopath Assoc 1971;70:928–945.

Green C, Martin CW, Bassett K, Kazanjian A. A systematic review and critical appraisal of the scientific evidence on Craniosacral Therapy. Joint Health Technology Assessment Series. Vancouver, British Columbia, Canada: British Columbia Office of Health Technology Assessment, 1999.

Greenman PE. Roentgen findings in the craniosacral mechanism. J Am Osteopath Assoc 1970;70:60–71.

Heifetz MD, Weiss M. Detection of skull expansion with increased intracranial pressure. J Neurosurg 1981;55:811–12.

Hubbard RP, Melvin JW, Barodawala IT. Flexure of cranial sutures. J Biomech 1971;4:491–96.

Kokich VG. Age changes in the human frontozygomatic suture from 20 to 95 years. Am J Orthod 1976;69:411–430.

Kostopoulos DC, Keramidas G. Changes in elongation of falx celebri during craniosacral therapy techniques applied on the skull of an embalmed cadaver. Cranio 1992;10:9–12.

Li J, He W, Yao J, Wen H. Possibility of observing the changes of cerebrospinal fluid pulse waves as a substitute for volume pressure test. Clin Med J (Engl) 1996;109:411–413.

Marzal JR. Craniosacral Therapy Level 1. San Francisco: Pacific Somatics Institute, 1993.

Milne H. The Heart of Listening. Vols. 1 and 2. Berkeley, CA: North Atlantic Books, 1995.

O'Connell JE. The vascular factor in intracranial pressure and the maintenance of the cerebrospinal fluid circulation. Brain 1943;66:204–28.

Pitlyk PJ, Piantanida TP, Ploeger DW. Noninvasive intracranial pressure monitoring. Neurosurgery 1985;17:581–584.

Sutherland A. With Thinking Fingers: The Story of William Garner Sutherland. Indianapolis, IN: The Cranial Academy, 1962.

Takizawa H, Sugiura K, Baba M, et al. Spectral analysis of cerebrospinal fluid pulse wave [English abstract]. No To Khinkwi 1983;35:1227.

Upledger JE, Vredevoogd JD. Craniosacral Therapy. Seattle, WA: Eastland Press, 1983.

Zablotny W, Czosnyka M, Walencik A. cerebrospinal fluid pulse pressure waveform analysis in hydrocephalic children. Childs Ner Syst 1995;99:397–399.

推荐读物

Cohen D. An Introduction to Craniosacral Therapy—Anatomy, Function, and Treatment. Berkeley, CA: North Atlantic Books, 1995.

IV

第4部分
在实践中整合
肌筋膜按摩

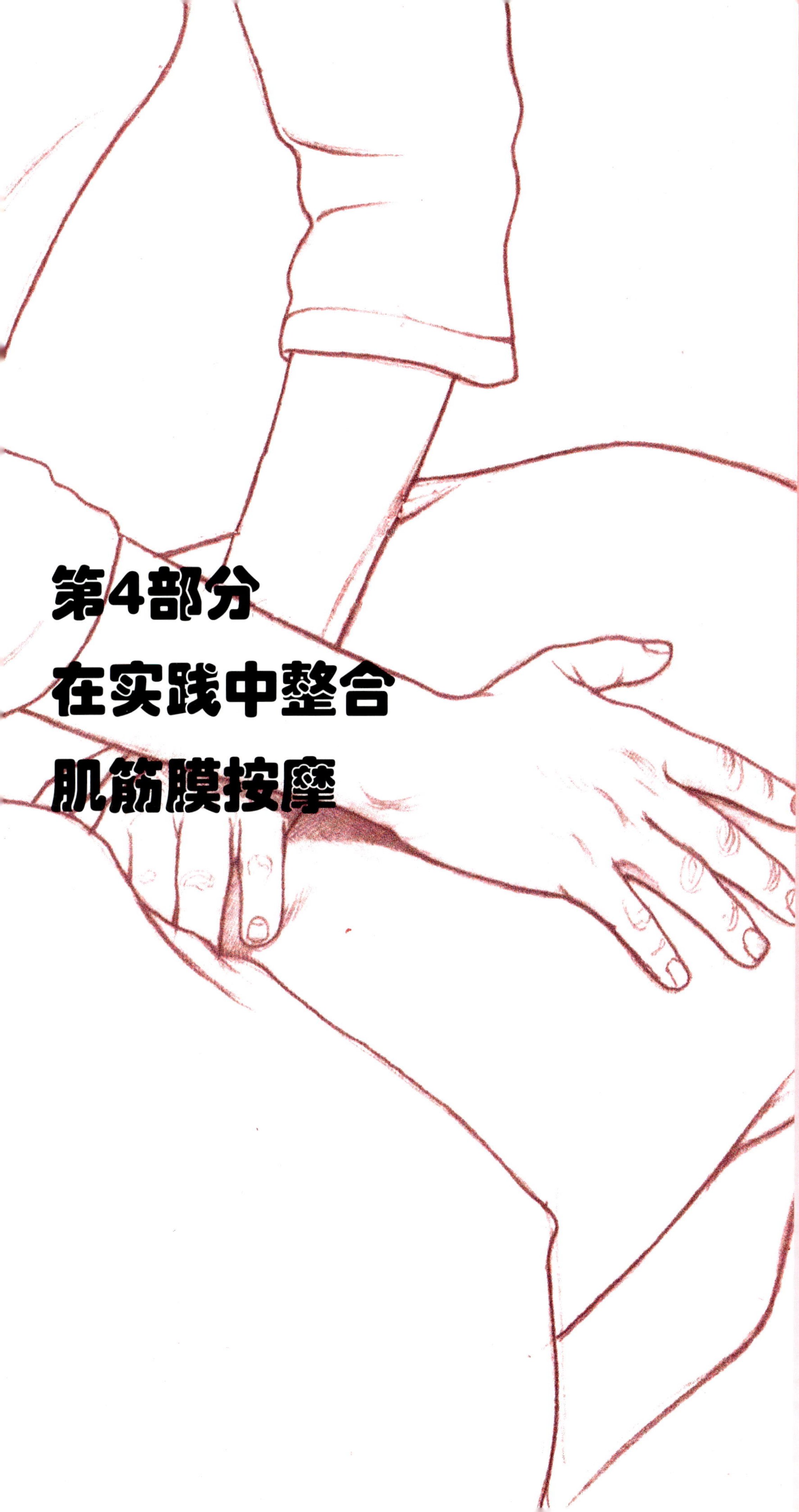

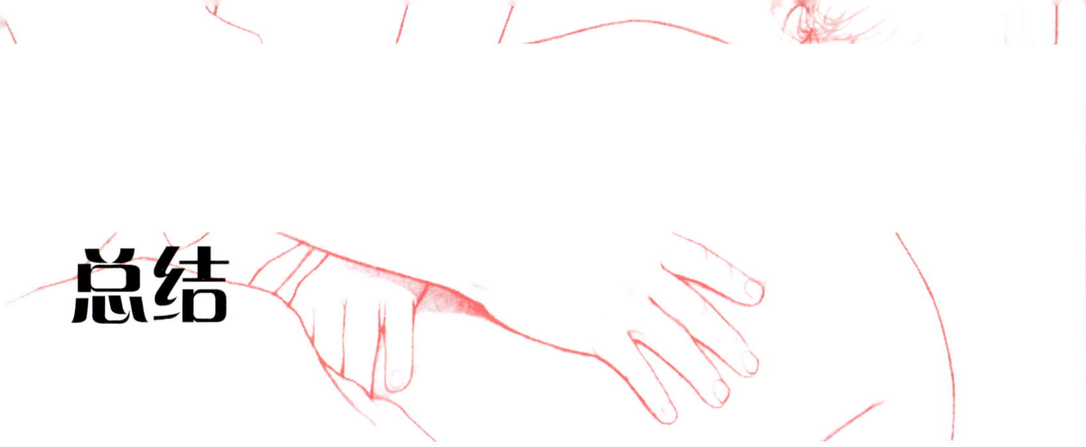

第 11 章 总结

目　的

- 探讨将肌筋膜按摩整合到躯体疗法实际工作中
- 识别肌筋膜按摩心理学方面的问题
- 讨论赋予治疗师自己和顾客的权利
- 说明结缔组织和顾客–治疗师联系为什么是康复和力量的来源

本章大纲

经常问及的一些问题

身体环节：将肌筋膜按摩整合到实际工作中

- 在评价中运用判断性的思考技巧
- 用于治疗的一般原则
- 适应初始的治疗计划
- 下一步我要学习什么？

情感环节：心理上的考虑

- 减轻压力和缓解紧张
- 情感释放
- 转诊

精神环节：赋予权利

- 赋予顾客权利的策略
- 赋予治疗师自己的权利

展望：推测

- 结缔组织是力量的来源
- 治疗师–顾客的联系是康复的根本

小结

关键词(KEY TERMS)

- **炎症**：是身体对抗组织损伤的一种程序化反应，在此过程中血液和化学物质移入受损伤的组织会促进液体潴留。
- **急性**：以组织的红、热、肿、痛为特点的炎症阶段。
- **亚急性**：以组织红、热、肿、痛并不像急性期明显的炎症阶段。
- **慢性**：以组织冷、白或淡青色为特点的炎症阶段，往往较硬，一般没有疼痛。
- **轻、中或重度**：用于表示损伤的严重程度。
- **肌筋膜按摩治疗的一般原则**：比较轻度或较慢性的情况，更多地使用直接技术，用更多的压力或牵张来对抗阻力。(相反，比较严重或较为急性的情况，需要更多地使用间接和精细的技术，以及舒适或被动性的活动。)
- **身体防护**：软组织的硬化(例如，肌紧张和结缔组织脱水)来应对身体和情感上的疼痛。
- **情感释放**：按摩过程中顾客自发地表达情感的经历。
- **整合作用**：在按摩期间或一段时间后，给予顾客一些时间，让顾客吸收手法操作带来的效果并将无意识的反应转变为有意识的感知。
- **赋予权利**：得到控制你生活的感觉，更明确地说是控制你的自我康复过程。

本章提出了怎样将肌筋膜按摩中身体、心理、观念和精神上的问题整合起来的观点。换句话讲，本章会帮助你综合肌筋膜按摩中学到的全部知识并应用于你自己的切实可行并鼓舞人心的按摩实践中。也为你提供了如何在肌筋膜按摩领域继续深造的建议。

经常问及的一些问题

阅读过本书介绍的肌筋膜按摩方法后，很多学生会提出如下问题：

1. 如何确定哪种手法对一位特殊的顾客是最佳的？

阅读本章“在评价中运用判断性的思考技巧”这部分，能够形成对特殊顾客何时运用何种技术的良好工作模式。

2. 在神经肌肉手法中的某些技术看起来与直接结缔组织(CT)手法类似，并且二者看起来类似于常说的“深部组织”叩击法。它们完全一样吗？

这三种手法是不一样的。对外行观察者来讲虽然看起来使用的叩击方法是类似的，但对治疗师和接受按摩的顾客来讲感觉是有区别的。感觉不同的一个重要原因是目的上有区别。深部组织按摩的应用更为广泛，没有明确的范围，也不暗示使用深部按压要深至肌肉。神经肌肉治疗师为了恢复肌肉的性质，工作的重点集中在神经肌肉的连接处，以及肌肉本身。直接结缔组织治疗师集中于包绕特殊肌肉和遍布全身可受牵拉(或运动)的结缔组织。神经肌肉的顾客可能体会到治疗师应用在激发点上的垂直压力或是抵抗阻力的运动(牵张)。直接结缔组织顾客可能会感受到治疗师沿着结缔组织线和他们自己沿着力的方向微弱推动的一种剪切力(斜变力)。

3.我能将几种手法结合起来应用吗？

当你刚开始学习肌筋膜技术时并不推荐将一种肌筋膜手法与另一种肌筋膜手法结合起来或将一种类型的肌筋膜方法与另一种进行结合。这是因为你试图用肌筋膜按摩完成的工作是有明确目的的，这很重要。(自相矛盾地是，虽然你要坚持一种特殊的目的来帮助顾客恢复健康，而又要保留一个附属目的来"修复"顾客，这是达不到预期目的的，正如在第 1 章和第 10 章讨论的。)

四种肌筋膜手法各有各的目的，单纯的放松肌肉不是一种肌筋膜目的能够达到的。例如，在蝶骨和枕骨间(颅骶方法)软化结缔组织与叩击头发就很不相同(瑞典按摩或放松按摩)。当你不能保持明确目的时，就会迷路或有交叉的趋势。对顾客来讲可能感觉很好，但这并不是肌筋膜按摩。一旦你精通了这些技术，并清楚重点是什么时，就可以根据需要很容易地从一种手法切换到另一种手法。当你推挤小腿时，就会很清楚地坚持间接结缔组织的目的(例如，考虑到顾客的身体和你自己怎样才能更容易地移动)，当使用直接压力和指导性的细微运动来顺从顾客的张力线时就要坚持直接结缔组织的目的。

4. 什么可能是我的顾客对肌筋膜按摩情感上的反应？

阅读本章“情感环节:心理上的考虑”这部分内容，再详细地致力于理解和弄清如何控制情感的释放。

5. 肌筋膜按摩时播放音乐是更好的选择吗？

是否播放音乐取决于你和顾客的喜好。一些人喜欢安静才能更好地集中身体节律(例如，心跳、呼吸和脑脊液[CSF]流动)。另一些人认为音乐可以增强肌筋膜按摩振动和愉悦的成分。最好提供给顾客一些选择并尊重他们的喜好。有时，即使接受顾客的意见，也会做出错误选择(如音乐开始时顾客可能表现强烈的畏缩)，所以在治疗过程中我必须要做出调整。倾听和满足顾客需要的一个较好的方法是改变旋律、音量或是节奏。

6. 许多研习班将“肌筋膜”作为广告的标题。我如何确定哪一种研习班才是我个人肌筋膜风格的最好补充？换句话说，我在进一步深造时如何选择学习的重点呢？

阅读本章“下一步我要学习什么？”这部分内容。如果你只想学习“治疗方案和技术”而不想发展判断性思考技巧，就不具备使用新“方法”的信心。为了有效地结合肌筋膜技术（并因此继续应用肌筋膜按摩），重要的是发展自己的能力去确定哪一种手法(或众多手法)最适合顾客的需要，以及怎样才能完成这种需要。尝试不同方式来验证它们如何适应你个人的实践风格也是重要的事情。

身体环节：将肌筋膜按摩整合到实际工作中

要将肌筋膜按摩整合到你当前的实际工作中，你必须要形成判断性的思考技巧，并要确定一种工作框架，即决定哪一种肌筋膜手法可能最适合于顾客的身体状况，还要清楚怎样才能适应你的初始计划更好地服务于顾客和你自己。

■在评价中运用判断性的思考技巧

本部分描述了一种判断性的思考框架（作出决定),可以帮助你确定在特殊情况下要使用哪一种肌筋膜技术。在建立可行性治疗计划之前,你必须确定需要处理的情况并对损伤程度作出准确的评价（例如,炎症分期和损伤的严重程度)。然后你才能选择满足你的每一位顾客需要的肌筋膜手法和技术。

初诊的谈话会帮助你确定治疗计划，而后的交谈有助于评价你治疗的有效性。初诊谈话的过程中，顾客会提供如下信息：

1. 主诉:顾客寻求按摩的主要原因是什么?寻求肌筋膜治疗的顾客最常见的主诉是紧张、疼痛、损伤或运动范围减小(主流性替代医学,2000)。
2. 病史:症状何时开始？有相关的损伤吗?
3. 症状:什么情况下使症状加重(例如,某种姿势或运动)？休息后能好转吗?
4. 以前接受的治疗:有医生的诊断吗?治疗有什么效果？顾客在服药吗?

搜集了主观信息后，你还要进行客观观察、触诊,并对顾客进行活动范围的检查。然后你便可以准备描述顾客疾病的分期和严重程度。值得注意的是你不要诊断疾病，而仅仅是描述疾病的分期和严重程度。诊断是给疾病或损伤进行医学命名。与此不同的是，按摩治疗师只是依据体征和症状以及对顾客身体触摸得到的反应对情况作出评估。如果对治疗的适应证有任何怀疑，应当将顾客转诊至初级护理提供人员(例如,医生或者护理工作者)确定医学诊断。

炎症分期的评估

炎症是身体应对组织损伤的一种程序化的反应。准确的评估包括确定损伤的炎症分期(急性、亚急性或者慢性)。每一种炎症期所使用的最理想的肌筋膜手法不同。

红、热、肿(水肿)和痛是急性炎症的标志。组织受损后最初的 2~4 天，血液流动和炎性化学物质会增加受损部位的液体潴留。这一原因导致损伤区域变得红、热,并出现肿胀。伤口本身或该部位液体增加的压力会引起疼痛。

急性期后,流到受损部位的血液减少,损伤可能进入亚急性期。红、热、肿和痛会减轻,但当修复的组织被过度牵张时疼痛还会发生。

慢性炎症的组织较冷,较白,触摸时感到较周围组织坚硬。除非触摸或牵张再次损伤组织,它几乎不会疼痛。当损伤没有完全康复时就会发生慢性炎症。软组织容易再次受损(并导致急性炎症)或形成瘢痕组织。

损伤严重程度的评估

正确评估的另一重要部分是对损伤严重程度的评估,如轻、中或重度(有时叫作显著)。轻度损伤,是组织仅受到一点儿伤害。很快就会痊愈,而且肌肉组织比韧带或肌腱痊愈得更快,因为后者是结缔组织,血液供应较少。中度损伤时，组织遭受到较多的损伤,往往比轻度损伤痊愈得慢。重度(显著的)损伤痊愈得很慢并可能需要外科手术进行修复。

■用于治疗的一般原则

肌筋膜按摩治疗的一般原则是较轻微的慢性的情况需要使用较多压力对抗牵张的直接技术。相反,较严重的或急性的情况则需要间接、舒适和巧妙的技术。图 11-1 提供了这种一般原则的图示。

选择重要的自我护理方法,包括使用冷热水(即水疗法),热敷和热垫、冰敷、休息、上举,以及推荐的在家的运动都可以提高肌筋膜按摩的效果。建议或使用冷热水疗法时，冷法可以降低急性炎症或严重受损组织的温度，热法可以在慢性炎症或轻度受损组织中增加温度和循环。对于亚急性和中度受损的状况,要对比使用(例如,冷热法各几分钟的交替方法,而且用你想要强调的温度结束治疗)。

当建议顾客在家进行运动时，对于慢性（或轻度)损伤建议用牵张来对抗阻力(例如,哈他瑜伽),对于急性(或严重)损伤建议进行无痛、舒适的运动(例如,令人愉快的轻微活动或者游泳)。对亚急性(或中度）损伤的最佳自我护理方法介于轻微活动和对抗性牵张之间,以避免疼痛为原则。图 11-2 列出了确定自我护理建议的直观原则。

现实生活中，顾客损伤的炎症分期和严重程度

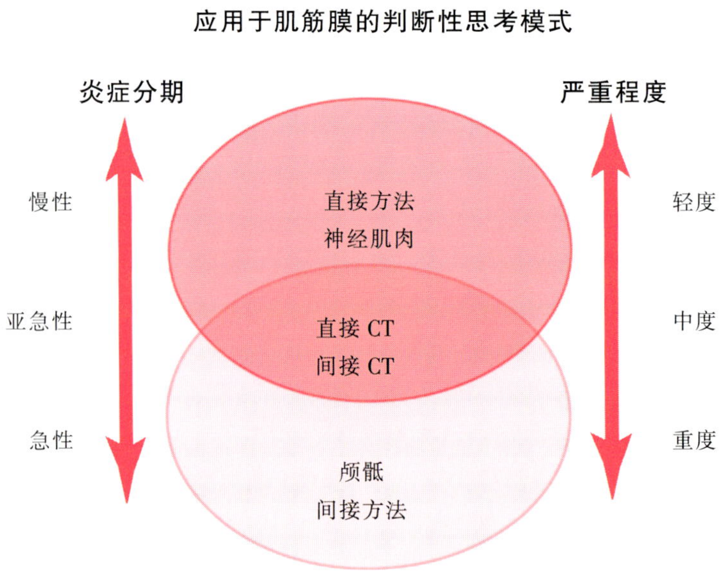

图11-1 **应用于肌筋膜的判断性思考模式**。注意当顾客出现更急性(或严重)的状况时,推荐的应用方法要逐渐轻微。

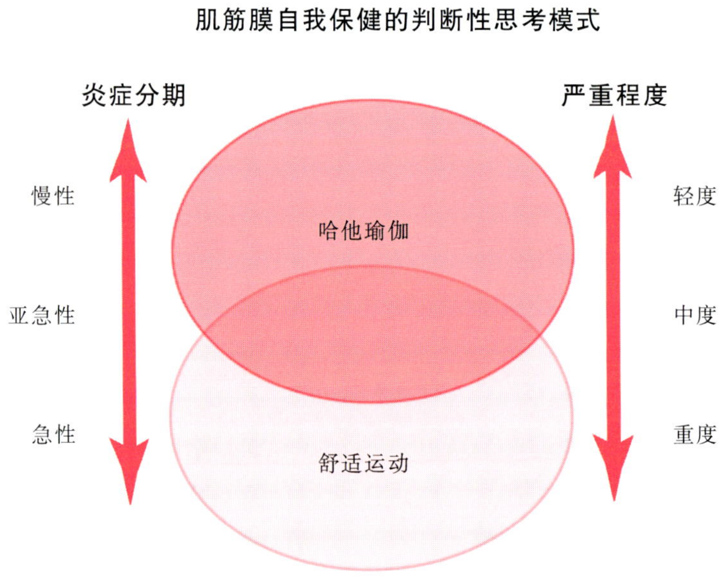

图11-2 **肌筋膜自我保健的判断性思考模式**。注意当顾客出现更急性(或严重)的状况时,推荐的自我保健运动可从抵抗性运动(哈他瑜伽)到顺应放松方向的运动(舒适运动)。

经常会有某些重叠。慢性、亚急性和急性状况并没有绝对的界限，而且如果一位顾客的软组织损伤像是急性炎症又像是亚急性炎症时，你经常不得不判断是否需要治疗。在情况不确定时,保守治疗的立场会产生错误。因此,如果顾客的背下部感觉有点儿热、肿、红和痛，你又不知道这种状况是急性还是亚急性,那么就要假定它是个急性状况。这就意味着在这个感觉红、热、肿或痛的部位你要避免直接治疗方法(例如,深部、直接按压或对抗性牵张)。在其他没有热、肿、红或痛的地方,直接疗法不是禁忌的,而实际上是适应的。

再者,经常疼痛就是警告的信号。如果应用的方法伤害了顾客,就要停下来,进行保守性治疗。

当顾客在一大片冷、硬但没有疼痛的区域中存在一小块热、痛的软组织时做出决定也是很困难的。这种情况下，虽然直接 CT 或神经肌肉技术可能是大片区域所需要的，但直接疗法对其中的小条块区却是禁忌的。因此，只要不产生疼痛，你可以慎重地使用间接或精细的技术(间接 CT 和颅骶方法)。

同样，你可能注意到靶区的损伤可以认为是轻微的，但在轻微损伤区中，有一小处严重的受损段。这种情况下，一般区域使用直接治疗法(达到顾客耐受限度)是安全的，但在严重受损段应该使用肌筋膜按摩的间接治疗法。

适应初始的治疗计划

在某种情况下，你可能有种“本能”的感觉以避免使用直接方法，而却不知道确切的原因。从来也不要忽视常识性的安全警告，而在严重受损或急性炎症的软组织上尝试直接方法。假如顾客要求你避免使用直接方法或在敏感部位实施任何一种手法，你就必须尊重他的要求。要聆听警告的声音。运用通常的观念，如果拿不准主意的话，记住在保守治疗立场上所犯的错误。

我选择的初始方式是建立在首次见面、我“本能”的感觉和顾客陈述的愿望的基础上的。这会使顾客对将要发生的变化有所控制。一些人想要体会消除抵抗时有力和紧张的感觉。而另一些人却渴望有轻松的感觉。还有人宁愿有一些几乎觉察不到的变化，以至于似乎更容易控制。我制订方案后，有时在进行躯体疗法的过程中，经过亲手触诊“倾听和顺从”后，要完全修改自己选择的方法和技术。顾客还能帮助确认该方法是否同身体信号或对提问的口头应答相关。

下一步我要学习什么？

本书向你介绍了四种不同的肌筋膜按摩手法。每种手法都倾向于显著不同的感觉信息并推荐出清晰唯一的应对方法(即技术)。认识到这点，下一步就是你在实践中应用每一种手法时要观察并体验它的“味道”，并要认清有什么共鸣。确定你想学的专业化项目或反映这些经验的更深层次的需要，你可以提出下面的问题：

- 你喜欢去寻找激发点并放松它们吗？(神经肌肉手法)
- 你喜欢在指导顾客进行准确细微运动的同时，推向筋膜线并用压力对抗阻力的感觉吗？(直接 CT 手法)
- 你喜欢以轻松的节奏来保持你自己身体的运动吗？(间接 CT 手法)
- 你更喜欢顺应很小、很精细、很准确，但几乎不能察觉的 CSF 运动吗？(颅骶方法)

要了解高级肌筋膜研习班的真实情况可能是困难的。由于各种研习班使用不精确的语言来描述这些手法、风格和技术，引来很多混乱。希望本书可以提供更准确的语言来描述肌筋膜方法、方式和技术，使你感到有更多的准备去评估和分类这些技术的名称。例如，现在你知道某些肌筋膜手法具有不同的名称，而本质上可能是一样的(例如，Rolfing 和结构整合)。你也知道同样的技术在不同的研习班可能具有不同的名字（例如，皮肤滚动法是揉捏法的一种类型）。

情感环节：心理上的考虑

我们是既有心理又有身体的生灵，从降生的那天起一直到死亡我们都是这样。除了释放身体的压力外，肌筋膜按摩可能还是释放不健康情感的一种工具。虽然心理学问题在第 5、6、8、10 章中提到，但它们是关于各种肌筋膜手法的，对肌筋膜按摩中可能引发的更为详尽的心理学问题进行讨论是很有用的。

肌筋膜按摩，与任何躯体疗法一样，能通过中断抑制情绪的肌肉紧张来改变一个人的情感反应(Greene and Goodrich-Dunn,2004)。肌筋膜按摩的特定目标在肌筋膜上，它包含着一种情绪反应的防护，肌筋膜治疗师必须对心理上的后续反应有特别准备。肌筋膜按摩的心理学原则是要对顾客情感上的反应有所准备，但不表示在治疗中情感反应是必需的或是强烈要求的。

减轻压力和缓解紧张

任何一种按摩最为深奥和广泛的机理之一就是放松反应。肌肉紧张是压力反应的最初症状，而按摩治疗是消除紧张最好的技术方法(Seaward,1994)。通过按摩缓解紧张经常会带来轻松健康的感觉，并提高躯体意识。

健康减压的一个复杂因素是肌肉紧张也能用来对抗疼痛。在按摩术语中，保护性紧张被定义为身体防护，其目的是抵御有威胁的感觉或情绪。因此，没有适当警告（一般意味着使用太快或使用太强的肌筋膜技术）的保护性紧张的释放实际上能够带来痛苦(情感上、身体上，或二者皆有)。

肌肉紧张的保护性作用会在本书的后面继续强调，在组织中寻找保护性紧张并将使用那种紧张水平作为指导原则。重要的是没有经过冲突就能触及保护性紧张的边缘。保护性紧张可以作为抵御压力或运动屏障而感觉到。利用紧张来指导直接疗法(神经肌肉法和直接 CT）意味着应对阻力但不推过它。利用紧张来指导间接疗法（间接 CT 和颅骶疗法)意味着为运动提供一种推动力，让顾客的身体移动到它能舒服达到的限度，并能随着身体回到放松的方向上。

情感释放

情感释放是顾客在治疗性按摩过程中开始本能地表达情感的一种现象。当大笑、流泪、兴奋或全身抽搐时能够显示出情感的释放；但迹象也可能是不易察觉的或只有呼吸改变或颜色变化（Greene and Goodrich-Dunn,2004)。任何紧张方式改变的时候，都存在情感释放的可能性。因为肌筋膜按摩对转变不必要的方式非常有效，所以情感释放的可能性很大。

情感释放的迹象包括：

- 大笑
- 哭泣
- 健谈
- 抽搐或快速运动
- 像波浪一样贯穿全身的运动
- 起鸡皮疙瘩
- 颤抖
- 感觉温暖
- 头痛
- 恶心
- 畏缩、愁眉苦脸、耸肩或其他姿势和面部表情

(选自 Greene and Goodrich-Dunn,2004)

我已发现当身体紧张被突然或出乎意料地予以释放时更可能发生令人不愉快的情感反应。要减少这种意外的发生，必须要弄懂顾客的症状(例如，颤动、叹息和愁眉苦脸)，并要在所有时间里保持开放性的交流。像瑞典按摩一样，肌筋膜按摩的接受者不允许被“分区”。要向新顾客解释提供反馈的益处。大多数肌筋膜顾客很快会被激励进行细微运动，像指导的那样呼吸，对特殊询问有所反应，甚至是治疗师讲述时的最初要求，这些反应有助于他们感觉更好更快。如果你的顾客仍然不想交流，你就必须恢复到其他的按摩形式。记住，特殊询问不是要坚持询问同样的没有结论的事情。例如，当治疗师完成了一个部位的按摩，询问“你感觉好吗？你现在感觉好吧？”这样无结论的问题是没有帮助的。相反“这条小腿感觉完满吗？”这样一个更确切的询问更好些。

整合作用

肌筋膜治疗师一旦察觉到发生了治疗性的变化(组织变软或前面讨论过的一些其他情况)，给顾客一些时间去整合这种变化是很重要的。对治疗师来说，在指导顾客轻松呼吸或以感觉好的方法牵张的同时，这种整合作用就是降低或脱离压力，甚至可以把手从顾客身上拿开的一次机会。

因为瑞典按摩教学生在按摩期间从不中断身体接触，对治疗反应来讲放开你的手可能是外来的概念。在肌筋膜工作中，暂停以使顾客呼吸或者产生变化，能促使顾客和治疗师之间实际性的接触。整合作用对顾客来讲可以提供时间来吸收手法操作的效果，同时改变身体的意识。为了领会一个新方法或是作出正确、完美感觉的运动，治疗师可以训练顾客呼吸。同时，治疗师能够伸展他们自己的筋骨或者做几次深呼吸，当他们的手再一次触及顾客的肌筋膜时表现得会更加完美。

应对情感释放的指导原则

自主出现的和由治疗师有意刺激产生的情感释放是截然不同的。树立一种情感释放是必需的或强烈要求的概念，会导致“修复”而不是顺应顾客。

虽然肌筋膜治疗师从不应当带着某些顾客需要情感释放的思想倾向去工作，但他们要有准备帮助顾客应对可能将要发生的情况。指导原则就是要帮助治疗师准备应对下列可能情况的：

1. 当顾客表现出情感行为，如大笑、哭泣或侃侃而谈时，随着情况的发展认真地检查你自己的反应。 换句话说，你应默默地想一想“找寻你自己的真

实情况”(例如,“我如何感觉此事？”)。如果你发现自己害怕、生气或者当时没有表露出来,而且你不相信这些感觉会解决，你就不再服务于支持顾客体验情感释放。如果这是一个事例，不要和自己生气;相反要认清自己的感觉,并且平静而充满自信地指导这一过程直到结束。一些安全方法会指导顾客回到身体意识中，包括请他们集中精神注意以下问题：

- 呼吸
- 体重和在按摩台上被支撑的感觉
- 身体上一些其他舒适的感觉，如风儿轻轻拂过紧闭的眼睑或背景音乐的声音

2. 探索你自己有关情感释放的感觉。

在按摩中一种情况被惊奇地抓住之前，要做些准备以应付情感释放的可能性。Greene and Goodrich-Dunn(2004)建议检查你对下列问题的反应：

- 哪种情感我感觉舒服？
- 哪种情感会令我感觉不舒服或是害怕？
- 哪种强度的情感表达我可以忍受？
- 我对情感和情感释放有什么样的信心？

3. 避免责怪顾客。

因为情感表现通常不受意识控制 (Greene and Goodrich-Dunn,2004)，所以避免责怪顾客是很重要的。责怪能导致顾客绷紧组织并妨碍呼吸,力图阻止按摩过程，此种情况会引起不良反应。根据 Greene and Goodrich-Dunn(2004)的观点,责怪也会加强顾客的防御模式并激起焦虑、恐惧、羞愧、耻辱、内疚、分裂、生气、绝望、情感麻痹、抑郁、精神错乱或是被弃的感觉。

4. 观察并避免责怪自己。

当顾客以出乎意料的方式反应时,你必须对此情况做出判断并弄清继续与否以及是否感觉安全。如果当时你感觉不舒服或者是继续时感到不安全,最好像刚刚建议的那样将躯体疗法在某一阶段结束。顾客不会从你不坚持的内疚或羞愧的感觉中获益。如果你决定继续这一过程,你自信的态度将会传达出,情感释放是自然正常发生的,你也不会被击退、吓倒或排斥。这会提供一个有安全感的过程,使情感释放并不感觉异常、无法控制或无穷无尽。

5. 坚持你的业务范围。

在肌筋膜按摩的前后避免心理治疗的干预是很重要的。对躯体疗法工作者来说业务范围并不包括心理治疗。(注意:如果你是一个职业心理健康专家,你的业务范围当然可以包括心理治疗。即使那样,我个人还是建议你将肌筋膜治疗师的工作同心理治疗师的工作分开。将业务区分开,可以确保顾客在签订服务合同时知道希望得到什么，并能了解更为详尽的治疗经过。)特别应该注意的是,避免心理治疗的干预意味着禁止提出建议，提供解决方法，做出解释,提问心理学问题,或是涉及顾客的私生活。

6. 在现实世界中尽快“入境”。

情感上的反应能够破坏并干扰一个人对现实世界作出反应的能力。带领顾客回归现实世界 (“入境”)的策略一定要集中于“这里和现在”。例如,你可以让顾客告知你今天的大概时间。或者你可以请顾客描述周围环境的具体情况，像墙壁的颜色或房间里的小件物品。

按摩结束时，要看着顾客眼睛来确定她是否精力集中。一些顾客需要在帮助下走下治疗台。口头建议(例如,“坐起来时小心转到边上,然后用腿滑下台子)或者帮一把手(例如,向顾客伸出胳膊拉她起来,或是当她挪动要坐起来时用一只手在她背后予以支持)都是提供支持的好办法。顾客站起来以后,建议她要感觉到脚触了地面。顾客站稳后,你要请她围绕房间走走。提供一杯水。体力活动例如走路和吃饭可以帮助顾客入境。在任何时候感受呼吸的建议都是有帮助的 (例如,“感受呼吸时气体流进并流出你的鼻孔”,或是“集中感受随着每次呼吸胸部提升和下降的运动)。

7. 在情感释放上要有完成的感觉。

说再见或是结束按摩的方法也很重要。顾客需要回去工作或去完成社会责任 (虽然在紧张的情绪释放后没有特别的建议！)。当情感释放发生在按摩结束之前，要通过提醒治疗时间快要到了来促进一个好的转变 (例如,“我们在一起工作的时间马上就要结束”)，并帮助顾客在规定的时间到达之前完成释放。情感释放后进入现实世界太快可能受惊或迷失方向。一个不完全的情感释放感受可能使顾客的精神涣散不能集中,这样开车回家是危险的。

如果有时间而且顾客已经经历了一次情感释放,她可能想讲述一点儿这方面的经历。如果那时正好没有足够的时间(或者如果顾客不想倾诉),要公开提出邀请来谈谈这次经历有哪些不舒适或有益的情况,并要留出时间在将来的治疗中这样做。

■转诊

当超出业务范围的心理学问题出现时肌筋膜按摩治疗师应该能够做出适当的转诊。在初诊的谈话中如果治疗师确定由心理健康专家为这位新顾客服务会更好的话,他们应做出转诊的决定。再有,在治疗过程中出现需要心理健康专家注意的问题时也应转诊。为了对这些情况有所准备,肌筋膜治疗师手头上需要一份转诊目录。

一本好的转诊手册应该包括一位或更多的以下方面的健康专家:内科医生、精神科医生、心理学专家、临床社会学工作者、心理治疗师和有执照的私人健康顾问。此外,从事与滥用药物、成瘾性、慢性疼痛和疾病、临终和死亡,或其他特殊状况有关的工作的专家也是有用的。推荐顾客到辅助性社团,例如酒精或麻醉品匿名会、避难所或济贫医院可能也是有帮助的。建立强大的转诊网络需要时间和耐性。虽然你可能同所有接触者没有私人联系,但打电话并参加促进计划项目会给你提供一些方法去更多地了解你想推荐的专家或组织的情况。即使你不常与已建立的网络电话联系,转诊也能为你和顾客提供一个非常宝贵的资源。

精神环节:赋予权利

赋予权利意味着有控制你生活的感觉,更明确地说,是控制你自己的治愈过程。换句话说,赋予权利意味着同我们自己的"能力"相联系。我相信在顾客中提升权利的概念是重要的,因为它能带领他们联系到身体内部的智慧。我的经验是,习惯了肌筋膜的顾客似乎比寻找其他风格躯体疗法的顾客更多地接触身体。对按摩治疗师来说赋予权利也是重要的,可以使我们能够安心快乐地进行躯体疗法服务,而不用有"修复"我们顾客或我们自己的不合情理的负担。

■赋予顾客权利的策略

赋予肌筋膜顾客权利的治疗师的两种行为是特效的、知识性的触摸和促进成功的交流。

特效的、知识性的触摸

技巧性的肌筋膜触摸明确了存在紧张(或放松)的确切位置。精细的肌肉运动学信息能促进愈合并完善组织功能。由于关注活的肌筋膜单位的解剖学和生理学情况,而且触诊也包括聆听和感觉那里的实际情况,所以特效的触摸是知识性的。

在基础按摩课程中,学生学习使用肌肉叩击法。而在肌筋膜按摩中的每一次叩击都要考虑相关的肌肉、筋膜和神经的结构和功能。顺从肌筋膜的运动和牵拉取决于了解位于手下的组织的结构(即解剖学)。触诊和按压也取决于对组织在正常和紧张之下功能情况(即生理学)的了解。

通过倾听和顺从筋膜的感觉,肌筋膜治疗师灵敏的双手就能准确地找到对特殊顾客最为有益的水平、深度以及运动程度。治疗师准确地倾听有赖于所选择的肌筋膜手法。使用颅骶方法,关键在于硬脊膜管和内部 CSF 的流动。在神经肌肉手法中,治疗师要"倾听"肌肉和它们对神经冲动的反应。在直接 CT 手法中,治疗师"倾听"筋膜抵抗,在间接 CT 手法中,治疗师注重于筋膜舒适的运动。

促进成功的交流

肌筋膜躯体疗法也涉及怎样在似乎粘连的部位引起运动以及怎样在受限的区域放松的准确交流。关于成功地运动和呼吸的清楚交流有助于确实地释放紧张。形象化的引导包括诸如"让它去吧"和感觉"支持"的概念,也能够增强按摩的效果,使顾客变得健康和强壮。

直接 CT 手法中,有效的交流技巧对促进顾客的成功是必需的。在触到"粘连"筋膜边缘的同时,治疗师要通过语言指导顾客进行帮助筋膜活动的细微运动。在暂停期间,为了帮助顾客模仿暂停之前刚刚做过的手法操作,治疗师应鼓励顾客做更大的运动和呼吸。在家进行的哈他瑜伽功训练,如第7章讨论的能进一步加强有效的牵张和呼气。

间接 CT 手法中,治疗师用推挤来配合顾客的身体节奏——这种交流不需要语言,感觉像是轻松、自由的运动。激励顾客体验身体自由运动的有时间间隔的策略性问题也加强放松作用。建议在家中进行带来放松感觉的运动进一步促进这种感受。

■赋予治疗师自己的权利

将肌筋膜概念和技术结合到业务实践中也能证明是按摩从业者的权利。事实上,当你工作时你可能已经正在注意益处了。就个人而言,练习肌筋膜按摩已经使我对身体各部分以及肉体和灵魂的连接有了更高的感觉,并且增强了躯体意识,改善了躯体机制,加强了交流技巧,有了更好的运动意识和运动敏感性,提高了接受我自己和成长的愿望。这些益处已在第 1 章中讨论。

展望:推测

对授权的反应导致我去思考肌筋膜按摩中“力量”的来源。是什么使肌筋膜工作如此令人瞩目?

■结缔组织是力量的来源

我个人的肌筋膜按摩实践已经使我有了肌肉运动的感觉。这种力量的来源在于结缔组织本身的自然物质。例如,结缔组织可以感觉到,好像它确实正在将直接结缔组织操作人员拉进筋膜运动线。另一个例子是,颅骶治疗师可以经常察觉到颅骨的可触到的压力,好像他正在拉顾客头颅内的绳索。我触及一个人的结缔组织时,好像有一种非物质的东西扩展开,它像某种能量场通过物质性的身体。一个结缔组织的力量场与其他结缔组织的力量场相互作用产生了治疗效果。图 11–4 说明了这种模式。

这种模式帮助解释了为什么在肌筋膜按摩中专心致志的意念是如此有力量。我的治疗意念明显地指向我的能量场的流动方向,因此能获得最大的治

一个治疗师的经历:倾听和顺从的经历

我在肌筋膜课上有很多次叙述了下面的故事,为的是说明倾听和顺从顾客和你自己的重要性。这种奇怪的事情在按摩过程中确实发生了。我乐于讲述这样的经历,因为它非常清楚地说明了你在踌躇不定不知该做什么的时候倾听你顾客身体的智慧的价值。

“在我给她第一次按摩的中间,J 没有事前说明便说:‘给我拿把勺。’我当时被她的话弄懵了。这是按摩期间我听到的最特殊的问题,它确实引起了我的提防。‘给我拿把勺’,多么奇怪的请求啊!为了满足她的要求,我需要将手从顾客的身上抬起并真的去拿一把勺子,将她自己留在治疗室中。我问 J‘你想要我暂停按摩吗?’并问‘你要勺子想干什么?’她稍微有点激动地大声说:‘快给我一把勺,我需要一件东西将我的能量放进去。’然而,此时我确实没有意识到有什么感觉,但我保持镇静并默默地问我自己,‘你感觉安全吗?可以继续进行按摩吗?能将她自己留在治疗室内吗?这个人是否疯了?’我内心对前三个问题的回答为‘是’,对最后一个问题的回答为‘否’。于是我决定离开治疗室去拿一把勺,即使它对我的治疗过程没有任何意义,我也要这样做。我深知自己背离了按摩业务的标准,中断了与顾客的接触而且要离开治疗室,我告诉 J,我现在就去拿一把勺,并问她还需要其他的东西吗?J 说,‘就要一把勺,记住,不要特别好的。’就这样,我去另一间房子内取了一把勺,确实不是太好的,我将勺子带回治疗室交给了 J。她接过勺开始扭勺柄,共转了 3 圈(图 11–3)。然后 J 请我继续为她按摩,我照办了。在按摩结束时,J 非常平静而且放松,她再一次解释在第一次按摩期间‘放出’了许多能量,她需要一些东西,以便将多余的能量导入其中。她以前从未经历过这类需要勺的事情,但她确实知道这次她需要的是什么。

J 又来按摩过几次,但没再发生奇怪的事情。在按摩中她看起来总是很愉快的。我仍旧惊讶 J 有这么大的力量能将勺柄弯成那么密的 3 圈,我将那个勺保留至今,作为倾听和顺从我的顾客的纪念。我也用它作为避免错误地责怪我的顾客和我自己的纪念,同时也作为面对出现的情况真诚地检验我自己反应的纪念。我非常庆幸我能用我自己的才智去检查并发现:当时的情况没什么大问题,能够继续按摩而且确信当时的环境是安全的。

许多人问过我,J 将勺子柄卷成圈是否有超自然的或鬼神的力量,回答是否,她使用的绝对是身体的力量。我能够发誓,我绝没有那么大的力量去卷一把勺柄——我确实试过。”

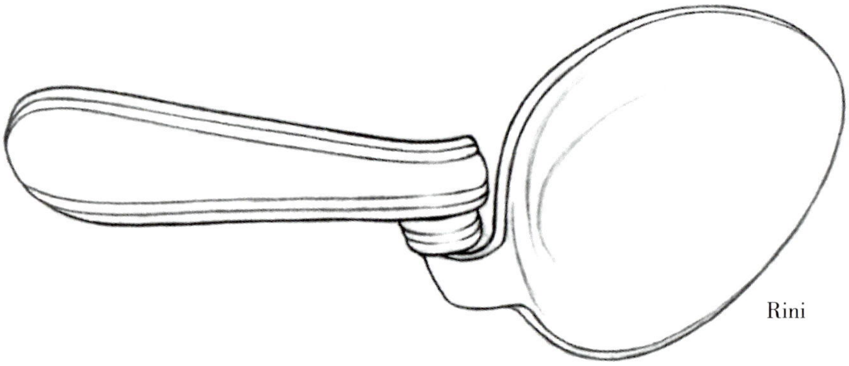

图11-3 弄卷曲的勺。

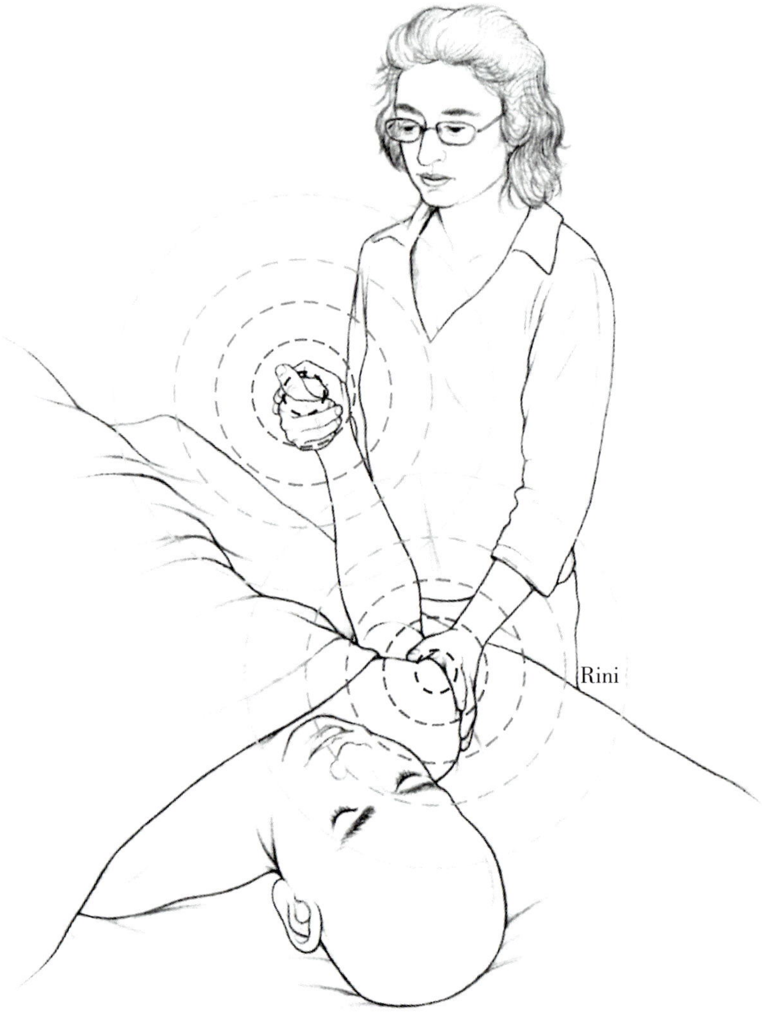

图11-4 **结缔组织(CT)的能量模型。**这一模型显示CT像能量场一样扩展通过物质性的机体,并且两个CT的能量场相互作用。

疗效果，在我和顾客的肌筋膜相互作用时，我的思想必须“入境”即进入我身体力量的线。我必须清醒地认识到我正在做什么和为什么要这样做，否则我将分散我的身体产生的力量。

我的理论可能只是 Oschmann (2000)“生命基质”纲要的延伸。Oschmann 将筋膜描述为生命基质的一部分，它像结缔组织一样伸展到身体的各个部分，并进入每一个生命细胞的骨干和 DNA。他的突出观点是：

1. 机体所有的器官系统(即：循环、神经和肌肉骨骼系统以及消化道等)都被结缔组织的被膜分开。
2. 结缔组织伸展至整个人体并进入每个细胞的最内部分。
3. 结缔组织确定了生物个体的整体形状（以及它各部分的详细结构)。
4. 所有的运动都是由结缔组织传递的紧张而引起的，结缔组织结构的长期静态的紧张可能限制运动。
5. 紧张引起结缔组织结构晶体化，从而产生电信号(即压电现象)。
6. 压电信号形成一个通过结缔组织传播的信息系统，它可以从身体的一部分传播到身体的另一部分（这一传播系统与神经系统不同而且不依赖于神经系统)。

Oschmann(2000，在 Froelich 之后，1988)假设压电信号通过生命基质放散，并放散进入周围环境之中。他描述这种信号就像激光一样，而且能够整合复杂的代谢过程，如生长、损伤修复和防御作用。每一个细胞、组织、器官和整个机体都要通过振动的频率来协调它的活动。由于通过按压和活动结缔组织可以产生振动信号，肌筋膜治疗师可以影响机体自我组织和自我康复的能力，直到每一个生命细胞的水平。

压电场可以描述为从身体向外扩散的振动同心圆。可以想像为，当我们将一粒石子掷入湖中时，在水面形成的环形波的模式。每一次接触产生一组新的振动，这样在肌筋膜治疗师接触筋膜时，能量的起伏就好像又一粒石子投入了湖中。治疗的意念在能量场的流动中产生它自己的起伏波动，要明确地坚持你正在做什么和为什么要保持这种起伏波动与你身体产生的波动同步。

此外，压电场可以将水分吸引到被触摸筋膜的特殊部位，而水是极好的导电体。(你是否还记得你的母亲让你注意，在雷鸣电闪中要离开河流，那是因为怕你在水中遭到雷击)。压电场这种亲水的特性是非常重要的，因为已经损伤的部位、患病的部位以及持续紧张的部位是脱水的。组织间液和基质趋向于从这些部位流失(Reddy 等，1979)，从而使结缔组织出现“生物学老化”。相反，肌筋膜按摩诱导的压电信号吸引了水分子，从而使结缔组织重新水化、变软、更富于弹性而且出现“生物学年轻化”。

其他肌筋膜活动的机理包括筋膜本身的力学牵张和重新设定调节肌肉紧张的神经受体。在 Young (1957)的结缔组织模型中，认为环境张力，如创伤或长期姿势重新定位筋膜网络中胶原纤维的方向。例如在对长期结构紧张或情绪紧张的反应中，在肌腱和韧带连接到骨的末端部位的结缔组织纤维会“捆束”起来，这会导致肌腱或韧带的缩短，使相关的肌肉和关节紧张。肌筋膜按摩通过手法操作软化“捆束”的部位，从而使长期紧张的肌肉放松。此外，肌筋膜按摩改变进入到感受触摸、按压或牵张的感受器的信号。呼吸指导、想像、主动运动和需要语言回答的直接问题进一步改变感觉输入，并通过肌肉张力有效的变化帮助克服习惯性神经反应。

治疗师–顾客的联系是康复的根本

肌筋膜按摩的威力并不在于特殊的技术或手法，而是使用肌筋膜技巧去倾听并顺从组织。本书中介绍的所有肌筋膜按摩手法都以这种开放、好奇和非判定的方式去培养触诊的能力和积极性。当遇到保护性紧张并有意顺从(直接方法)时或将自然的放松节律提升到重要高度(间接方法)时，顾客的身体可能学会放松。肌筋膜按摩手法也培养你的耐性、精确性和使你明确地认识到你正在对软组织做什么和为什么这样做。

一个好的肌筋膜治疗师能够通过触摸调整交流，从而使顾客可以用“已经感受到的感觉”来配合治疗师的语言提示。这种与触摸配合的技巧性交流(而不是什么复杂的技术、风格或手法)导致顾客的深层意识和驾驭治疗变化的能力 (Seem，2004)。因此，一个优秀的肌筋膜治疗师也是一位有技巧的健康教育工作者，他可以用自己的学识促进康复过程。与此相反，不称职的治疗师可能看起来给顾客进行了正确的治疗，但用不恰当评论损害了应得到的治疗效果(我常举的例子是责怪顾客不能够“放松”)。

在肌筋膜按摩中，顾客和治疗师的关系是康复的基本要素。从业者在工作中要倾听、观察并以不一般的方式对待每一天的生活，肌筋膜的顾客为了更好地整合和进行康复应积极地配合。从顾客进入治疗室那一刻开始直到整个肌筋膜按摩治疗过程终了，工作的中心就是相互合作和相互尊重，而不是满足顾客预先想好的临床情况。

当治疗师倾听并顺从顾客情况的时候，有关筋膜的运动或运动缺乏的信息就会显露。通过谨慎小心地追踪和刺激筋膜的通路，肌筋膜按摩将一个人带入到他的 CT 的深层次的保护性状态。以这种方式，按摩变得比一系列的放松技术或治疗更为有效，这是因为按摩刺激了顾客机体的记忆能力，使机体记住如何储存合适的功能。与其他躯体疗法一样，肌筋膜按摩使症状缓解，但也有一个反复的过程，在这个过程中顾客可以学会重获和处理他的健康。

将肌肉作为游离实体的一部分进行治疗，实际上是将一个人分割开了。这种做法将人当成拆散的玩具，再试着“修复”起来。它将顾客分解成许多部分并与整个身体游离开。相反，倾听和顺从“生命基质”的观点开启了 CT 保护和康复能力的阀门。从肌筋膜观点出发去工作就会尊重机体，将它看作是为了我们的“健康”所需要的一切信息的源泉。

小结

肌筋膜按摩实际上是倾听和顺从潜藏在顾客肌筋膜组织中的信息的一门技术。在本书中足够详尽地描述了 4 种不同的肌筋膜“倾听”方式，以便充满信心地实践所有手法中的任何一种。虽然所有的肌筋膜手法都以倾听为基础，但从外部观察，组成不同肌筋膜手法的技术却存在很大的差别。根据不同的手法所采取的按压、运动和目的各异。为特殊的顾客选择最佳的肌筋膜手法取决于顾客存在的损伤情况、炎症分期和严重程度。为了进一步学习的课程的选择取决于学生本人使用各种手法的经历。

由于肌筋膜按摩释放软组织中保护性紧张，所以鼓励顾客正常的压力释放反应，有时也鼓励伴随发生的情感释放。暂停、放慢和等待顾客去整合治疗性变化可以逐渐替代保护性反应，同时使顾客的结缔组织学会以更加适应的方法保护自己。

肌筋膜躯体疗法传承了一种由经验证实的信念，即机体确实有使自己康复的智慧。这种经验性的知识既赋权于顾客也赋权于治疗师。

肌筋膜工作的力量主要来源于对 CT 的直接作用，它可以向外延伸至身体最远的肢端，向内延伸到身体最核心的部位。力量的另一个来源是此种类型躯体疗法所诱导的治疗师–顾客联系。这种联系确实可以被有经验的从业者感觉到，好像一种朝向顾客的拉力，和一种治疗师自己体内放松的感觉，一种进入正常的状态。我推测这是由 CT 本身产生的电磁场引起的。

将生命基质机械地分成许多部分，从而将肌肉、筋膜和神经的活动分隔开来。希望在肌筋膜按摩学习和实践中能避免这种分隔，并增加对人体内部相互联系和物质世界中机体之间相互联系的理解。

复习题

1. 软组织的红、热、肿、痛发生在炎症的_______阶段。
   a. 急性
   b.亚急性
   c.慢性
   d.最后
2. 机体固定在保护性紧张状态称为_________。
   a. 肌筋膜激发点
   b.身体防护
   c.剪切力
   d.痉挛
3. 在治疗性按摩期间，顾客开始自发地表达情感属于下列_________情况。
   a.大哭
   b.要求终止按摩
   c.情感释放
   d.转移
4. 因为情感表达通常是不受意识控制的，重要的是避免_______顾客。否则可能导致顾客紧绷他的身体组织和阻断呼吸，而试图终止治疗过程。
   a.触摸
   b.靠近

c.责怪

d.观察

5. 判断对错：当你的顾客处于慢性和轻微疾病状况时，经常坚持肌筋膜间接治疗方法。

6. 判断对错：授权于肌筋膜顾客的治疗师的两个行为是特效的、有知识的触摸和促使成功的交流。

7. 命名肌筋膜技术可能赋予顾客权利的两种手法。

8. 命名肌筋膜技术可能赋予治疗师权利的一种手法。

9. 通过筋膜解剖学和生理学知识找到总的部位后，______和______结缔组织的感觉来进行更具体和精确的触诊。

参考文献

Froelich H. (ed.). Biological Coherence and Response to External Stimuli. Berlin: Springer Verlag, 1988.

Greene E, Goodrich-Dunn B. The Psychology of the Body. Baltimore: Lippincott Williams & Wilkins, 2004.

Oschmann JL. Energy Medicine: The Scientific Basis. Edinburgh, UK: Churchill Livingstone, 2000.

Reddy NP, Cochran G, Van B. Phenomenological theory underlying pressure-time relationship in decubitus ulcer formation [abstract no. 4885]. Federation Proceedings 1979;38:1153.

Seaward BL. Managing Stress. Boston: Jones and Bartlett Publishers, 1994.

Seem MD. Acupuncture Imaging. Rochester, VE: Healing Arts Press, 2004.

The mainstreaming of alternative medicine. Consumer Reports 2000; May:17-23.

Young JZ. The Life of Mammals. New York: Oxford University Press, 1957.

推荐读物

Benjamin BE, Sohnen-Moe C. The Ethics of Touch. Tucson, AZ: Sohnen-Moe Associates, 2003.

Cousins N. Anatomy of an Illness. New York: W. W. Norton, 1979.

Gerber R. Vibrational Medicine. Santa Fe, NM: Bear and Company, 1988.

Oschmann JL. Energy Medicine: The Scientific Basis. Edinburgh, UK: Churchill Livingstone, 2000.

专业词汇表

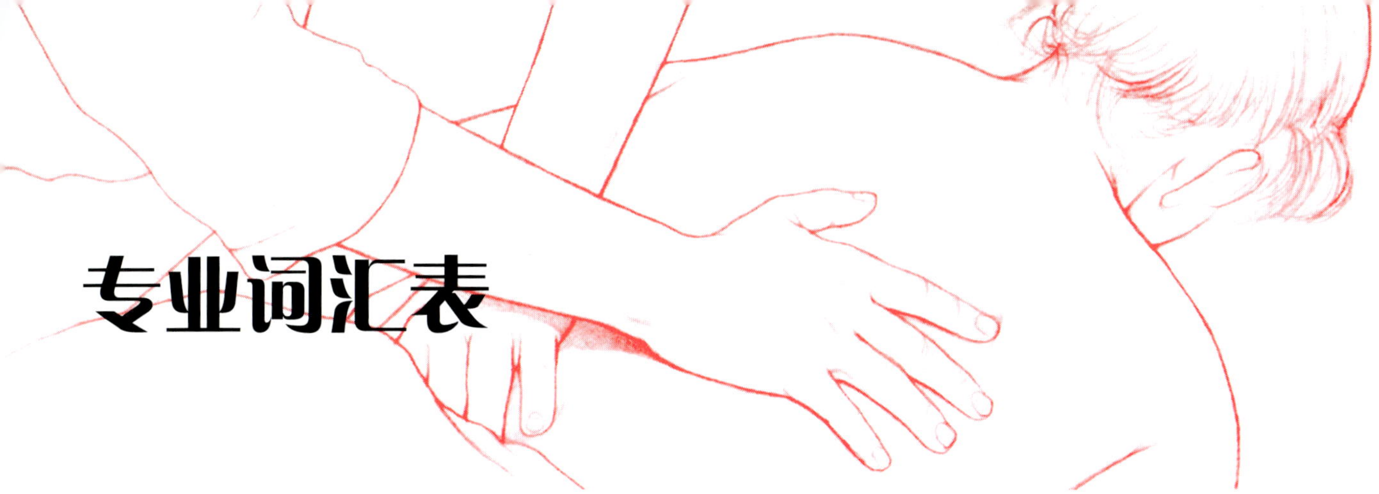

按压法:用于浅筋膜的技术;把肌肉(及周围的筋膜层)朝骨的方向按压。

本体感觉:有关肌肉、肌腱和韧带在空间位置的信息。由肌肉、关节和筋膜鞘的神经受体传递。

冰摩擦法(间断低温):缓慢将冰敷于软组织上并沿单方向平行摩擦。

剥法: 一种沿肌纤维纵轴走行的维持深度的轻抚按压神经肌肉技术。

不应期: 新的神经冲动不能引起肌肉再次收缩的时期。

触变现象:结缔组织的一种特性,即可以从一种坚硬的形式转变为较柔顺松软的形式。

弹性: 肌肉被牵拉之后可恢复到正常的静息长度的能力。

等长收缩后放松(PIR):治疗师拉长目标肌肉到适当抵抗点的 MET 原则。维持此姿势,治疗师指导顾客自主抵抗 8 到 10 秒。当顾客放松时,治疗师继续拉长肌肉并重复此动作 2 次, 以伸展或放松状态结束。

调息:一种呼吸运动,可增强流动、效力和姿势训练的平衡。有时被认为是一种冥想练习。

放松方向: 身体想要移动的方向或者最容易移动的方向,或者是从受限制的位置移回的方向。

风格:指躯体疗法的特征,是在按摩文化中流行的商标,是为独特的品牌设计的(如:肌筋膜放松、激发点、瑞典按摩)。

赋予权利:得到控制你生活的感觉,更明确地说是控制你的自我康复过程。

感觉纤维: 将外界或内部环境的信息传到脑或脊髓的神经纤维。

骨骼肌组织:通过结缔组织与骨骼相连的肌肉,能使骨骼运动以及稳定身体。

刮擦法:用于浅筋膜的技术;用拇指、指关节或手指刮骨或韧带区,想像你正在整平一个平面,好像削冰那样。

Hanna 躯体训练(HSE):间接结缔组织流派;是教会那些受无意识不适应反射困扰的顾客学会自主地、有意识地控制神经肌肉系统的实践方法。

哈他瑜伽:瑜伽的分支,强调称为姿势训练的身体姿势的练习和称为应用呼吸获得集中的呼吸练习。

活动:有目的的运动或体育锻炼,包括正式的运动,例如集体锻炼、跳舞和游戏,还有非正式活动,例如散步、慢跑和游泳。可以指较大的肌肉活动或者轻微的特别小的肌肉活动。

活跃激发点:没有刺激也疼痛的高敏区域。活动性激发点非常敏感且触诊时产生牵涉痛。

J 叩击法:一个更强烈的软组织松动技术,用于放松对皮肤滚动法反应不好的皮肤限制或粘连。此法只用于局部区域。

肌动蛋白:构成细肌丝的主要蛋白。

肌筋膜:一类包饶肌肉组织的深筋膜,这一术语有时专用于包饶肌肉的筋膜, 有时用来指肌肉和筋膜整个单位。

肌筋膜按摩:一种类型的躯体疗法,其重点是包括肌肉、结缔组织、神经肌接头的肌筋膜单位。

肌筋膜按摩治疗的一般原则: 比较轻度或较慢性的情况,更多地使用直接技术,用更多的压力或牵张来对抗阻力。(相反,比较严重或较为急性的情况,需要更多地使用间接和精细的技术, 以及舒适或被动性的活动。)

肌筋膜放松:已注册的手法治疗流派,包括间接结缔组织、直接结缔组织和软组织放松技术。

肌内膜:包绕每个肌纤维的结缔组织鞘。

肌球蛋白:构成粗肌丝的主要蛋白。

肌肉能量技术(MET):是需要顾客就治疗师施用的一个特定推力沿相同或相反的方向自主收缩特定的肌肉的一系列步骤。

肌肉塑形(纵向摩擦,深轻抚):运用深轻抚或纵向摩擦法沿肌纤维或包围整块肌肉的肌外膜的平行方向拉长肌筋膜的技术。

肌束:成束的肌纤维。

肌束膜:包绕一群肌纤维(肌束)的结缔组织鞘。

肌丝:组成肌纤维的肌原纤维在显微镜下成线状的结构,有两种类型,粗丝和细丝。

肌丝滑行理论:描述由于一系列物理和化学反应而导致肌动蛋白和肌球蛋白相向滑行的骨骼肌收缩理论。

肌梭:骨骼肌内感受肌肉所受牵拉程度的梭形本体感受器。

肌外膜:包绕整块肌肉的结缔组织鞘。

肌纤维:单个的肌细胞。

肌小节:肌纤维的功能(收缩)单位。

基质:结缔组织的非细胞成分,由纤维和液态、半固态或固态的基本物质组成。

激发点(激发地带,激发点,激发区,TrP):施压时出现疼痛、敏感和其他自律现象或本体感觉改变的易激惹区域。激发点导致无力,防止肌肉完全伸长,受压时可能引起一个局部痉挛反应。

急性:以组织的红、热、肿、痛为特点的炎症阶段。

棘轮模型:肌球蛋白头像棘齿一样扭转,将肌小节牵拉到一起并引起肌肉收缩的模型。

脊髓:中枢神经系统的一部分,它从枕骨延伸到骶骨。

脊髓反射:有至少三个神经元(感觉神经元、中间神经元、运动神经元)参与的对刺激的无意识反应。

技术:指按摩叩击或操作手法,对它的描述实际上是在顾客身体上进行的操作。

间接方法:肌筋膜按摩的一类手法或技术,其重点是通过软化达到轻松的感觉来对付抵抗。

间接结缔组织方法:肌筋膜按摩的一种方向,治疗师通过对结缔组织(或筋膜)应用撞击式的运动、按压或牵引来放松肌肉组织。间接技术移动到受限制的点(但不超过),然后再从边缘移回。

腱膜:连接肌肉和扁骨的扁平状结缔组织鞘。

交叉纤维摩擦法(横向摩擦,Cyriax 摩擦法):软组织松动技术,用于防治或软化韧带及下面骨之间可收缩组织的粘连,整平肌腱及腱鞘之间的粗糙平面。施行的时候垂直肌纤维方向移动皮肤。

交互抑制(RI,拮抗收缩):治疗师抑制顾客的目标肌肉的相反肌肉的 MET 原则。

结缔组织:为机体提供结构并将机体构成一个整体的一类组织。是由少量的细胞分散在纤维、固体、半固体或液体基质中形成的,结缔组织分为 5 种类型,即:疏松结缔组织、致密结缔组织、软骨、骨和血液。

结构整合(体位整合):与 Rolfing 类似的躯体疗法流派,教员不是由 Rolf 中心颁发执照。

筋膜:是两种特殊类型的结缔组织,即疏松结缔组织(浅筋膜)和致密结缔组织(深筋膜)。

筋膜放松:间接结缔组织技术,对浅筋膜在放松的方向施加水平压力使其放松。

静止点:当颅骨搏动停止时,静止点能不被干扰地自发产生,或者能在特殊的颅骶方法技术诱导下而产生。

颅骶方法:肌筋膜按摩的一种手法,治疗师对颅骨、脊椎骨和骶骨施加非常轻的压力去释放脑脊膜内的压力并使脑脊液的流动平衡。可用于减轻头部、脊柱和骨盆部的疼痛和缓解全身的损伤。也称为颅骶技术、颅骶疗法、颅骶工作、CS 或 CST。

颅骶节律(CSR):一个完整的屈曲和伸展周期。

罗尔夫按摩治疗法:旨在重新排列身体组成结构来增强功能的躯体疗法流派。通常需要 10 个甚至更多的步骤来重调整个身体。

脉络丛:在大脑中某些部位(脑室)存在的毛细血管的网状交错结构,在这里血液滤过并被纯化为脑脊液。

慢性:以组织冷、白或淡青色为特点的炎症阶段,往往较硬,一般没有疼痛。

敏感点:不引起周边区域紧张性增强或放射性疼痛的高敏区域。

脑:神经系统中最大最复杂的器官,它由大约 1 千亿个识别、调节并综合信息的神经元和神经胶质组成。

脑脊液(CSF):从血液中分流出围绕大脑和脊髓循环并起到缓冲和提供营养物作用的液体。

脑膜:包裹并保护脑及脊髓的由三层结缔组织形成的囊。

拍击:间接结缔组织技术;振颤的一种类型,通过这一技术可以使肢体有控制地回到按摩台上。

皮肤滚动法:用于浅筋膜的技术。这一流派的特点是将皮下组织夹在拇指与其他四指之间并提,起直到治疗师感觉到筋膜运动。

气:一种自由穿行于整个身体的生命能量。

牵张:间接结缔组织技术;顺着肌纤维的方向纵向牵拉结缔组织使其发生细微运动从而放松。

牵张法:用于浅筋膜的技术;在你的两手之间机械的拉长肌肉与筋膜。

潜伏期:神经冲动出现到肌肉开始缩短之前的短暂时期。

潜伏性激发点:平时不痛但触诊时疼痛并有可能产生牵涉痛的高敏区域。

浅表直接结缔组织按摩:应用于浅筋膜(如,皮下疏松结缔组织)的直接结缔组织方法。

浅筋膜(疏松结缔组织):皮肤下面表层的筋膜。

轻、中或重度:用于表示损伤的严重程度。

情感释放:按摩过程中顾客自发地表达情感的经历。

屈曲:对应于脑脊液滤入脑脊液循环系统总量增加时,机体所产生的充满、变宽、膨胀或外旋等。

躯体运动神经:传递神经冲动而使肌肉运动或腺体分泌的神经细胞。

热身运动:一段时间轻至中度的活动,包括在剧烈运动前的伸展运动,或者在某些情况下作为独立的运动阶段。

软组织松动:较强烈的直接结缔组织方法技术;包括交叉纤维摩擦及J叩击法。

伸展:对应于脑脊液滤入脑脊液循环系统总量减少时,机体所产生的排空、收缩、变窄或内旋等。

身体防护:软组织的硬化(例如,肌紧张和结缔组织脱水)来应对身体和情感上的疼痛。

深部按压(缺血性按压):持续压迫一个激发点(8到10秒至1分钟)。

深部直接结缔组织按摩:应用于深筋膜(肌肉、肌腱或韧带周围的致密或胶原结缔组织)的直接结缔组织方法。

深筋膜(致密结缔组织):包饶单个肌纤维、纤维束和整块肌肉的筋膜,以及将肌肉连接到骨的肌腱和将骨连接到一起的韧带。

神经冲动(潜在的行为):通过神经传导的电信号。

神经肌肉方法:肌筋膜按摩的一种方法,治疗师的重点是局部肌肉和神经功能障碍,包括激发点、缺血、炎症、张力亢进和神经受损。用拇指或手指滑行或拖拽探察紧张的韧带或肌肉的结节并用缺血性按压去治疗激发点。也称为神经肌肉疗法(NMT)或神经肌肉技术。

神经肌肉接头:电冲动传导至肌肉的部位。

神经肌肉疗法(神经肌肉技术,NMT):重点解决局部功能障碍的具有注册风格的疗法,包括激发点、缺血、炎症、肌肉张力亢进及神经损害。

神经胶质:有连接功能的神经系统细胞,有分隔、包裹、支持及保护神经元的作用并帮助神经元更有效的传导信息。

神经内膜:包裹每个单独的轴突或树突的一种薄的结缔组织鞘。

神经束膜:包裹成束的轴突或树突的结缔组织鞘。

神经外膜:包裹整个神经的结缔组织鞘。

神经元:发送并接收电冲动的神经细胞。

收缩:肌组织由于电刺激而缩短的反应。

收缩放松:除肌肉在第一次抵抗后没有被拉伸到更大的长度以外,与等长收缩后放松完全一样的一种肌肉能量技术。

收缩放松拮抗收缩(CRAC):治疗师交替施行等长收缩后放松和交互抑制的肌肉能量技术。

收缩期:粗肌丝(肌球蛋白)和细肌丝(肌动蛋白)相互滑行的时期。

舒张期:肌丝恢复到分离状态的时期。

树突:从外界环境,身体内部或另一神经元接收信号的神经元的突起。

髓磷脂:包围轴突的神经胶质的绝缘脂质表层。

Trager方式:已注册的间接结缔组织流派,目的是从心理上和生理上放松局部紧张。

体式:应用于哈撒瑜伽中的身体姿势;包括站立姿势;身体向前、向后、向侧弯曲;脊柱的扭转;和坐姿,斜靠姿势,和倒转姿势。

突触间隙(突触):两个神经元之间或神经元和其所影响的肌纤维或腺体之间的细胞外间隙。

推挤:间接结缔组织技术;实施整个身体有节律的振动,使顾客全身或局部运动到容易达到的位置,然后返回。

细胞体:包含细胞核和维持细胞新陈代谢的细胞器的神经元的一部分。

细微运动:顾客做的非常小的有规律运动,通常是对按摩治疗师指导的反应。用于增加拉长和顾客软组织的放松。

兴奋:所有肌组织对电或者化学刺激产生反应

的特性。

兴奋阶段：锻炼活动的核心或者最剧烈运动的时期。

压电现象：结缔组织的一种特性，即在受按压时可以传导生物电。

压力斯达理论（pressurestat theory）：是 Upledger 所解释的关于颅骨采取何种方式运动对于调节脑脊液在被滤入脑脊液循环系统以及其后的重吸收入血液循环系统时产生的搏动的必要性。

亚急性：以组织红、热、肿、痛并不像急性期明显的炎症阶段。

延展性：肌肉受牵拉后超过正常的、静息长度的性质。

炎症：是身体对抗组织损伤的一种程序化反应，在此过程中血液和化学物质移入受损伤的组织会促进液体潴留。

养生：梵文的词语，意思是关于生活方法的知识或长寿的知识。一种综合的医疗保健体系，强调身体、思想和精神的相互联系，并且寻求回归个体先天的调和。疗法包括食物、草药和生活方式的改变，同时针对一个病人的独特体质做姿势训练、应用呼吸和吟诵圣歌获得集中。

摇摆：间接结缔组织技术；包括上下、左右和环形运动。

硬脑（脊）膜：包饶脑和脊髓三层结缔组织（脑膜）的最外层，有时指整个脑膜，也称为脑膜。

硬脑（脊）膜管：包绕大脑、脊髓和脑脊液的结缔组织的最外层；有时被（错误地）认为是脑脊髓被膜的同义词。

瑜伽：梵文的词语，来自词根瑜吉（结合，集中在一起）。一种寻求把身体、思想和自我（灵魂）或个体的自我和超凡的自我联结在一起的方法或训练。

运动单位：躯体运动神经和与其相连的所有肌纤维。

运动纤维：将大脑或脊髓发出的信息传到产生反应的肌肉、腺体或其他神经的神经纤维。

运动再教育：任何用于训练顾客优化身体功能，增加活动范围，使无意识的动作有意识化的躯体疗法或主动运动。一些流行的运动再教育有 Hanna 躯体训练，Trager 方式，Feldenkrais 方法，Alexander 技术，Rubenfeld 协同作用和 Aston 模式。

运动终板：躯体运动神经接近肌肉的肌纤维膜部位。

针刺穴位：传统中医专用的沿经络走行精确位点。

振颤：间接结缔组织技术；做先向上提拉再向下或两边的热身动作，使关节、肌群或四肢为下一步躯体疗法做准备。

振颤法：治疗师按压激发点并施加上下振颤动作的神经肌肉技术。

整合作用：在按摩期间或一段时间后，给予顾客一些时间，让顾客吸收手法操作带来的效果并将无意识的反应转变为有意识的感知。

整理运动：在比较剧烈运动后用于恢复的逐渐减轻的轻至中度的运动，常包括与热身运动类似的活动。

直接方法：肌筋膜按摩的一类手法或技术，其重点是用相等的反方向的力量对付组织的抵抗力。

直接结缔组织方法：肌筋膜按摩的一种方向，治疗师通过在结缔组织（或筋膜）进行带指导性轻微运动的持续按压来放松肌肉组织。

中枢神经系统（CNS）：脑和脊髓。

周围神经系统（PNS）：脑神经及脊神经。

轴突：神经元的长突起，它把信息从一个细胞提传到另一个神经元、肌肉或腺体。

蛛网膜绒毛：穿过大脑皮质外翻的袋状结构，在这里脑脊液被重吸收进入血液循环。

自主神经系统（ANS）：一种神经系统功能性的分类，通过它自主运动反应经由平滑肌和腺体发送到器官；这些可能是交感神经也可能是副交感神经。

附录

初诊表格/按摩史调查表

请填写以下调查表，以便我们能更好地了解有关你的按摩史，这将使我们在一起更有效地工作。你所填写的所有信息都应该真实可信。

姓名________ 日期________ 出生日期________ 联系电话________

地址________________ 邮编________

需要提交的其他问题(如果有的话)________________

是 否 以前是否接受过专业的按摩？

是 否 是否正在服用药物？如果是，请说明________________

是 否 最近是否在做健康护理？如果是，请说明名称并简单解释其特点。

健康护理者的名字________________ 联系电话________

健康护理的原因________________

是 否 你身体中是否有需要特别注意的部位？如果有，请说明在哪里？

____

是 否 你身体中是否有希望避免按摩的部位？如果有，请说明在哪里？

____

如果你有下列经历，请划×，如果是最近的情况，请划C。

______循环问题	______骨折(最近)	______妊娠
______心脏病	______骨质疏松	______忧虑
______高(或低)血压	______皮肤过敏或其他皮肤问题	______吸毒史
______静脉曲张	______近期疾病或外伤	______抑郁
______传染性疾病	______身体部分感觉缺失	______精神或心理问题
______关节肿胀或炎症	______睡眠障碍	______割伤或疮疡
______偏头痛	______癌症	______化疗
______头痛	______放射治疗	______糖尿病
______淋巴结摘除	______抓伤	______其他
______关节炎		

按摩的目的是保持良好的健康状况，我认为开业的按摩师(LMT)不能诊断和治疗疾病，而且按摩不能取代医生的治疗。在按摩期间LMT和顾客任何一方如果有不舒服的感觉时，可以随时终止按摩。不舒服包括(但不限于)疼痛、性提示行为、评论个人问题或提出不合理的要求。在约定的时间付款，如果失约，要求在24小时前提出。我了解以上内容并同意签字________________。